汉竹·亲亲乐读系列

40周孕产保健百科

SISHIZHOU YUNCHAN BAOJIAN BAIKE

王琪 主编

汉竹 编著

江苏科学技术出版社 | 凤凰汉竹

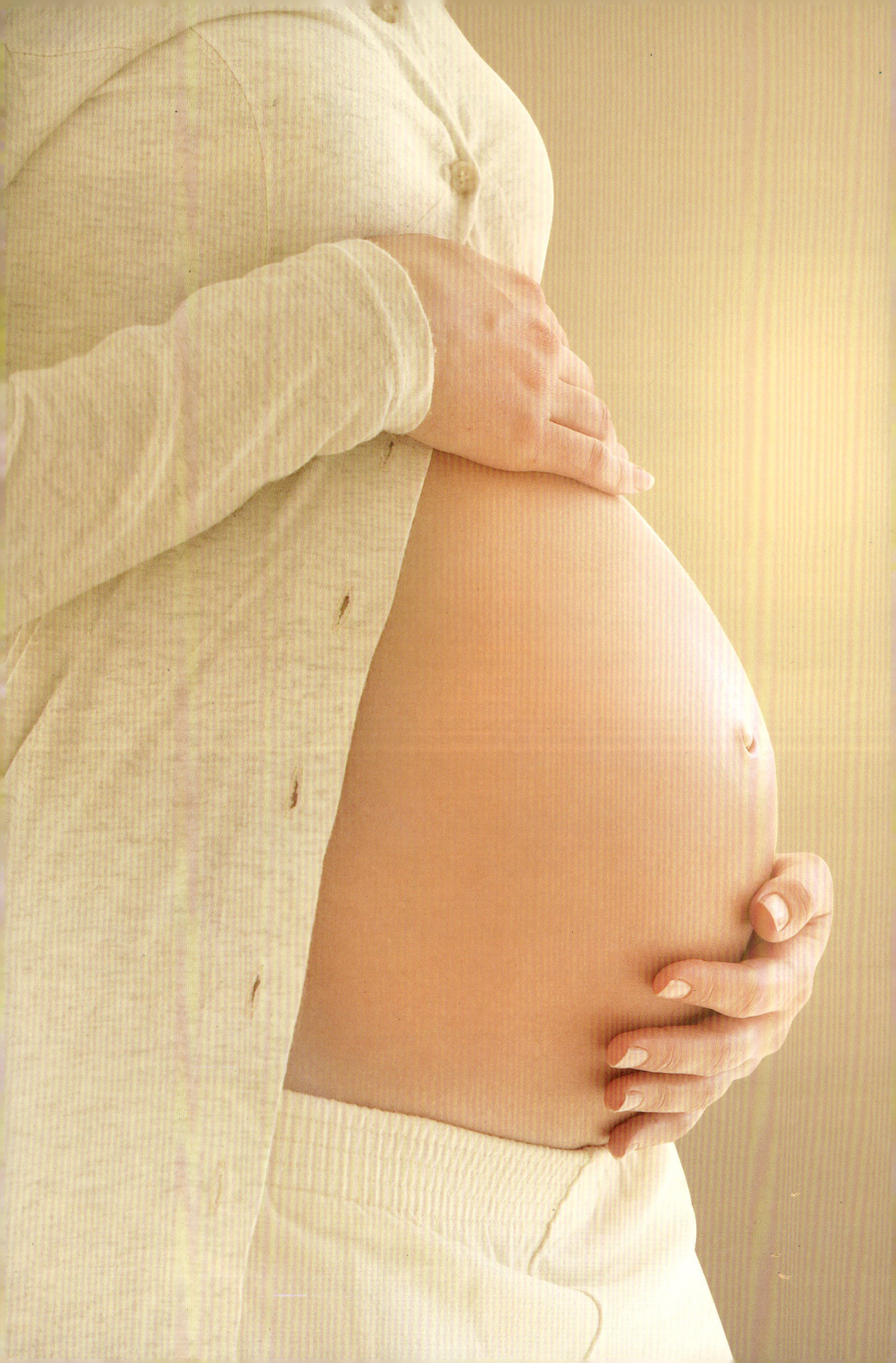

前 言

孕育宝贝的过程虽然辛苦,但也时刻充满着幸福:第一次听到强有力的胎心音,第一次感受到神奇的胎动,第一次通过B超看到胎宝贝的影像……孕育,是女人最幸福的事情。

小宝贝,你让我们的想象无限蔓延:男孩还是女孩?发育是否正常?漂亮不漂亮?小宝贝的将来会怎么样……

孕育宝贝的你会经历怎样的变化?又将如何通过调整自己的饮食起居、心理情绪来适应身体的变化和孕育宝贝的需要?作为一位现代职场女性,你又需要了解哪些实用而必备的知识……

本书针对这些问题,为每一位期待做父母的人提供了有效的建议和科学的指导。在整个孕期中您可能碰到的小问题,都可以在本书中找到答案。

我们希望孕妈妈们能够以良好的心态、健康的体魄孕育出一个健康、聪明、美丽的宝贝!

孕1月 关键宜忌清单

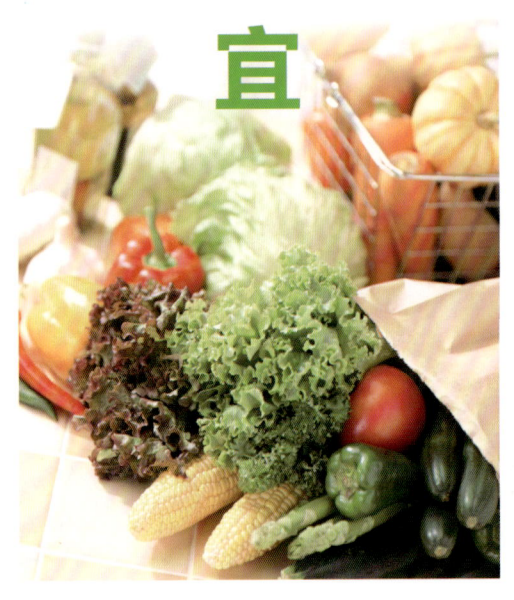

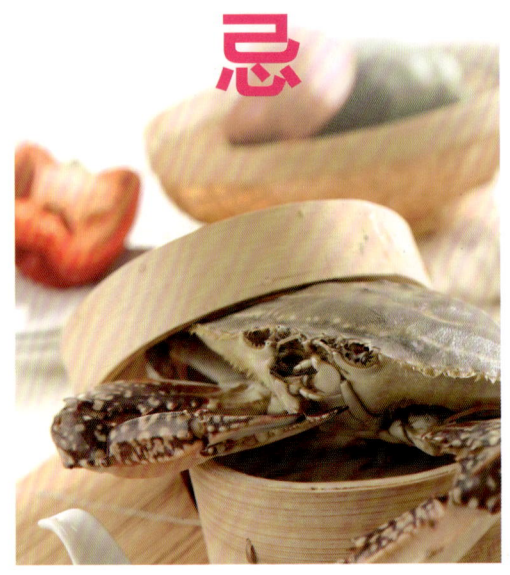

☺ 孕妈妈多吃一些富含叶酸的食物，如菠菜、油菜以及动物肝脏等，有益于胎宝宝神经系统的完善及大脑发育，还可降低出现唇裂的概率。

☺ 准爸爸要多摄取一些含锌和精氨酸的食物，如豆类、花生、牛肉、鸡肝、葡萄、西红柿等，以提高精子活力。

☺ 新鲜鸡蛋中所含营养丰富而全面，是孕期最常见的营养品，可有效促进胎宝宝的神经系统和身体发育。

☺ 计算好自己的排卵期，在排卵日当天或提前1天同房，可以提高受孕的概率。

☺ 为了避免电磁辐射的危害，提前为自己准备一件防辐射服，它能对日常生活中遇到的电脑、手机等电磁波辐射起到一定阻挡作用。

☺ 孕妈妈和胎宝宝之间有着微妙的情感联系，孕妈妈的情绪将影响胎宝宝的发育。从这个月起努力做一个快乐的孕妈妈。

☹ 芦荟、螃蟹、甲鱼、薏米等性味寒冷的食物，其活血化淤的作用也可能会导致流产，寒性体质的孕妈妈要尽量避免食用。

☹ 吸烟和酗酒对于受孕和胎宝宝的健康都极其不利。烟酒中的有毒物质会随着血液透过胎盘侵袭胎宝宝，致使胎宝宝畸形发育。

☹ 如果这个阶段出现类似感冒的症状，不要草率地去吃药，因为这可能是小宝宝到来的前兆。

☹ 疾病状态时受孕会影响受精卵的质量及宫内着床的环境，药物也会对精子和卵子产生不利的影响。

☹ 回想一下近3个月有没有去做X光透视，怀孕早期接触X光可引起胎宝宝畸形。

☹ 怀孕初期，有些孕妈妈容易犯困、嗜睡。不要以为是工作太累而用咖啡来激发身体的动力，应该敏感一些，看看最后一次月经的来潮时间。

孕2月 关键宜忌清单

宜

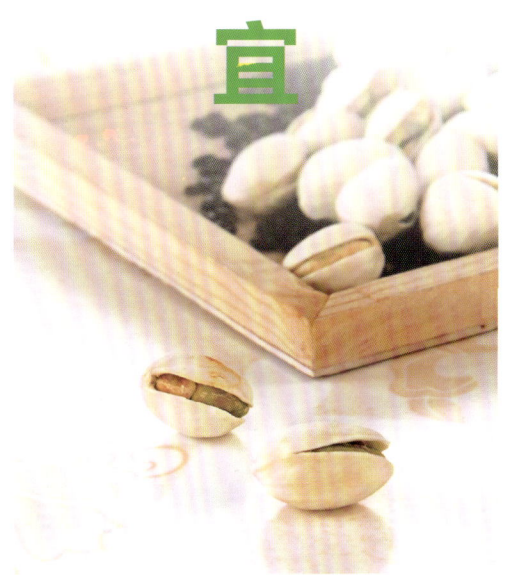

忌

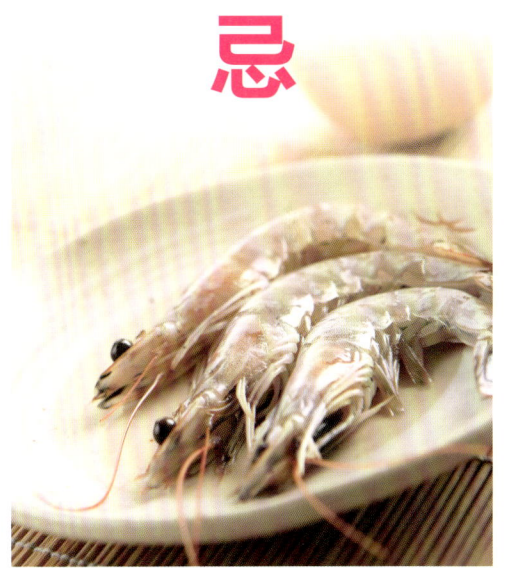

😊 孕吐不期而至，这是正常的生理反应。要多放些手绢、纸巾和塑料袋在随身的包中，以备不时之需，避免尴尬。

😊 针对孕吐，孕妈妈可以尝试一些凉拌菜，如凉拌黄瓜、凉拌土豆丝等开胃菜，能减少对胃黏膜的刺激。

😊 孕妈妈应该随身携带开心果、松子这类的坚果，饿了就吃，不仅能够补充营养，还可以缓解孕早期的孕吐现象。但注意每天食用坚果不要超过50克。

😊 孕妈妈应做到定时饮水，以便体内的有毒物质能及时排出，不要等到口渴时再喝。

😊 这个月如果"好朋友"迟迟没有来的话，请到医院做一次检查，确认是不是怀孕了，以便及早为迎接胎宝宝做好准备！

😊 在这个阶段，胎宝宝的心脏、血管系统最敏感，最容易受到损伤，孕妈妈要注意减少剧烈运动。

☹ 不少孕妈妈在孕早期嗜好酸味的食物，但注意不能多吃。孕早期胎宝宝耐酸度低，过量的加工过的酸味食物会影响胎宝宝发育，容易致畸。

☹ 对于孕吐，孕妈妈切不可自行用止吐药止呕，以防影响胎宝宝的生长发育。

☹ 过敏体质的孕妈妈要避免食用虾、蟹、贝壳类食物及辛辣刺激性食物，这些过敏食物会妨碍胎宝宝的生长发育。

☹ 若有尿意请尽快如厕，尽量不要憋尿，以免造成膀胱感染，加重尿频。尿频是孕妈妈最容易产生的症状。

☹ 准妈妈不宜住在新装修的房子里，新房里的苯、甲醛等有害气体会导致胎宝宝发育不良。

☹ 孕早期性生活易引起流产，早孕反应也会使孕妈妈性欲和性反应减弱，此时准爸爸要充分理解孕妈妈的感受。

孕3月关键宜忌清单

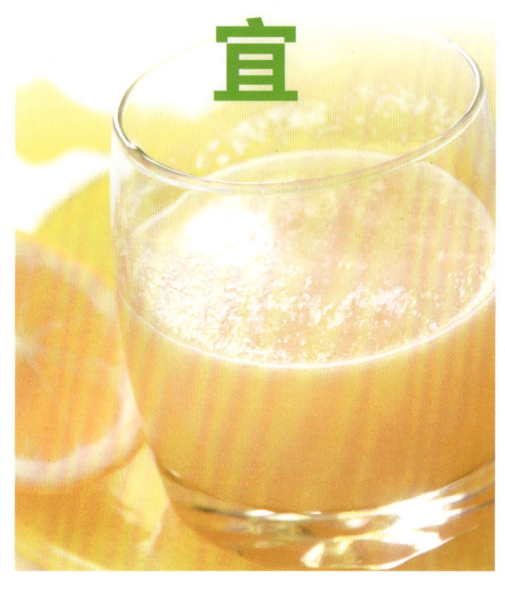

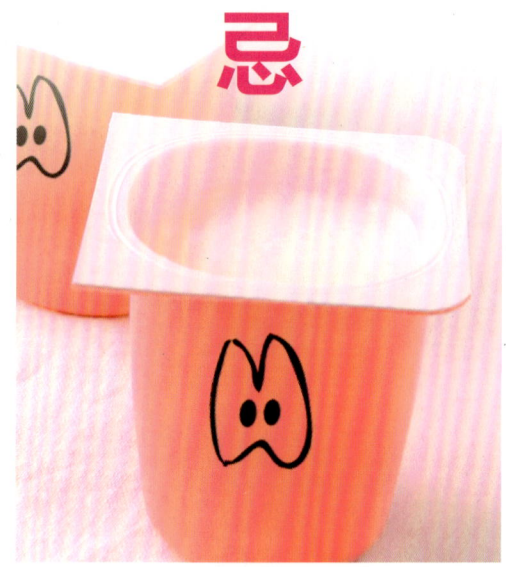

宜

😊 孕妈妈有时会由于唾液积存而感觉恶心加重，这时可以喝一点稀释过的柠檬汁，对症状有缓解作用。

😊 现在每天喝水时应注意，早饭前先喝一杯温水，可以促进胃肠的蠕动，方便排便，防止痔疮。

😊 适量的、健康的脂肪对胎宝宝和孕妈妈是必须的，鸡肉、鱼肉实在吃不下去时，可以吃核桃、芝麻等保证脂肪的摄取。

😊 有些妊娠反应严重的孕妈妈常常感觉全身倦怠，无精打采。但作为将要成为妈妈的你，要相信自己可以应付并有能力最终渡过这个难关。

😊 现在孕妈妈乳房会胀大，腰围也增大，别忘了更换合适的胸衣和内裤，这样会感到更舒服一些。

😊 这个月仍然是危险期，为了及时发现阴道出血，孕妈妈最好穿浅色的内裤，如发现轻微出血要及时就医。

忌

☹ 不要认为所有的呕吐是都正常的孕期反应，如果孕妈妈在短时间内出现体重下降和剧烈呕吐，就应及时去医院检查。

☹ 孕妈妈不要因为尿频而不去喝水，每天应及时地补充水分。每天喝到8大杯水，羊水也会清亮的。

☹ 要控制奶制品摄入量。不能既喝孕妇奶粉，又喝牛奶、酸奶；戓者吃大量奶酪等，这样会增加肾脏负担，影响肾功能。

☹ 这个阶段是胚胎颚部发育的关键时期，孕妈妈情绪波动过大会影响胚胎，易导致胎宝宝出现颚裂或唇裂。所以孕妈妈要注意调整自己的情绪。

☹ 受激素的影响，皮肤的皮脂腺分泌量会增加，有些孕妈妈脸上会长痘痘，但是不可随意涂抹祛痘药膏。

☹ 不要再逞强工作，把怀孕的事情一藏再藏。孕妈妈要与上司和同事说明身体情况，以便大家能够多帮助你。

孕4月关键宜忌清单

宜

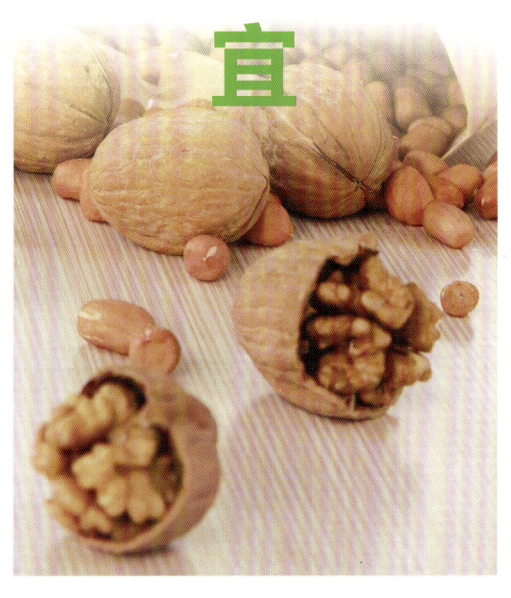

忌

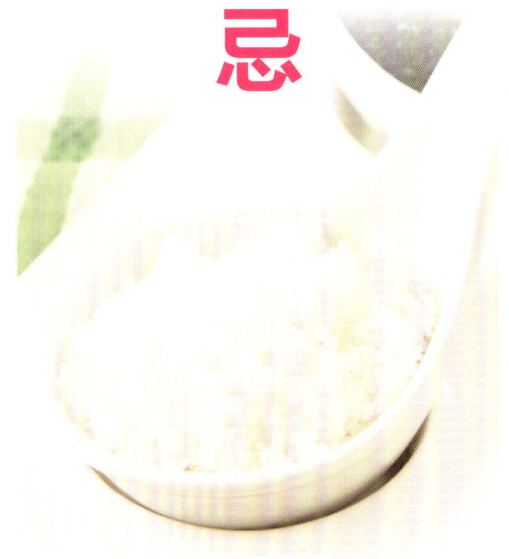

😊 胎宝宝恒牙胚在这个月开始发育,孕妈妈及时补钙会给胎宝宝将来拥有一口好牙打下良好基础。

😊 每天喝500~600毫升牛奶,多吃鱼类、鸡蛋、芝麻、瘦肉,补充钙质,为胎宝宝的骨骼和牙齿提供足够钙质。

😊 孕妈妈遇有便秘时,可多吃一些含植物油脂的食品,如芝麻、核桃等,能够帮助通便。

😊 这个月孕妈妈可以选择一个合适的医院建立档案并做一次全面的产前检查,通过产检可以保持妊娠的顺利进行。

😊 这个时期孕妈妈的汗水分泌旺盛,应经常擦洗,保持身体干燥,洗浴时注意防滑。

😊 多胞胎孕妈妈要比单胎妊娠承担更多的责任和风险,所以一定要定期进行产检,发现情况及时治疗。

☹️ 切不可盲目乱补或过量补钙,否则会产生很多难以预见的危害。孕妈妈可以遵医嘱服用一些适合孕期服用的钙剂。

☹️ 注意少吃含白砂糖多的食物,因为白砂糖有消耗钙的副作用。可选用红糖,红糖中钙的含量比同量的白砂糖多两倍。

☹️ 冷的东西吃多了会引起下泻,下泻又会刺激直肠,引起子宫充血,给怀孕带来不良后果。

☹️ 不能漏掉唐氏综合征筛查。因为这是一种偶发性疾病,每一位孕妈妈都有必要进行唐氏筛查,做到防患于未然。35岁以上的高龄孕妇要注意进行产前诊断。

☹️ 应避免使用电热毯取暖,通电后产生的电磁波会引起胎宝宝中枢神经系统的畸形病变。

☹️ 有习惯性流产史的孕妈妈,在整个孕期都应绝对避免进行性生活。

孕5月关键宜忌清单

宜

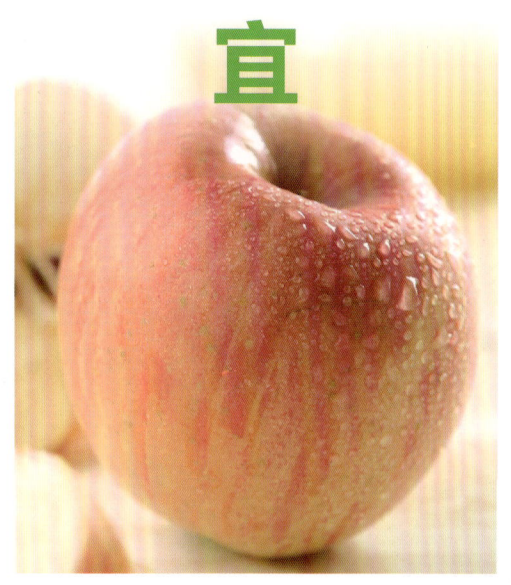

😊 吃含铁食物如木耳、瘦肉、蛋黄时，与水果、蔬菜等含维生素C食物一起食用，吸收效果更好。

😊 孕妈妈吃海鲜有助于缓解孕期抑郁症，因为海鲜中 Ω-3 脂肪酸等物质，会使孕期抑郁症得到缓解。

😊 孕妈妈嘴馋的时候，别尽想着甜点，可以将黄瓜和胡萝卜切成条状当零食吃，帮助补充一天的蔬菜量。

😊 孕妈妈要随着乳房的增大选择合适的内衣，这对减轻乳房肿胀的不适会有所帮助，也有助于以后的哺乳。

😊 孕妈妈每次洗澡后在易出现妊娠纹的部位擦些维生素油、杏仁油，可以有效预防妊娠纹。

😊 孕妈妈最好穿软底布鞋、旅游鞋，这些平底鞋有良好的柔韧性和易弯曲性，穿着舒适，行走轻巧，可减轻孕妈妈的身体负担，并可防止摔倒等不安全因素发生。

忌

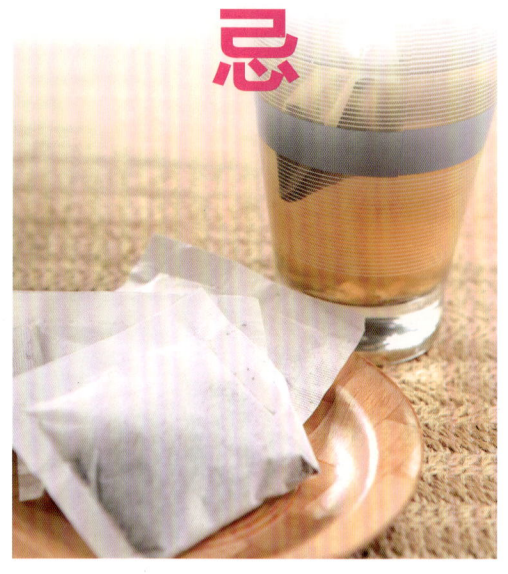

☹ 植物中的草酸、膳食纤维、茶、牛奶中的蛋白质会抑制铁质的吸收。孕妈妈注意补充铁时不要与其同食。

☹ 人体呈微碱状态是最适宜的，如果孕妈妈一味偏食大鱼大肉，则使体内趋向酸性，导致胎宝宝大脑发育迟钝、不灵活。

☹ 有些孕妈妈怕饮食过量影响体型，所以节制饮食，这样容易引起营养不良，会对宝宝智力有影响。

☹ 大麦芽除了能回奶外，还有催生落胎的作用，所以孕妈妈在怀孕期间不要多吃大麦芽。

☹ 孕妈妈下身不要用热水烫洗，避免采用肥皂或者高锰酸钾溶液清洗，孕期分泌物增加是正常的，用温水清洗即可。

☹ 穿高跟鞋不利于下肢血液循环。因为胎宝宝的重力作用，孕妈妈站立过久或行走较远时，双脚血液循环不畅，会产生不同程度的水肿。

孕6月关键宜忌清单

宜

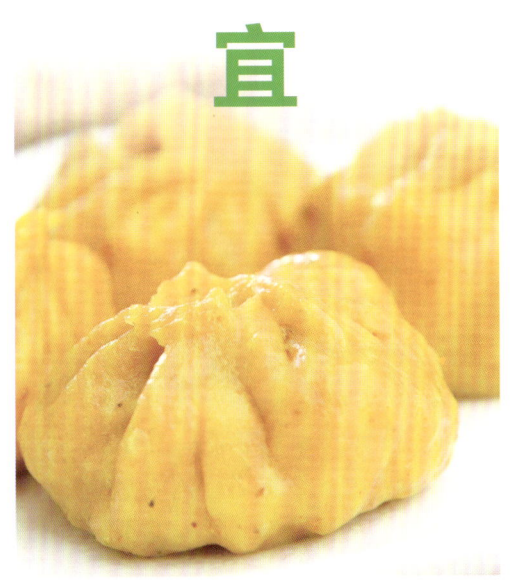

忌

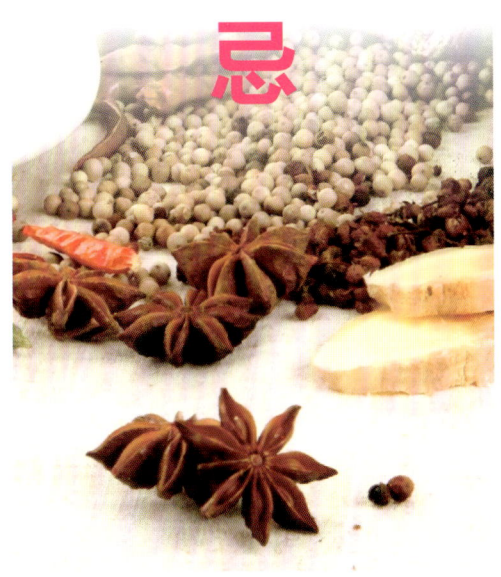

😊 这时候胎宝宝的视觉和味觉系统已发育成熟，孕妈妈各种食物都可以尝试，以培养胎宝宝全方位的口味，避免将来偏食。

😊 孕妈妈可以用红薯、南瓜、芋头等代替部分米、面作为主食，在提供能量的同时，能获得更多的矿物质和膳食纤维。

😊 孕妈妈在加餐时可以吃一些全麦面包、麦麸饼干等点心，以补充膳食纤维，防治便秘和痔疮。

😊 这个月是胎宝宝生长较快的时期。此时孕妈妈可以在不疲劳的前提下多走动，有助于胎宝宝肌肉发育得坚实有力。

😊 孕妈妈最好选择左侧卧位睡觉，以供给胎宝宝较多的血液。这样不仅胎宝宝舒服，孕妈妈睡得也舒服。

😊 孕妈妈的阴道分泌物会因怀孕而增加，容易引发阴道炎，需经常洗浴及更换内衣。

☹ 大料、茴香、花椒、胡椒、辣椒等热性香料，具有刺激性，很容易消耗肠道水分，使肠胃腺体分泌减少，加重孕期便秘。

☹ 孕期水肿是孕妈妈常见症状，孕妈妈在整个孕期都要注意不要吃过咸的食物，尤其是咸菜等腌制食品，以防止水肿加重。

☹ 过多的膳食纤维会降低钙和铁的吸收，适度补充膳食纤维可以预防便秘。

☹ 有些孕妈妈担心胎宝宝的营养不够，除了每日丰富的三餐外，常会加些宵夜。殊不知，吃宵夜不但会影响睡眠质量，还会导致肥胖，不利于孕妈妈产后恢复。

☹ 孕妈妈傍晚不能多喝水，否则会增加起夜的次数，影响睡眠质量。上午可以适量多喝些水。

☹ 孕妈妈要避免留长指甲。因为指甲中隐藏着大量微生物，如不慎抓破皮肤，易引起感染。

孕7月关键宜忌清单

宜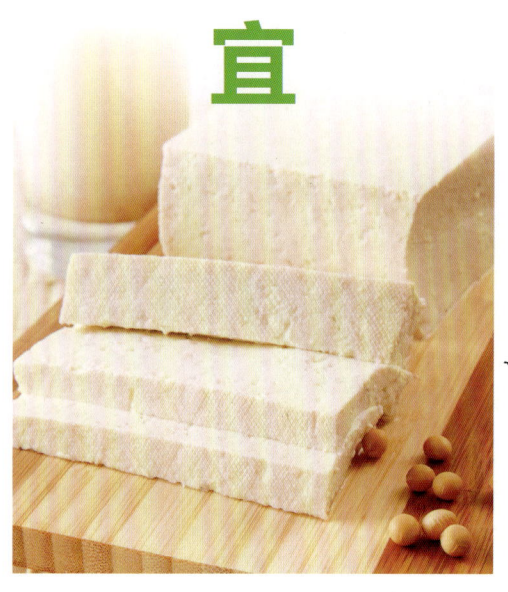

忌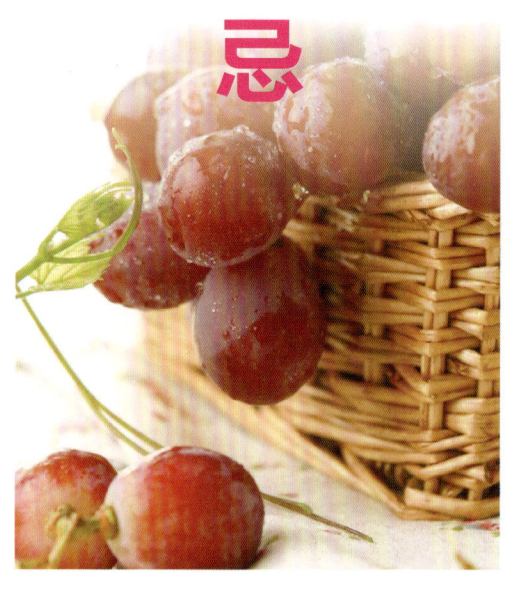

😊 孕妈妈妊娠水肿必须注意改善营养，增加饮食中蛋白质的摄入，要减少食盐及含钠食品的进食量。

😊 对于坚持素食的孕妈妈，豆制品是再好不过的健康食品了。它可以提供多种孕期所需的营养物质，尤其是优质的蛋白质。

😊 孕妈妈可多吃一些富含胶原蛋白的猪蹄、羊蹄等，有利于增加皮肤弹性，缓解妊娠纹。

😊 患妊娠糖尿病的孕妈妈用糙米或五谷米饭来代替米饭，可延缓血糖升高，帮助控制血糖。

😊 还在工作的孕妈妈，最好提前了解请假程序并提前安排好交接的工作。

😊 怀孕28周起，孕妈妈就要数胎动了，这可以让孕妈妈根据胎动的规律来有效监测胎宝宝的情况。

☹ 孕妈妈切不可为了减轻水肿，自行使用利尿剂。以防引起胎宝宝心律失常、新生儿黄疸等，危害胎宝宝健康。

☹ 孕妈妈千万不要把牛奶、豆浆当水饮用，大量饮用会使蛋白质摄入增加，会加重肾脏负担。

☹ 吃完葡萄不能立即喝水或者牛奶，容易引起腹泻，最好在30分钟以后再喝。

☹ 孕妈妈尽量避免使用电吹风，电吹风吹出的热风含有微量的石棉纤维，会对胎宝宝产生不利影响。

☹ 孕妈妈坐着时不要翘腿，不要压迫大腿内侧，不要久站久坐，以免加重孕期静脉曲张。

☹ 孕妈妈在走路时要尽量挺直腰背，不要挺着肚子走路，这样会使腰痛加剧。

孕8月关键宜忌清单

宜

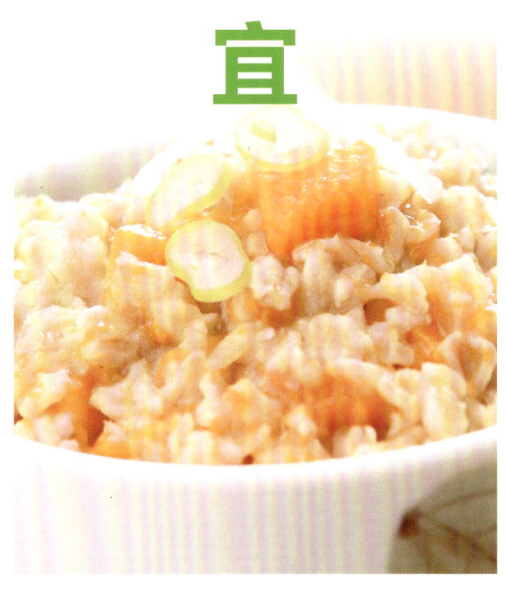

忌

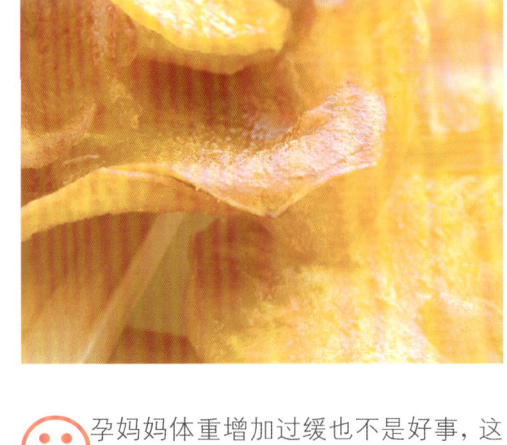

☺ 随着胎宝宝的长大，会挤压胃部，孕妈妈会感觉胃口不适，这时可以少食多餐，还可以多吃一些有养胃作用、易于消化吸收的粥和汤菜。

☺ 芝麻、核桃肉磨碎了放在锅里炒，加白糖拌匀，每天早晚一勺，对孕妈妈和胎宝宝的眼睛均有好处。

☺ 从现在到分娩，最好多吃些豆类和谷类的食品，可以满足孕妈妈和胎宝宝这阶段对蛋白质及膳食纤维的需要。

☺ 每天进食5~6餐，每餐进食量减少，睡前喝一杯牛奶，有助于睡眠，还能缓解孕晚期因胎宝宝压迫而产生的胃部疼痛。

☺ 孕8月是胎宝宝皮肤成形的时期，因此要保持心平气和、不生气。饮食忌热，可使胎宝宝皮肤健康有光泽。

☺ 准爸爸通过直接参与孕期检查，对孕妈妈的情绪波动及时加以开导，将有助于减少孕妈妈孕期忧郁症的发生。

☹ 孕妈妈体重增加过缓也不是好事，这说明孕妈妈的营养状况欠佳，而且有可能是由于胎宝宝发育迟滞。

☹ 为了避免体重增加过度，孕妈妈要戒了饼干、炸土豆片等热量比较高的零食。

☹ 现在，孕妈妈要避免食用过量淀粉类和脂肪类食物，以免胎宝宝生长过大，造成分娩困难。

☹ 孕期失眠不适合用催眠药物。它不仅会使孕妈妈产生依赖性，还会使胎宝宝出生后患上婴儿松软综合征，对其健康极为不利。

☹ 民间有去胎火、解胎毒的说法，于是有些孕妈妈擅自服用消炎解毒丸等给胎宝宝"排毒"，殊不知，这些中成药有导致流产的可能。

☹ 因为行动不便，孕妈妈留在家里的时间越来越多，但别把时间都安排给看电视和上网，保持生活的规律性对孕妈妈和胎宝宝都极有益。

孕9月关键宜忌清单

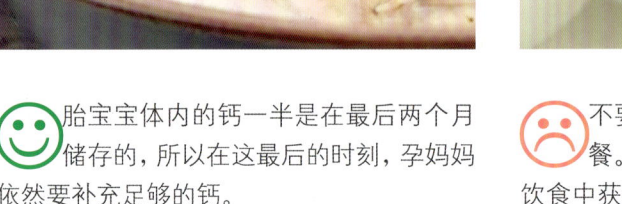

宜

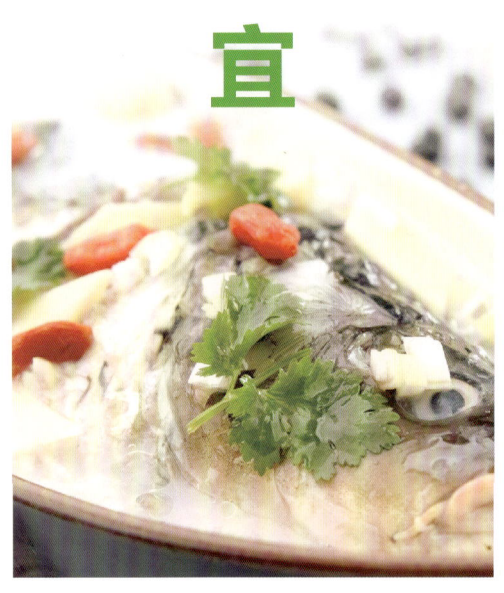

😊 胎宝宝体内的钙一半是在最后两个月储存的,所以在这最后的时刻,孕妈妈依然要补充足够的钙。

😊 这个月,孕妈妈适当吃一些淡水鱼,有促进乳汁分泌的作用,可以为出生后的宝宝提供充足的初乳。

😊 随着腹部的膨大,消化功能继续减退,更易引起便秘。所以孕妈妈要多吃些薯类及含膳食纤维多的蔬菜。

😊 由于现在孕妈妈胃部容纳食物的空间不多,所以不宜一次性地大量饮水,以免影响进食。

😊 沉重的身体加重了腿部肌肉的负担,孕妈妈睡觉前可以按摩腿部或将脚垫高,有利于减少腿部抽筋和疼痛。

😊 孕妈妈最好剪个清爽易梳理的短发,因为产后4周内,出汗量非常大,长发不宜打理。

忌

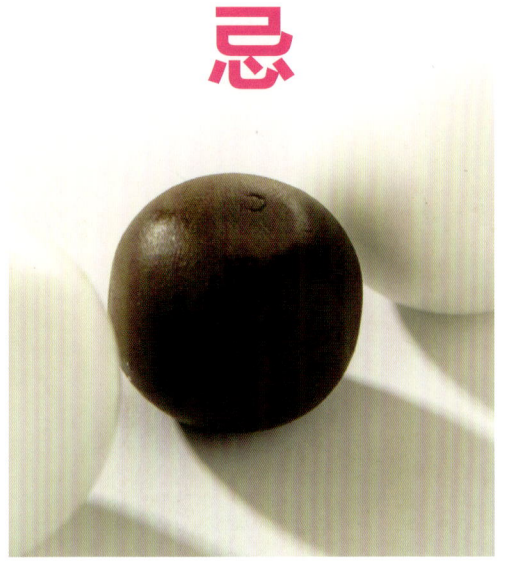

☹ 不要因为体重增加而节食或者少吃一餐。孕妈妈和胎宝宝都需要从健康的饮食中获得营养和热量。

☹ 胎宝宝肝脏以每天5毫克的速度储存铁。如果此时铁摄入不足,会影响胎宝宝体内铁的存储,使胎宝宝出生后易患缺铁性贫血。

☹ 到了妊娠末期,应遵医嘱用药。有润肠通便等作用的中成药,如十枣丸、舟车丸、麻仁丸、润肠丸等要慎用。

☹ 孕妈妈要避免看一些紧张、惊悚等刺激性较强的节目,以免引起精神高度紧张,对妊娠安全不利。

☹ 随着体重的增加,身体会越来越沉重,孕妈妈要减少独自上街的次数和时间,注意安全。在家里做家务时,注意轻蹲慢起。

☹ 孕晚期禁止性生活,因为此时孕妈妈宫内感染的可能性较大,也可能会造成胎膜早破和早产。

孕10月关键宜忌清单

宜

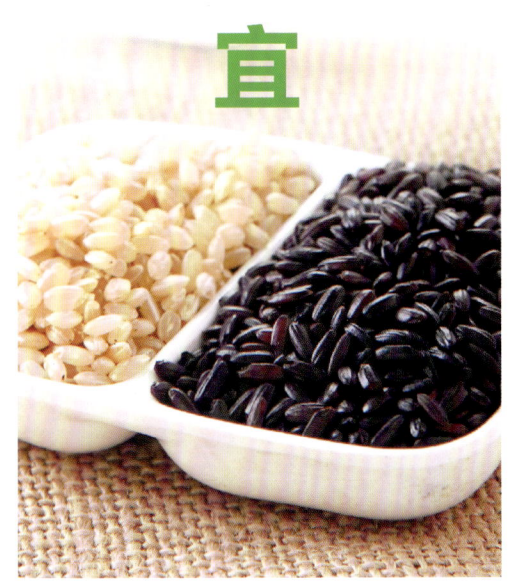

😊 孕妈妈多吃豆类、糙米、牛奶、动物内脏可补足硫胺素（维生素 B_1），以避免产程延长。

😊 在临近预产期的前几天，孕妈妈要适当吃一些热量比较高的食物，为分娩储备足够的体力。

😊 新生儿极易缺乏维生素 K，所以孕晚期孕妈妈可以多吃一些菜花、甘蓝、麦片和全麦面包来帮助宝宝获得维生素 K。

😊 为了保证宝宝出生后的奶水供应，不爱喝汤的孕妈妈也要试着喝一些能催奶的汤了。

😊 由于有早产的可能，所以应做好一切准备，包括去医院要带的物品：外衣、喂奶大罩衫、内衣内裤、卫生巾、拖鞋等。

😊 当胎头下降压迫到直肠会有很强的便意，要尽快到医院待产；如果出现破水，则要立即入院。

忌

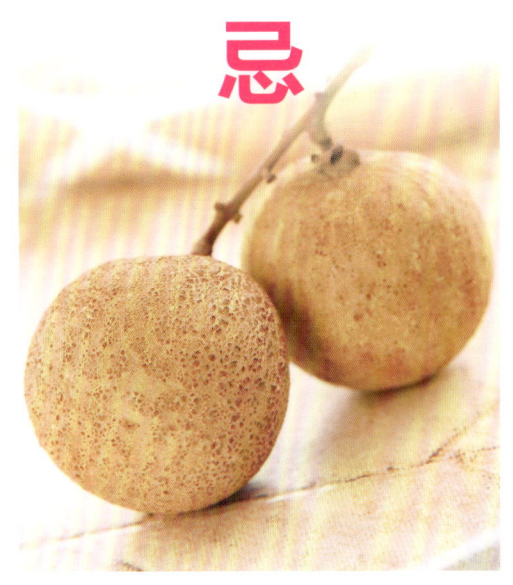

☹ 这个月即使胃口很好，也不能吃得过多，避免因为胎宝宝过大和孕妈妈体重过重带来的不良影响。

☹ 吃不好睡不好，紧张焦虑，容易导致疲劳，将可能引起宫缩乏力、难产、产后出血等危险情况。

☹ 由于桂圆有安胎的功效，会抑制子宫收缩，加长分娩时间，还有可能促使产后出血，所以分娩时不宜多吃桂圆。

☹ 分娩时不宜多吃鸡蛋。因为鸡蛋不易消化吸收，会增加肠胃负担，还可以引起腹胀、呕吐等，不利于分娩。

☹ 孕妈妈要避免一个人在外走得太远，注意要就近买菜，短途散步。

☹ 分娩是正常的生理活动，孕妈妈不要过于紧张、焦虑。分娩前听一些不利于生产的话题，会给自己带来不必要的心理负担。

目 录

孕前 3 个月
宝贝计划进行中 …… 23

孕前 3 个月：优生 …… 24
1. 什么时候要个小宝宝 …… 24
2. 营养储备很关键 …… 25
3. 做好家庭理财规划 …… 28

孕前 2 个月：日子越来越近了 …… 29
1. 忌吸烟饮酒 …… 29
2. 远离咖啡因 …… 29
3. 少吃快餐 …… 29
4. 少吃辛辣食物 …… 30
5. 忌高糖食物 …… 30
6. 忌腌制食品 …… 30
7. 忌患病受孕 …… 30
8. 忌酷暑严寒受孕 …… 30
9. 避免新婚受孕 …… 30
10. 孕前检查很重要 …… 31

孕前 1 个月：准备就绪 …… 32
1. 教你推算排卵期 …… 32
2. 受孕：精子和卵子的一场约会 …… 33

孕 1 月
怀孕很美好 …… 35

第 1 周　你准备好了吗 …… 36
我们按一般惯例将末次月经的第一天作为孕期的第一天，即第 1 周的开始。因此，排卵前两周实际上是为卵子的受精做准备的两周。
1. 避免挑食偏食 …… 36
2. 合理安排每一餐 …… 36
3. 多吃蔬果和谷类 …… 36
4. 厨房安全隐患早知道 …… 37
5. 怀孕期间应停止的工作 …… 38

第 2 周　选个好日子 …… 39
一般排卵期是在月经周期的第 13~20 天；因此在第 2 周周末时，排卵期就会开始。要学会推算排卵期，了解最佳受孕时间，并注意保证营养均衡。
1. 酝酿好心情 …… 39
2. 最佳受孕环境 …… 40
3. 把握最佳受孕时机 …… 40
4. 生男与生女的秘密 …… 41

第 3 周　宝贝，你来了吗 …… 42
现在已经进入排卵期，这周你最有可能受孕。一个最棒的、最幸运的精子冲破重重阻隔与卵子相遇，一个小生命就这样诞生了。

胎宝宝的变化 / 孕妈妈的改变 / 子宫的变化 / 孕妈妈情绪调适 / 本周备忘录

1. 宝宝会像谁 …… 43
2. 避免被动吸烟 …… 44
3. 避免被动闻香 …… 44
4. 从现在就开始胎教 …… 45

第4周　爬上自己的小床 …… 46

进入第4周了，受精卵不断地分裂，变成一个球形细胞团，即胚泡。它沿着输卵管游进子宫腔，与子宫内膜接触并埋于子宫内膜里，这一过程就是"着床"。

胎宝宝的变化 / 孕妈妈的改变 / 子宫的变化 / 孕妈妈情绪调适 / 本周备忘录

1. 突然的情绪变化 …… 48
2. 嗅觉喜好的变化 …… 48
3. 完美孕期，远离病毒感染 …… 49
4. 不能随便用药了 …… 50
5. 生活作息要有规律 …… 51
6. 好心情很重要 …… 51
7. 不要让辐射伤到腹中的宝宝 …… 51

孕2月
沉浸于快乐之中 …… 53

第5周　外形很像小海马 …… 54

胎宝宝仍是胚胎状态，神经系统和循环系统的基础组织开始分化。此时，小胚胎只有苹果籽那么大，外观很像"小海马"。

胎宝宝的变化 / 孕妈妈的改变 / 子宫的变化 / 孕妈妈情绪调适 / 本周备忘录

1. 到底怀上了没？先问验孕试剂 …… 56
2. 算一下宝宝什么时候出生 …… 57

第6周　心脏跳动了 …… 58

胎宝宝大概有8毫米，他比上个星期长大了1倍。相比于身体其他部位，他的头部仍然很大，并弯向胸腔，看起来很像一只小蝌蚪。

胎宝宝的变化 / 孕妈妈的改变 / 子宫的变化 / 孕妈妈情绪调适 / 本周备忘录

1. 夫妻沟通很重要 …… 60
2. 一起应对出现的变化 …… 60
3. 维生素E可预防流产 …… 61

第7周　有小下巴了 …… 62

胎宝宝的四肢正在发育中，胳膊比腿长得更快。他的两只眼睛在继续靠近，眼皮开始发育，下巴几乎成型。

胎宝宝的变化 / 孕妈妈的改变 / 子宫的变化 / 孕妈妈情绪调适 / 本周备忘录

1. 你的怀孕症状有哪些 …… 64
2. 怀孕了，是否应该告诉老板 …… 65

第8周　像菊花花瓣一样大小 …… 66

胎宝宝不再是一个"小胚胎"了。他已经有了膝盖、肘、手和脚，手指和脚趾还没有清晰地分开。眼睛、鼻子和嘴也正在成型。

胎宝宝的变化 / 孕妈妈的改变 / 子宫的变化 / 孕妈妈情绪调适 / 本周备忘录

1. 运动项目不能太剧烈 …… 68
2. 选择运动的场所和时间 …… 68
3. 运动安全要注意 …… 68
4. 防辐射服不是万能的 …… 69
5. 应对孕吐的小方法 …… 69
6. 为宝宝办理"通行证" …… 70
7. 为身体补充能量 …… 71

孕3月
老婆，小心点儿 …… 73

第9周　小指头分开了 …… 74

胎宝宝现在像一颗葡萄那么大，头仍然占据整个身长的一半。这一周最神奇的是胎宝宝开始出现人的外形了。

胎宝宝的变化 / 孕妈妈的改变 / 子宫的变化 / 孕妈妈情绪调适 / 本周备忘录

1. 隐形眼镜该摘掉了 …… 76
2. 这些症状不可轻视 …… 77

第10周 "尾巴"消失了 ·············· 78

胎宝宝看起来像一颗草莓。他的神经细胞快速发育，将来会发育成体毛和头发的毛泡开始在胎宝宝的皮肤深层形成，脚趾分开，"尾巴"正在消失。

胎宝宝的变化 / 孕妈妈的改变 / 子宫的变化 / 孕妈妈情绪调适 / 本周备忘录

1. 孕妈妈安全驾车 6 不宜 ·············· 80
2. 避免流产，生活细节需注意 ·············· 81
3. 保证胎宝宝的营养供应 ·············· 82
4. 准爸爸应做好的工作 ·············· 83

第11周 打哈欠了 ·············· 84

胎宝宝长得很快，最初的骨头开始形成，会吮吸大拇指，还会打哈欠了。在脸部、眉毛及上唇部位出现最初的体毛。胎宝宝的大脑细胞仍在飞速繁殖。

胎宝宝的变化 / 孕妈妈的改变 / 子宫的变化 / 孕妈妈情绪调适 / 本周备忘录

1. 孕期疲劳怎么办 ·············· 86
2. 孕期要多喝水吗 ·············· 87
3. 孕妈妈怎样喝水才健康 ·············· 87
4. 出血和腹痛都是流产的"危险信号" ·············· 88
5. 了解异常妊娠 ·············· 89

第12周 小脸蛋更漂亮了 ·············· 90

胎宝宝的脸部轮廓更加细腻，脸部骨架渐渐达到最终的状态。如果是女宝宝，卵巢开始下到骨盆，如果是男宝宝，前列腺该出现了，性腺也开始正式分泌激素。

胎宝宝的变化 / 孕妈妈的改变 / 子宫的变化 / 孕妈妈情绪调适 / 本周备忘录

1. 孕妈妈多吃鱼，宝宝健康又聪明 ·············· 92
2. 办公室里潜伏着哪些危险源 ·············· 93
3. 孕期产检时间表 ·············· 94

孕4月

跨出胜利一步 ·············· 97

第13周 踢腿伸胳膊 ·············· 98

身体大小已经赶上头部了，他变得活跃，能踢踢小腿，伸展小胳膊，也能轻松地握紧拳头，但这些动作仍没有受到大脑的控制。

胎宝宝的变化 / 孕妈妈的改变 / 子宫的变化 / 孕妈妈情绪调适 / 本周备忘录

1. 运动前要做好准备 ·············· 100
2. 孕中期运动关键词：轻、慢 ·············· 100
3. 运动时的注意事项 ·············· 100
4. 忌吃咸肉、咸鱼、咸蛋 ·············· 101
5. 忌吃烤牛羊肉 ·············· 101
6. 不能吃螃蟹 ·············· 101
7. 不能吃生鱼片 ·············· 101
8. 不能吃生田螺、生蚝 ·············· 101

第14周 吮吸大拇指 ·············· 102

胎宝宝变得更活跃了，他在大约350毫升的羊水里游动。他逐渐开始自己练习呼吸了，已经可以把大拇指和其他手指分开，并能去吮吸自己的大拇指了。

胎宝宝的变化 / 孕妈妈的改变 / 子宫的变化 / 孕妈妈情绪调适 / 本周备忘录

1. 注意防晒，避免妊娠斑 ·············· 104
2. 选择安全的美白产品 ·············· 104
3. 避免痱疮、湿疹 ·············· 104
4. 锻炼骨盆的孕妇操 ·············· 105
5. 强化会阴部肌肉的动作 ·············· 105
6. 不能漏掉唐氏综合征筛查 ·············· 106
7. 看懂 B 超单上的关键项 ·············· 107

第15周　长指甲了 ……… 108

胎宝宝的骨骼更坚硬了，皮肤上面覆盖着一层非常柔软的胎毛，脸上也开始有一些可爱的表情了。在他的手指和脚趾上，指甲已开始长出来。

胎宝宝的变化 / 孕妈妈的改变 / 子宫的变化 / 孕妈妈情绪调适 / 本周备忘录

1. "人造泪液"缓解干眼病 ……… 110
2. 热茶可缓解"烧心" ……… 110
3. 用食物和运动预防肠胀气、便秘 ……… 110
4. 孕期洗澡禁用香薰用品 ……… 111
5. 洗澡宜选淋浴 ……… 111

第16周　打滚翻跟头 ……… 112

胎宝宝的神经系统开始工作了，他可以协调自己的动作了，他会在妈妈的肚子里打滚，翻跟头了。但对于新妈妈来说，暂时可能还感觉不到宝宝的动作。

胎宝宝的变化 / 孕妈妈的改变 / 子宫的变化 / 孕妈妈情绪调适 / 本周备忘录

1. 什么时候"做爱做的事" ……… 114
2. 孕期性生活要选择舒服的体位 ……… 114
3. 现在补钙很重要 ……… 115
4. 食物补钙不够时可用钙片 ……… 115
5. 孕妈妈不宜吃的水果 ……… 116
6. 可以吃但不宜多吃的水果 ……… 116
7. 泡孕妈妈论坛 ……… 117
8. 开间妇婴网店 ……… 117

孕5月
孕妈也美丽 ……… 119

第17周　宝贝尿尿了 ……… 120

胎宝宝现在练习把羊水吞下去，他的肾脏开始生产出尿液，所以他一天要在妈妈的肚子里尿好几次，而大多数的排泄物是孕妈妈通过胎盘处理的。

胎宝宝的变化 / 孕妈妈的改变 / 子宫的变化 / 孕妈妈情绪调适 / 本周备忘录

1. 补充维生素的最佳来源 ……… 122
2. 推荐3款营养果蔬汁 ……… 122
3. 警惕腹痛 ……… 123

第18周　有指纹了 ……… 124

胎宝宝肺里的空气囊正在形成中，手指、脚趾上的肉垫正在形成，而且他已经有属于自己的指纹了。他的心脏现在已经足够大，用听诊器就可听到他的心跳了。

胎宝宝的变化 / 孕妈妈的改变 / 子宫的变化 / 孕妈妈情绪调适 / 本周备忘录

1. 孕期要警惕口腔疾病 ……… 126
2. 推荐护牙小方法 ……… 126
3. 改善腰酸背痛 ……… 127
4. 推荐补益腰肾的美食 ……… 127
5. 孕妈妈的鞋一定要合适 ……… 128
6. 心情愉悦很重要 ……… 129
7. 给胎宝宝一个充满爱和信任的环境 ……… 129

第19周　有性别了 ……… 130

胎宝宝的皮肤表面分泌出胎脂，为皮肤铸成一道壁垒。如果是男宝宝，他的生殖器已经可以看出来；如果是女宝宝，她的子宫和阴道也已经长好了。

胎宝宝的变化 / 孕妈妈的改变 / 子宫的变化 / 孕妈妈情绪调适 / 本周备忘录

1. 及时更换内衣 ……… 132
2. 职场孕妈妈，工作、应酬两不误 ……… 133

第20周　大脑快速发育 …… 134

从本周起，胎宝宝的大脑每月增重90克，大脑里已有上百亿个神经细胞。女宝宝阴道开始出现凹陷，男宝宝的阴囊还是空的，因为睾丸还没有下来。

胎宝宝的变化 / 孕妈妈的改变 / 子宫的变化 / 孕妈妈情绪调适 / 本周备忘录

1. 时尚孕妈妈穿衣经 …… 136
2. 孕妈妈不同场合舒适穿 …… 136
3. 失眠，绝对不能用安眠药 …… 137
4. 适合你的助眠小方法 …… 137
5. 家庭胎心监护 …… 138
6. 准爸爸参与胎教的方法 …… 139

孕6月
幸福的大肚子 …… 141

第21周　会吮手指了 …… 142

胎宝宝的味蕾和细小的牙齿正在形成中。他会吮手指了，慢慢完善吮吸反应，到他出生时，吮吸动作就会完美无缺了，吮吸动作是宝宝吃母乳不可或缺的能力。

胎宝宝的变化 / 孕妈妈的改变 / 子宫的变化 / 孕妈妈情绪调适 / 本周备忘录

1. 加强补铁 …… 144
2. 补铁美食推荐 …… 144
3. 孕期胀气不用太担心 …… 144
4. 胎动多少才健康 …… 145
5. 在家测胎动的3种方法 …… 145

第22周　长指甲了 …… 146

胎宝宝的皮肤依然是皱皱的、红红的。他已经有了汗腺，指甲正在生长中，眼睛已经发育，眉毛和眼睑已经可以清晰地被分辨出来。

胎宝宝的变化 / 孕妈妈的改变 / 子宫的变化 / 孕妈妈情绪调适 / 本周备忘录

1. 孕妈妈要选对洗发用品 …… 148
2. 洗头发后湿要及时弄干 …… 148
3. 不会发胖的营养食品 …… 149
4. 学会测量宫高和腹围 …… 150
5. 怎样能使胎宝宝快乐 …… 151

第23周　又红又皱的"小老头" …… 152

胎宝宝的视网膜已形成，具备微弱的视觉。他的胰腺及激素的分泌正在稳定地发育，牙龈下面乳牙的牙胚也开始发育了。

胎宝宝的变化 / 孕妈妈的改变 / 子宫的变化 / 孕妈妈情绪调适 / 本周备忘录

1. 体重增长缓慢，可以喝孕妇配方奶 …… 154
2. 喝孕妇配方奶的注意事项 …… 154
3. 清洗乳房，先软化乳痂 …… 155
4. 乳头凹陷怎么纠正 …… 155
5. 乳房按摩有方法 …… 155
6. 预防阴道炎的8种方法 …… 156
7. 轻松赶走孕期腿抽筋 …… 157
8. 胎宝宝宫内发育迟缓怎么办 …… 157

第24周　继续练习呼吸 …… 158

胎宝宝不断用吞咽羊水来练习呼吸动作。他的呼吸系统正在持续地发育着，肺里的细胞开始分泌表面活性物质。

胎宝宝的变化 / 孕妈妈的改变 / 子宫的变化 / 孕妈妈情绪调适 / 本周备忘录

1. 提升职场孕妈妈舒适度的6个小诀窍 …… 160
2. 孕中期出行要选择适宜的交通工具 …… 161
3. 孕妈妈出行安全细节 …… 161

孕7月
孕期不适别担心 …… 163

第25周　又长大了 …… 164

小身体在妈妈的子宫中已经占据了相当大的空间。脐带变得厚而有弹性，它的外层是一种结实的胶状物质，胎盘和宝宝之间的血流就可以畅通无阻了。

胎宝宝的变化 / 孕妈妈的改变 / 子宫的变化 / 孕妈妈情绪调适 / 本周备忘录

1. 西红柿可对抗妊娠纹 …… 166
2. 消除妊娠纹的美食 …… 166
3. 妊娠水肿不要轻视 …… 167

4. 缓解水肿小方法 …………………… 167
5. 消肿美食大推荐 …………………… 167
6. 孕期护牙小妙方 …………………… 168
7. 为你的职场形象加分 ……………… 169

第26周 看到光了 …………………… 170

胎宝宝的大脑对触摸已经有了反应，视觉也有了发展，他的眼睛已能睁开了。如果用一个打开的手电筒照射孕妈妈的腹部，胎宝宝就会自动把头转向光源处。

胎宝宝的变化 / 孕妈妈的改变 / 子宫的变化 / 孕妈妈情绪调适 / 本周备忘录

1. 预防妊娠糖尿病 …………………… 172
2. 推荐2款美味"降糖菜" …………… 172
3. 孕妈妈贫血7症状 ………………… 173
4. 贫血对孕妈妈和胎宝宝的8大危害 … 173
5. 全方位补铁进行时 ………………… 173

第27周 长头发了 …………………… 174

很多胎宝宝此时已经长出了头发，睫毛完全长出。味蕾已具备实际的功能，脑功能发育也越来越完善。听觉神经系统已发育完全，对外界的声音刺激的反应更为明显。

胎宝宝的变化 / 孕妈妈的改变 / 子宫的变化 / 孕妈妈情绪调适 / 本周备忘录

1. 蚯蚓状的静脉曲张，不要怕 ……… 176
2. 赶走静脉曲张的7个小方法 ……… 176
3. 远离妊娠高血压综合征 …………… 177
4. 难言之隐：便秘、痔疮 …………… 178
5. 推荐3款解"秘"美食 …………… 178
6. 准爸爸，4点成就完美老公 ……… 179

第28周 开始睡觉喽 ………………… 180

胎宝宝的眼睛能够自由合开，已经形成了自己的睡眠周期。大脑活动很活跃，脑组织也在快速增殖，大脑皮层表面开始出现一些特有的沟回，有了浅浅的记忆。

胎宝宝的变化 / 孕妈妈的改变 / 子宫的变化 / 孕妈妈情绪调适 / 本周备忘录

1. 避免巨大儿 ………………………… 182
2. 弯腰、起身动作不宜剧烈 ………… 183

孕8月
带着微笑迎接曙光 …………………… 185

第29周 长胖了一些 ………………… 186

胎宝宝的皮下脂肪已初步形成。他的大脑长得非常快，沟回越来越多，他的脑能控制呼吸和体温，眼睛能在眼眶里移动。他的头和身体也成比例了。

胎宝宝的变化 / 孕妈妈的改变 / 子宫的变化 / 孕妈妈情绪调适 / 本周备忘录

1. 关注胎宝宝的胎动 ………………… 188
2. 胎宝宝都有什么姿势 ……………… 189
3. 孕期要及时检查胎位 ……………… 189
4. 学会胎位触摸法 …………………… 189
5. 提前给宝宝准备一个好名字 ……… 190
6. 给宝宝取名字的7大雷区 ………… 190
7. 准备宝宝的物品 …………………… 191

第30周 头向下了 …………………… 192

胎宝宝的头部还在增大，大脑发育非常迅速。几乎大多数胎宝宝此时对声音都有了反应。皮下脂肪继续增长，现在许多胎宝宝变成了头向下的姿势。

胎宝宝的变化 / 孕妈妈的改变 / 子宫的变化 / 孕妈妈情绪调适 / 本周备忘录

1. 了解分娩，消除恐惧 ……………… 194
2. 做好准备，心中有底 ……………… 194
3. 除非必要，不宜提早入院 ………… 194
4. 大龄孕妈妈不要太贪嘴 …………… 195
5. 大龄孕妈妈32孕周后不宜再工作 … 195
6. 大龄孕妈妈要注意驾车姿势 ……… 195

第31周 "小房子"里有什么呢 …… 196

胎宝宝的生长速度全面减慢。脑发育正在进行最后的冲刺,肺部、消化系统尚未发育成熟。这时他大概能看到子宫里的景象,也能辨别明暗,甚至能跟踪光源。

胎宝宝的变化 / 孕妈妈的改变 / 子宫的变化 / 孕妈妈情绪调适 / 本周备忘录

1. 睡床软硬很重要 …………………… 198
2. 前置胎盘不要慌 …………………… 199
3. 教你 8 步缓压术 …………………… 200
4. 预防早产 …………………………… 201

第32周 努力长成中 …… 202

胎宝宝全身的皮下脂肪更加丰富,皱纹减少,看起来更像一个婴儿了。他的各个器官继续发育并完善,肺和胃肠功能已接近成熟,已具备呼吸能力,能分泌消化液。

胎宝宝的变化 / 孕妈妈的改变 / 子宫的变化 / 孕妈妈情绪调适 / 本周备忘录

1. 不易发胖的蔬菜和水果 ……………… 204
2. 脐带绕颈会勒坏胎宝宝吗 …………… 205
3. 脐带绕颈了,孕妈妈该怎么办 ……… 205
4. 脐带绕颈宜通过锻炼来纠正 ………… 205

孕9月
你准备好了吗 …… 207

第33周 粉嘟嘟的小宝贝 …… 208

脂肪继续聚集,并使胎宝宝的皮肤由红色变成了粉红色。胎宝宝的生殖器官、呼吸系统、消化系统的发育已接近成熟。胎宝宝的指甲已长到指尖。

胎宝宝的变化 / 孕妈妈的改变 / 子宫的变化 / 孕妈妈情绪调适 / 本周备忘录

1. 什么时候开始停止工作 ……………… 210
2. 选择到哪家医院生产 ………………… 211
3. 引起胎膜早破的 5 类原因 …………… 212
4. 羊水早破容易引发的情况 …………… 212
5. 舒缓情绪的自律训练 ………………… 213
6. 孕妈妈化解烦恼的方式 ……………… 213

第34周 柔软的头骨 …… 214

胎宝宝的免疫系统正在发育,以抵御轻微的感染。他已经将身体转为头位,但他的头骨还很柔软,每块头骨之间留有空隙,以便分娩时头部能顺利通过产道。

胎宝宝的变化 / 孕妈妈的改变 / 子宫的变化 / 孕妈妈情绪调适 / 本周备忘录

1. 轻拍肚皮,去晒太阳 ………………… 216
2. 还能恢复窈窕身材吗 ………………… 217
3. 你做骨盆测量了吗 …………………… 218
4. 孕晚期及时送医的情况 ……………… 219
5. 需要加强监护、保健的情况 ………… 219

第35周 变胖了,长大了 …… 220

胎宝宝的胳膊和腿变得更加圆润起来,已占据了子宫的大部分空间。他的中枢神经系统尚未完全发育成熟,消化系统和肺部发育已基本完成。

胎宝宝的变化 / 孕妈妈的改变 / 子宫的变化 / 孕妈妈情绪调适 / 本周备忘录

1. 盘腿坐,可松弛腰部、伸展骨盆 …… 222
2. 增强会阴部弹性,减少分娩撕裂伤 … 222
3. 脊椎伸展,减轻腰背酸痛 …………… 222
4. 呼吸运动,释放压力 ………………… 222
5. 来自准爸爸的足背部按摩放松术 …… 223

第36周 淡蓝色的胎记 …… 224

这周胎宝宝的两个肾脏已发育完全,肝脏也已能够处理一些代谢废物。他的小屁股上出现了淡蓝色的胎记。由于子宫的空间越来越小,胎宝宝的活动也越发困难了。

胎宝宝的变化 / 孕妈妈的改变 / 子宫的变化 / 孕妈妈情绪调适 / 本周备忘录

1. 随时做好入院准备 …………………… 226
2. 顺产有很多因素影响 ………………… 227
3. 做好准备,促进顺产 ………………… 227
4. 分娩有多痛,听听过来人怎么说 …… 228
5. 克服分娩疼痛的要点 ………………… 228
6. 做好能量储备,为分娩助力 ………… 229
7. 孕妈妈能量小食谱 …………………… 229

孕 10 月
宝贝真的来了 ………………… 231

第37周 小宝贝足月了 ………… 232
到这周周末胎宝宝就可以称为足月儿了。他的大脑内部开始形成用来包绕神经纤维的髓鞘。有的胎宝宝的头发已经又黑又密了。

胎宝宝的变化 / 孕妈妈的改变 / 子宫的变化 / 孕妈妈情绪调适 / 本周备忘录

1. 入院待产包清单 ……………… 234
2. 辨清真假分娩 ………………… 235

第38周 黑色的小便便 ………… 236
胎宝宝身上细细的绒毛和大部分白色的胎脂逐渐脱落，被胎宝宝吞进肚子里，变成黑色的胎便，在他出生后的一两天内排出体外。

胎宝宝的变化 / 孕妈妈的改变 / 子宫的变化 / 孕妈妈情绪调适 / 本周备忘录

1. 产前焦虑，自我心理疏导 ……… 238
2. 全家动员，亲情来减压 ………… 238
3. 分娩前兆1：子宫底下降 ……… 239
4. 分娩前兆2：宫缩 ……………… 239
5. 分娩前兆3：破水 ……………… 239
6. 分娩前兆4：出血 ……………… 239
7. 分娩前兆5：下腹部压迫感 …… 239
8. 促进分娩的5个动作 …………… 240
9. 分娩技巧早掌握 ………………… 241

第39周 头朝下，一会就出发 …… 242
胎宝宝的皮下脂肪还在继续增长，他身体各部分器官已发育完成，其中肺部是最后一个成熟的器官。他的头已经固定在骨盆中。

胎宝宝的变化 / 孕妈妈的改变 / 子宫的变化 / 孕妈妈情绪调适 / 本周备忘录

1. 硬膜外麻醉可能会延长产程 …… 244
2. 剖宫产：高龄产妇更适合 ……… 244
3. 顺产：并发症少 ………………… 244
4. 水中分娩：减少分娩痛楚 ……… 245
5. 分娩前容易忽视的"软"准备工作 … 245
6. 预产期到了还不生怎么办 ……… 245

第40周 天使到我家 …………… 246
胎宝宝具备了70多种不同的反射能力，准备好了开始子宫之外的生活。他即将成为一个成熟而完美的婴儿，随时准备出生与妈妈见面了。

胎宝宝的变化 / 孕妈妈的改变 / 子宫的变化 / 孕妈妈情绪调适 / 本周备忘录

1. 消除分娩时肌肉紧张的5种方法 … 248
2. 开口期：第一产程 ……………… 249
3. 分娩期：第二产程 ……………… 249
4. 娩出期：第三产程 ……………… 249
5. 第一产程：如何与医生配合 …… 250
6. 第二产程：用力有技巧 ………… 250
7. 第三产程：有不适就说 ………… 250
8. 分娩中的饮食 …………………… 251
9. 分娩当天怎么吃 ………………… 251

附录1 孕期常见症状及应对方法 … 252

附录2 妊娠期全程日程表和注意事项 … 254

附录3 新生儿0~6个月生长指标 … 255

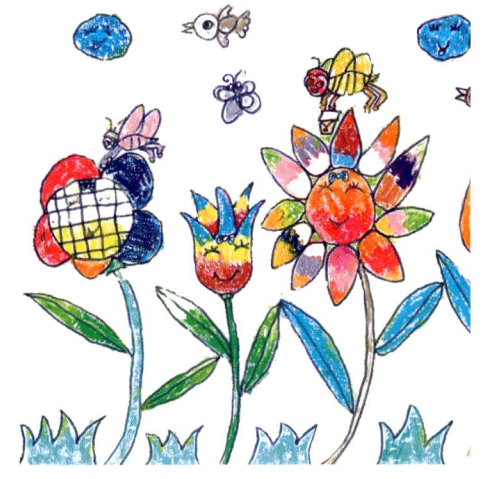

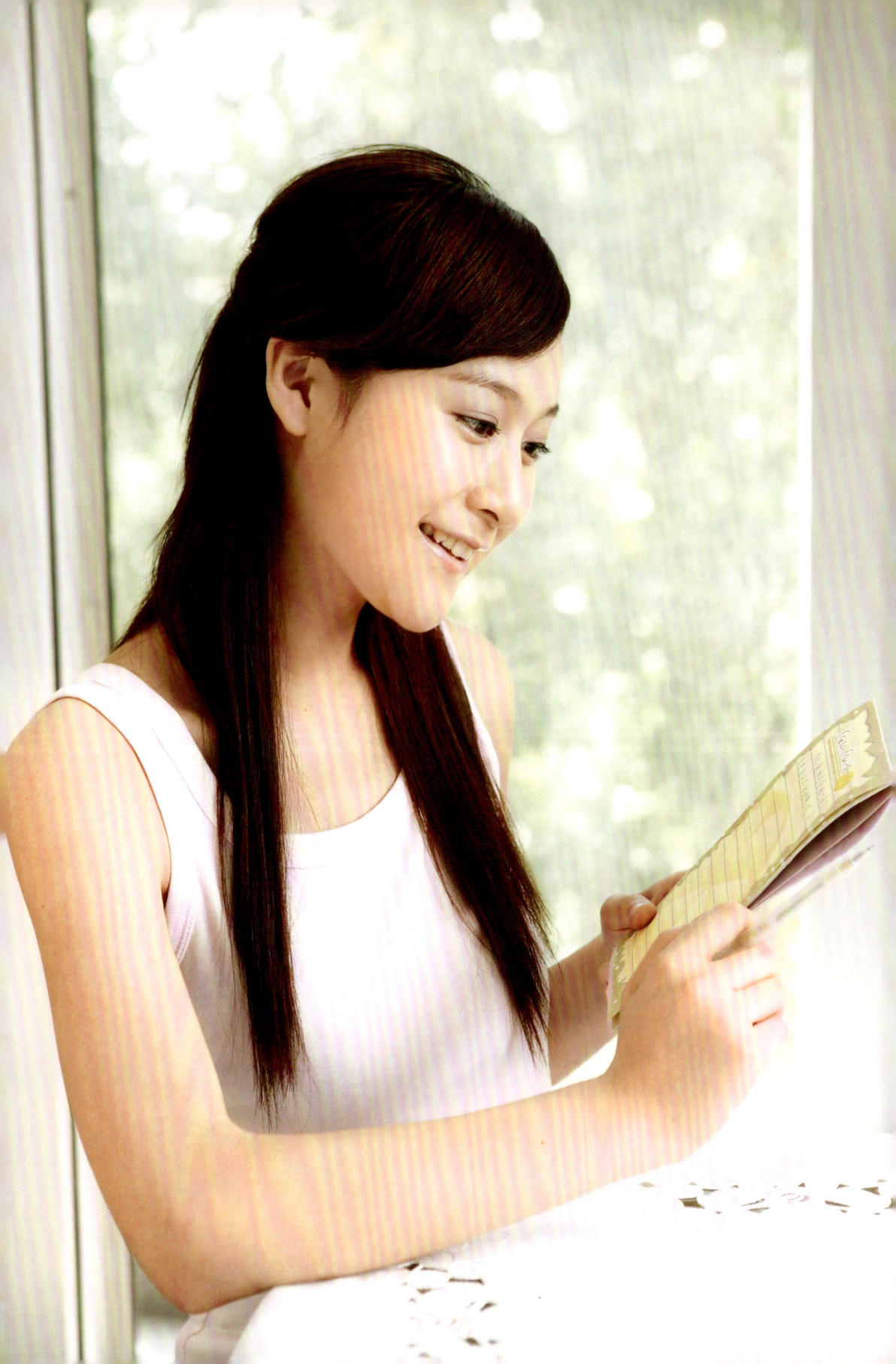

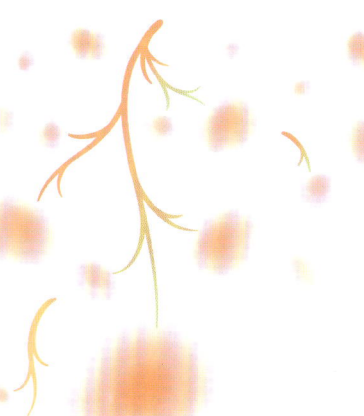
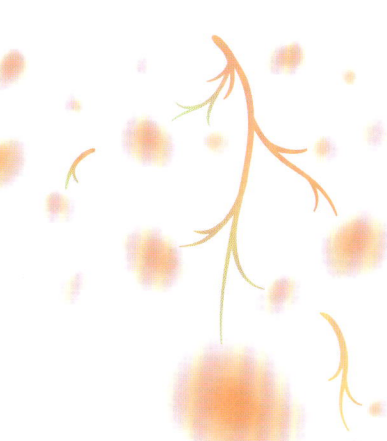

孕前3个月
宝贝计划进行中

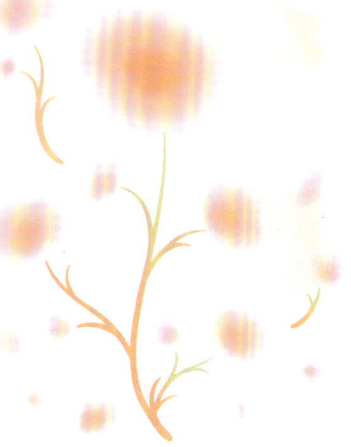
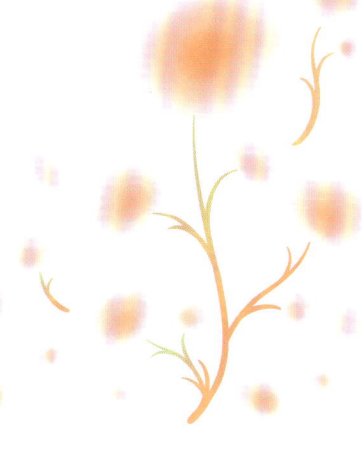

孕前3个月：优生

1 什么时候要个小宝宝

做爸妈的最佳年龄

孕妈妈年龄最好在24~29岁，这个年龄段的女性身体都已完全发育成熟，激素分泌旺盛，生育能力处于最佳状态，卵子质量最高，产道弹性、子宫收缩力最好，最利于生出健康的宝宝。现在，因为工作关系，很多孕妈妈年龄偏大，在准备怀孕期间最好能进行很好的体育锻炼和全面的身体检查。

准爸爸的年龄最好在26~30岁，这个年龄段的男性激素分泌旺盛，生育能力处于最佳状态，精子质量高。

不同年龄段生育的优势和劣势

20~30岁生育

* 流产的概率小。
* 有关母婴健康的顾虑少，比如患妊娠综合征的机会较小，宝宝畸形率低，先天痴呆的概率也低。
* 精力充沛，全天护理宝宝的能力比较强。
* 宝宝长大一点后再出去工作，职业选择的范围也比较宽，不必过多考虑年龄的问题。

可能的劣势

* 工龄太短，享受不到产后福利。
* 财富积累少，经济上的保障相对较弱。

30~40岁生育

* 产后身体恢复与20多岁没有多少差别。
* 夫妻关系更趋于稳定，有利于共同抚育宝宝。
* 工作稳定，有些成就，比较容易得到完全的产后福利。
* 经济上比较宽裕，支付得起高品质的育儿费用。

生理上出现劣势

* 35岁以后早产情况较多。容易发生高血压、妊娠糖尿病和其他并发症。
* 畸形儿生育率较高。
* 35岁以上生育能力急剧下降，流产率升高。

40多岁生育

* 一般是多年企盼的结果，能稳定地给予宝宝足够的爱心和耐心。
* 妈妈这时候年长而见多识广，而且多半在生活中耳濡目染，有带宝宝的经验。
* 年纪大一点的女人无论是经济上还是心理上都比较可靠，夫妻关系也比较稳定。
* 很多女人在40多岁时已完成了职业上的心愿，不会认为宝宝是事业的障碍。

生理上劣势明显

* 流产危险高，不孕的风险也会加大。
* 遗传缺陷的概率更高。

将菠萝块放入淡盐水中浸泡一会儿,可让菠萝块更香甜,并能防止食用时产生过敏现象。

2 营养储备很关键

这个阶段,要为胎宝宝盖好营养仓库了。要知道,胎宝宝的大部分营养都是直接来自于妈妈的身体储备。孕前需要合理补充蛋白质、脂类和碳水化合物、维生素、矿物质、叶酸。

补充蛋白质

蛋白质是人类生命活动的物质基础。我们每天必须摄入一定量的蛋白质。它能促进伤口愈合、产生白细胞来防止细菌侵入人体。此外,催化新陈代谢的酶、调节生理机能的胰岛素等,都离不开蛋白质。

合理摄入:每天摄入量控制在80~85克,即1个鸡蛋、100克鱼肉、50克畜/禽肉、1杯牛奶即可。

食物来源:植物蛋白质,如稻米、面粉、豆类、豆制品。动物蛋白质,如瘦肉类食品、鱼虾类、软体动物类食品、奶类、蛋类。

补充脂类和碳水化合物

认识脂类:脂类是身体重要的能量来源之一。在供应能量的三大营养素中,脂类的产能值最高。植物油不仅对改善各种心血管疾病、促进儿童大脑发育和骨骼生长以及胎宝宝的发育都有着良好的效果,还可抑制小肠对胆固醇的吸收。

食物来源:植物油,如菜籽油、豆油、花生油、色拉油等。畜禽类及制品,如动物油和肉制品等。豆类、坚果及豆制品,如黄豆、青豆、黑豆、豆浆等。奶、蛋及其制品,如黄油、蛋类、奶油等。水产类,如鱼子酱、鱼类等。

认识碳水化合物:碳水化合物即糖类,是一大类有机化合物。身体的血糖浓度降低,会出现头晕、心悸、出冷汗及心慌等现象。反之,则会引起糖尿病。

碳水化合物食物来源:谷物,如水稻、小麦、玉米等。水果,如甘蔗、甜瓜、西瓜、葡萄等。蔬菜,如胡萝卜、红薯等。

合理摄入:按公认的标准,人体所需总热量的20%~30%应由脂肪供给。每日食用油脂25克左右为宜。碳水化合物占总热能摄入量的60%~70%,约合每天500克主食。

补充维生素和矿物质

名称	主要功效	不足时的表现	合理摄入量	食物来源
维生素A	维持视觉功能，特别是对夜间视力的维护有重要作用	干眼病、夜盲症、皮肤干燥，抵抗力降低等	每天2200~3500国际单位	动物肝脏、鱼肝油、奶类、蛋类、鱼卵和胡萝卜、红心甜薯、菠菜等
维生素B_1	促进碳水化合物等物质的彻底氧化，维持神经、心脏、消化系统的正常功能	食欲不振、体重减轻、易疲劳、四肢无力或麻木、下肢肿痛，脚气病	成人每天1.5~2毫克为宜，最低1.2毫克	谷类、豆类、干果、酵母、硬壳果类、动物内脏、蛋类及绿叶菜
维生素B_2	参与身体内正常的物质氧化过程	造成代谢紊乱，主要表现为唇炎、舌炎、口角炎以及阴囊皮炎等	成人每天需要量在1.5~2毫克为宜，最低应在1.2毫克	动物肝脏、心、肾、乳类及蛋类、豆类、绿叶蔬菜、野菜
维生素C	参与细胞间质的生成，维持人体组织间正常的坚固性和通透性。有一定的解毒能力	血管壁变脆、易出血，易发生皮下和牙龈出血、牙齿松动为主要症状的坏血病。并能引起牙齿和骨骼发育不正常、骨伤不易愈合的现象	成人每日100毫克	柠檬、橘子、菠菜、西红柿、辣椒等
维生素D	调节钙和磷代谢。促进小肠对钙和磷的吸收与利用。对骨骼的形成非常重要，促使骨骼与牙齿构成	引起佝偻病、手足抽搐和软骨病	充分日光照射下，每日合成的维生素D达200~400国际单位	动物肝脏、鸡蛋黄、奶类
钙	牙齿和骨骼的主要成分	男性缺钙会使精子运动迟缓，精子顶体蛋白酶的活性降低	成人每天需0.8~1克	排骨汤、鱼汤、虾皮、低脂牛奶、奶酪、芝麻酱等

名称	主要功效	不足时的表现	合理摄入量	食物来源
铁	人体内60%~70%的铁存在于血红蛋白内,15%左右构成各种细胞色素,20%左右以铁蛋白的形式储存于肝、脾、骨髓及肠黏膜中,5%左右构成肌红蛋白	女性在妊娠30~32周时,血红蛋白降至最低,造成"妊娠生理性贫血",在此基础上如果再缺铁,则可能危及胎宝宝。若男性缺铁,则精子顶体的能力会下降	每天补铁15~20毫克	动物血、肝脏、肾脏、鸡肫、瘦肉、黑木耳、芝麻酱、坚果、奶制品、蔬菜、水果、鱼、豆类
碘	有助于各系统特别是神经系统的发育	脑发育障碍和胎宝宝出生后明显智力低下以及运动障碍	每天补充175微克	饮用水、食盐、大型海藻、海产品
硒	降低血压,消除水肿,改善血管症状,预防和治疗妊娠高血压疾病,抑制妇科肿瘤的恶变,预防胎宝宝致畸	育龄女性缺硒会影响受孕,孕妈妈缺硒易发生流产,缺硒新生儿尤其是早产儿易发生溶血性贫血	建议每日补充400微克	芝麻、动物内脏、大蒜、蘑菇、海米、鲜贝、淡菜、金针菇、海参、鱿鱼、苋菜、黄油等

补充叶酸

叶酸有利于宝宝神经系统的健康。孕前补叶酸,可预防胎宝宝神经管畸形,并降低胎宝宝眼、口唇、心血管、肾、骨骼等的畸形率。

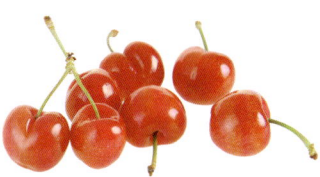

合理摄入：孕妈妈应至少提前3个月补充叶酸。孕前每天应摄入400微克的叶酸,孕中每日应摄入600微克,对预防胎宝宝的神经管畸形和其他出生缺陷非常有效。

食物来源：蔬菜类,如菜花、油菜、菠菜、小白菜等；水果类,如石榴、葡萄、樱桃、香蕉等；动物食品类,如禽肉、牛羊肉、蛋类等；豆类,如黄豆及豆制品；坚果类,如核桃、腰果、栗子、松子等。

3 做好家庭理财规划

宝宝的出生意味着收入的减少,而且还要增加一些开支,在收支变化对家庭形成影响之前,要考虑好这个问题。全程孕产需要准备15000~20000元,孕妈妈可以通过网上购物精明理财。

哺乳期妈妈的相关花费

营养品:哺乳期妈妈对营养素的需要量较高,通常情况每月需要500元左右。

健康俱乐部:参加一些专为妈妈组织的俱乐部活动,相关费用为每月200元左右。

孕产期主要费用

围产检查:全程约2000元。

住院分娩:自然分娩3000~4000元,无痛分娩3000~5000元,剖宫产5000~7000元。

宝宝出生后第一年的主要费用

纸尿裤:质量较好的每片1.2~1.5元,3个月前每天消耗5~6片。

奶粉:普通袋装配方奶粉400克装,每袋售价在50~60元;桶装配方奶粉900~1000克装,每桶售价在100~200元。

就医:宝宝在第一年内极易出现发热、腹泻甚至肺炎等病症,治疗费、药费、交通费等也是一笔不小的开支。

避免浪费:到购物网站购买一些八成新的二手货,或是从亲戚、朋友那里得到一些小衣服。宝宝出生后你会收到宝宝服、纸尿裤、洗浴用品、毛巾被等宝宝用品,所以,只要准备一些小被褥、奶瓶等物品就行了。随着宝宝的生长需要及时购买,不要准备过多,以免造成浪费。

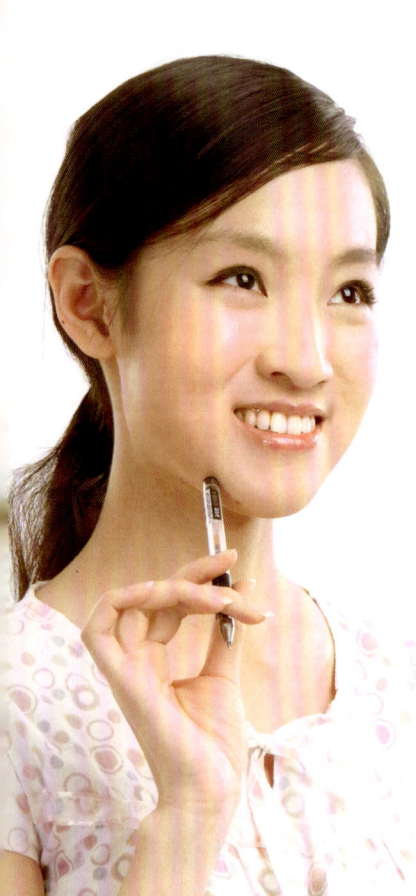

拟定孕育账单的时候,参考过来人的意见,结合自己的需要,做到心中有数。

小贴士

考虑工作的调整。想怀孕了,何时调整工作也是一个需要考虑的重要问题,而且这取决于自己的身体状况,不以自己的意志为转移。此外,还要对是否暂时停止工作和将来如何开始工作进行思考,这样,当机会来临时,可以做出更明智的选择。坚持工作的女性需了解单位的产假制度,并根据你的实际情况来确定重返职场的时间。

孕前2个月：日子越来越近了

1 忌吸烟饮酒

在准备怀孕之前3个月，准爸爸要严格戒烟戒酒，因为正常精子生长周期为3个月。

吸烟影响精子质量

吸烟会引起男性动脉粥样硬化，容易诱发阳痿。香烟的烟雾中含有诱发细胞畸变和阻碍淋巴细胞合成DNA的物质，影响精子的产生和成熟。每日吸烟10支以上的男性，其体内精子的活动能力明显下降，随吸烟量的增加，精子畸形率也呈显著增多趋势。

饮酒损害性功能

酒精通过毒害睾丸等生殖器官，引起血清睾酮水平降低，从而引起性欲减退、精子畸形，导致男性不育。饮酒过度造成机体酒精中毒，使精子发生形态和活动的改变，甚至会杀死精子，从而影响受孕和胚胎发育。

2 远离咖啡因

准备怀孕的女性不要过多喝咖啡、茶及其他含咖啡因的饮料和食品。咖啡因作为一种能影响到女性生理变化的物质，可以在一定程度上改变女性体内雌激素、孕激素的比例，从而间接抑制受精卵在子宫内的着床和发育。

3 少吃快餐

快餐里含有太多的饱和脂肪酸，容易导致胆固醇过高，危害心脑血管健康；多数快餐的调味料都含有大量盐分，对肾脏没有益处。

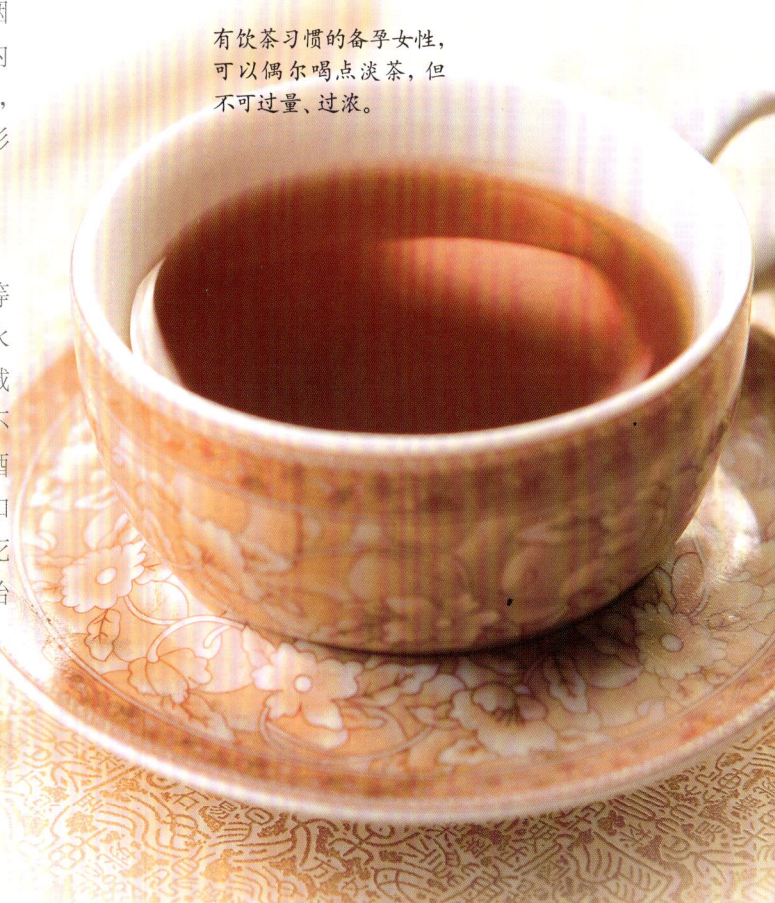

有饮茶习惯的备孕女性，可以偶尔喝点淡茶，但不可过量、过浓。

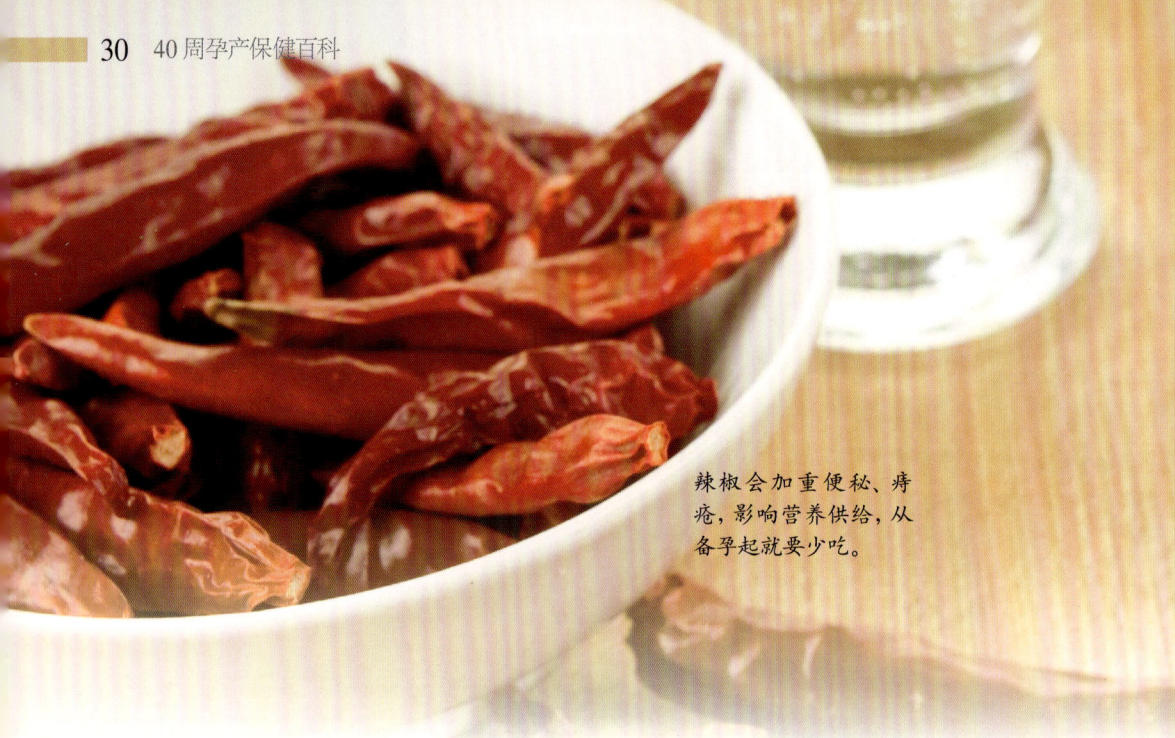

辣椒会加重便秘、痔疮,影响营养供给,从备孕起就要少吃。

4 少吃辛辣食物

辛辣食物会加重孕妈妈的消化不良、便秘或痔疮等症状,影响孕妈妈对胎宝宝的营养供给,增加分娩的困难。因此在计划怀孕前3个月不应吃太过辛辣的食物。

5 忌高糖食物

怀孕前,夫妻双方尤其是女方,若经常吃高糖食物,可能引起糖代谢紊乱,甚至成为潜在的糖尿病患者;怀孕后,由于体内胎宝宝的需要,孕妈妈食糖量增加或持续以前的饮食结构,易出现妊娠糖尿病。

6 忌腌制食品

在腌制鱼、肉、菜等食物时,易产生亚硝酸盐,硝酸盐在体内酶的催化作用下,易与体内的各类物质作用生成亚硝酸胺类的致癌物质,还能促使人体早衰。

7 忌患病受孕

疾病会影响体质、受精卵的质量及宫内着床的环境,患病期间服用的药物也会对精子和卵子产生不利的影响。所以,患病期间忌受孕。

8 忌酷暑严寒受孕

怀孕早期,是胎宝宝的大脑皮质初步形成的阶段,天气炎热会影响孕妈妈的食欲,导致蛋白质摄入量减少,此时机体消耗量又增大,所以会影响胎宝宝大脑的发育。严寒季节孕妈妈多在室内活动,新鲜空气少,接触呼吸道病毒的机会增多,易感冒,从而损害到胎宝宝。因此,酷暑严寒季节不宜受孕。

9 避免新婚受孕

新婚的夫妇在筹备婚礼中已经耗费了很大的精力,此时双方处于疲劳状态,势必影响精子和卵子的质量。所以,最好等身体恢复后再作打算。

10 孕前检查很重要

孕前检查对于夫妇双方来说非常重要,是确保宝宝健康的前提,最好夫妇二人一起进行孕前检查,以消除紧张情绪。准备去检查时在着装上要格外注意一点,穿的衣服要比较宽松利于穿脱,在检查的时候会比较方便。

检查项目	内容	目的	对象	时间
生殖系统	通过白带常规筛查滴虫、霉菌、支原体／衣原体感染、阴道炎症、淋病、梅毒等性传播性疾病	若患有妇科疾病或性传播疾病,最好彻底治愈后再怀孕,否则会引起流产、早产等危险	育龄女性	孕前任何时间
微生物感染检查	风疹、弓形虫、巨细胞病毒	60%~70%的女性都会感染风疹病毒,一旦感染,特别是妊娠后的前3个月,会引起流产和畸形	育龄女性	孕前3个月
肝功能	肝功能检查目前有大小功能两种,大肝功能除了乙肝全套外,还包括血糖、胆质酸等项目	如备孕女性是肝炎患者,怀孕后会造成早产,肝炎病毒还可直接传给宝宝	育龄夫妇	孕前3个月
尿常规		有助于肾脏疾患的早期诊断	育龄女性	孕前3个月
口腔检查	如果牙齿无其他问题,只需洁牙即可,若牙齿损坏严重,必须拔牙	避免孕期牙病治疗药物对胎宝宝的影响	育龄女性	孕前6个月
妇科内分泌	包括卵泡促激素、黄体生成激素等6个项目	月经不调等卵巢疾病的诊断	月经不调、不孕的女性	孕前任何时间
ABO溶血	包括血型和ABO溶血滴度	避免胎宝宝发生溶血症	母亲为O型,父亲为A、B型或AB型	孕前3个月
染色体		检查遗传性疾病的育龄夫妇	有遗传病家族史者	孕前3个月

孕前1个月：准备就绪

1 教你推算排卵期

女性只有在排卵前的5天内才有受孕机会，而在排卵日当天受孕率只有5%，但距排卵还有2天时，受孕的概率能达到33%。

测算排卵周期

通常认为每次排卵都应在月经来潮前14天左右，故将排卵前5天至排卵后5天称为"排卵期"。然而，这种方法不太可靠，因为大多数女性月经没那么规律。

计算公式：排卵期第一天＝最短一次月经周期天数 － 18天

排卵期最后一天＝最长一次月经周期天数 － 11天

推算方式：月经28天，可将月经周期的最长天数和最短天数均定为28天，代入公式，可算出"排卵期"为：本次月经来潮后的第10~17天。

此算法是以本次月经来潮第1天为基点，向后顺算天数，而不是以下次月经来潮为基点，倒算天数，因此不易弄错。找出"排卵期"后，如果想怀孕，可从"排卵期"开始，每隔1日过一次性生活，就极有可能怀孕。

在排卵日提前1天同房，可以提高受孕的概率。

黄体素

成熟的卵泡

排卵

基础体温测量法

基础体温，是指经过6~8小时的睡眠以后，体温尚未受到运动、饮食或情绪变化影响时所测出的体温。通过记录基础体温可以推算出排卵日，也就是适合受孕日。

在正常情况下，育龄女性排卵前基础体温会逐渐下降，相对较低，保持在36.4℃~36.6℃；在排卵日基础体温下降到最低点；排卵后24小时至几天内基础体温升高0.3℃~0.5℃，一直维持到下次月经来潮前开始下降。如果持续2周以上较高的基础体温，就有可能是怀孕了。排卵后基础体温呈阶梯形上升，曲线需3日后才达到高水平或基础体温稳定上升低于11日，可诊断为黄体功能不足。

孕前1个月：准备就绪

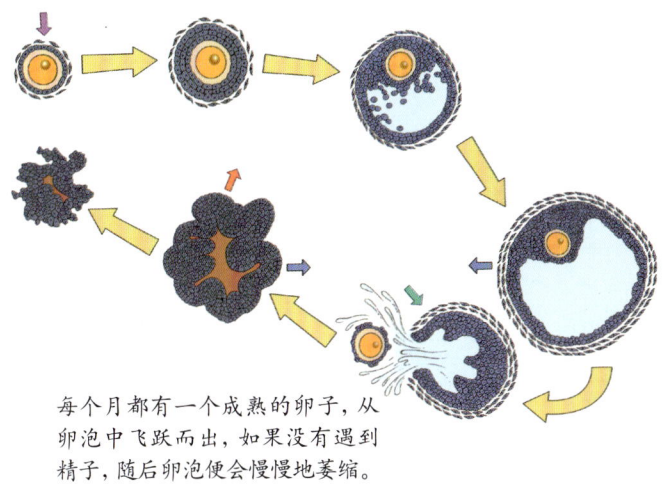

每个月都有一个成熟的卵子，从卵泡中飞跃而出，如果没有遇到精子，随后卵泡便会慢慢地萎缩。

2 受孕：精子和卵子的一场约会

蝌蚪状的精子

精子像是一条小蝌蚪，有一个大身子和一条小尾巴，不要小看这个小家伙，它可是携带着来自准爸爸的全部基因。精子在附睾内运动的过程中，先出现原地摆动，再有转圈式运动，最后才是成熟精子特有的摆动式前向运动。想做爸爸，平时要多吃富含维生素C的新鲜蔬菜和水果，比如西瓜、葡萄、西红柿，可增加男性的精子数量。

矜贵的卵子

卵子是人体最大的细胞，也是女性独有的、产生新生命的母细胞。因此，健康的卵子是优生优育的关键。女性一出生，便携有200万个卵细胞来到人间。但是，只有400~500个卵细胞发育成熟，绝大部分都在发育过程中退化、死亡，这些成熟的卵子中，仅有极个别能受精发育成胚胎。

珍贵的受精卵

精子和卵子相会就形成了受精卵，这个过程便是受精的过程，受精的过程约需24小时。在这个过程中，来自父亲的遗传基因和来自母亲的遗传基因将完全融合成一个新的小生命，一个获胜的精子进入一个次级卵母细胞的透明带时，受精过程即开始，待到卵原核和精原核的染色体融合在一起时，则标志着受精过程的完成。

受孕的必备条件

* 孕妈妈的卵巢能周期性地排出正常并成熟的卵子。

* 准爸爸的精液中必须含有足够数量并具有正常活动能力和正常形态的精子。

* 卵子与精子相遇的通道必须畅通无阻，精子要在适当时机（女方的排卵期）与卵子结合，才能成为受精卵。

* 受精卵要在子宫内正常生长发育，还必须能通过输卵管到达子宫腔内，而子宫内膜又必须在激素的作用下变得适合受精卵着床，着床后的胚胎能吸取母体中的营养物质来维持其生长和发育。

* 保持合理的性生活频度。精子的质量与性生活的频率有很大关系。正常健康的男性，以每3~4天1次，其精子质量最高。

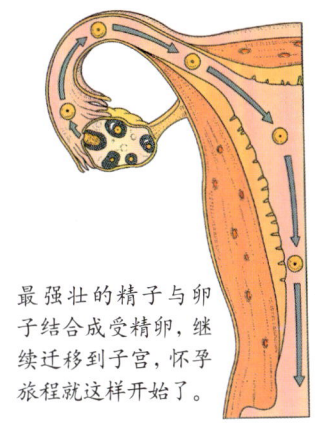

最强壮的精子与卵子结合成受精卵，继续迁移到子宫，怀孕旅程就这样开始了。

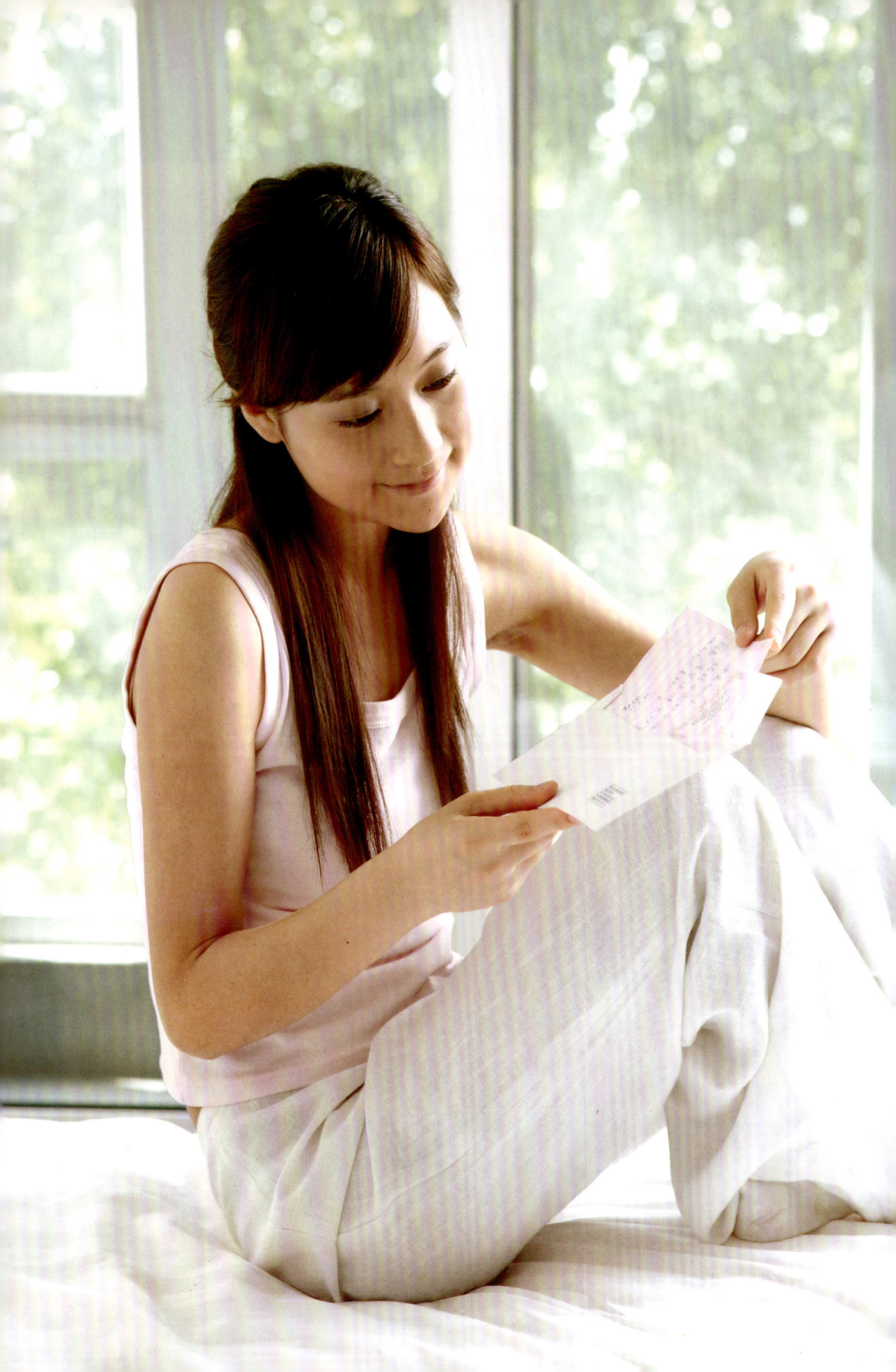

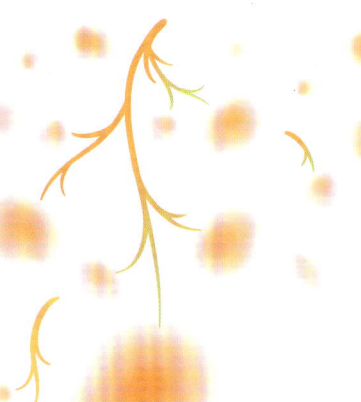
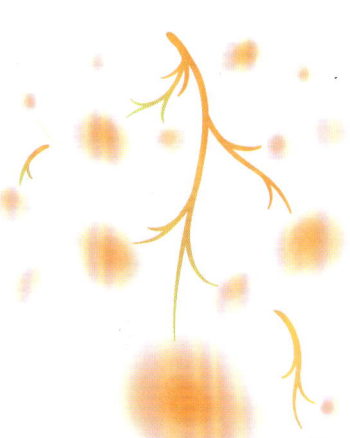

孕1月

怀孕很美好

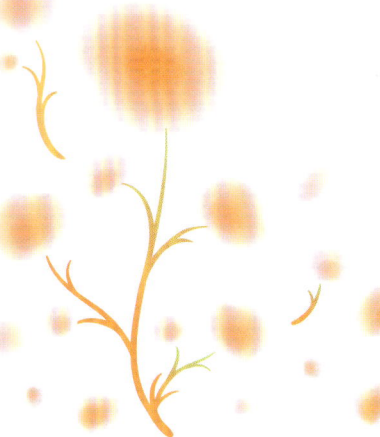
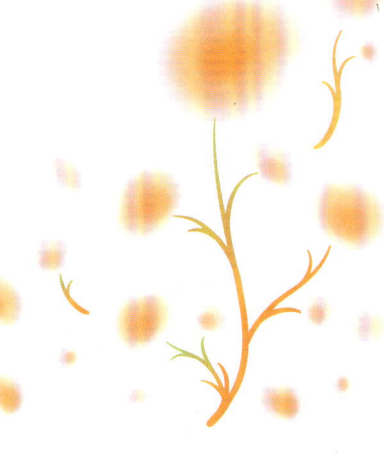

第1周 你准备好了吗

我们按一般惯例将末次月经的第一天作为孕期的第一天,即第1周的开始。因此,排卵前两周实际上是为卵子的受精做准备的两周。此时将夫妻两人的身心都调整到最佳状态,为孕育一个健康宝贝打好基础。

1 避免挑食偏食

如果孕妈妈怀孕时胃口不好、偏食,那么将来宝宝也会经常表现出没有胃口、不喜欢吃东西、常呕吐、消化吸收不良等症状,甚至长大一些还会出现明显的偏食现象。因此为了将来宝宝有一个良好的饮食习惯,孕妈妈要以身作则,在怀孕期间就要起到表率的作用。

2 合理安排每一餐

最理想的吃饭时间为早餐7~8点、午餐12点、晚餐6~7点。三餐之间最好安排两次加餐,进食一些饼干、坚果、奶、鲜榨果汁和蔬菜水果。适当补充能量,有利于营养均衡。

孕妈妈要合理安排自己的饮食,每一餐孕妈妈都不能囫囵吞枣、草草了事。要注意粗细搭配,少吃精米精面。食物制作要保证科学合理。

3 多吃蔬果和谷类

孕妈妈应尽量多吃天然的食物,如五谷、蔬菜、新鲜水果等。烹饪时也以保留食物原味为主,少用调味料。另外,一定要少吃或者不吃那些所谓的"垃圾食品"。

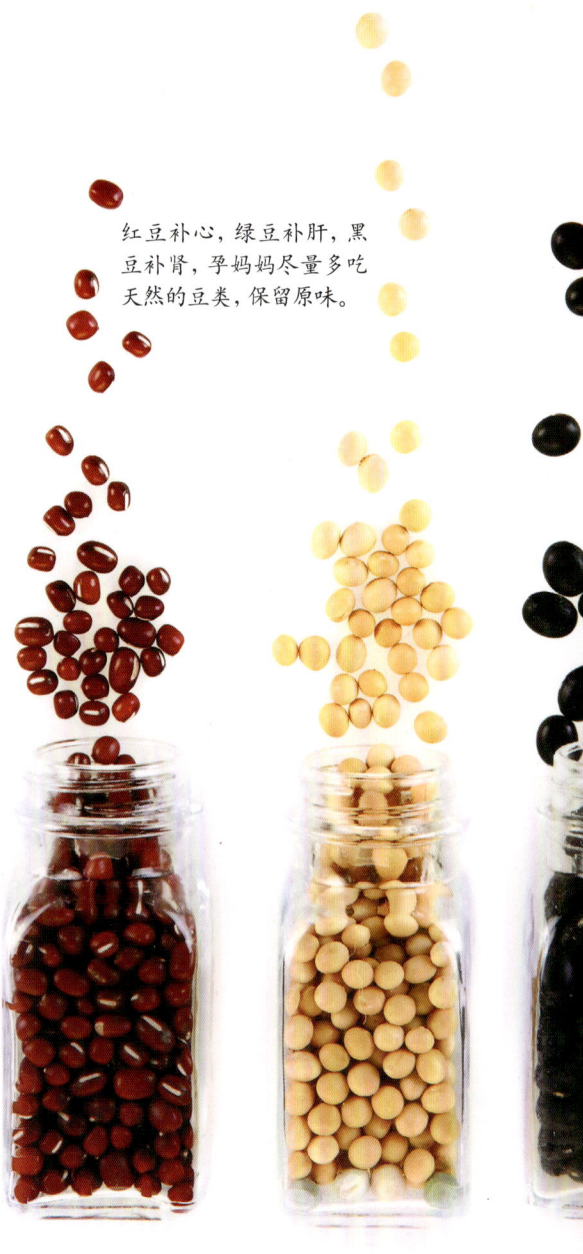

红豆补心,绿豆补肝,黑豆补肾,孕妈妈尽量多吃天然的豆类,保留原味。

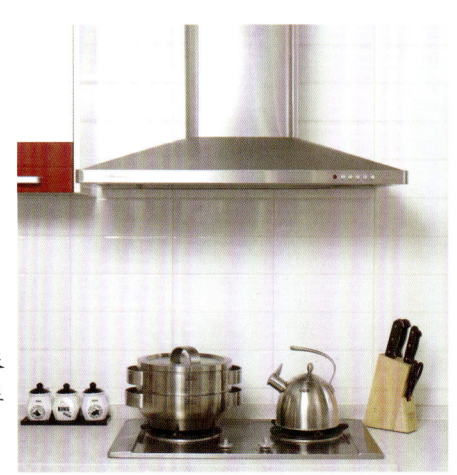

厨房的浓烟、粉尘很多,孕妈妈应减少在厨房的停留时间。

4 厨房安全隐患早知道

不要以为危害只在家外面,其实很多时候就藏在家中。每天都要使用的厨房,可能正隐藏着不为所知的危害。

潜伏的有毒气体

煤气或液化气燃烧后释放出包括二氧化硫、二氧化氮、一氧化碳等有害气体,要比室外空气中的浓度高出好多倍。相关研究表明:粉尘、有毒气体密度最大的地方,恰恰是天天都离不开的厨房。相对于燃气灶,电磁炉的辐射伤害也在无形之中。

炒菜时的油烟危害大

用传统方式大火炒菜时,把菜放进热油锅里,一时油烟四起、"嗞啦"作响,这个时候的油烟危害最大。因为当各种食用油加热到200℃以上时,产生的油烟凝聚物,如氮氧化物等有很强的毒性,还有煤气灶、液化气灶燃烧后生成的致癌物苯并芘。

以上的有害油烟能够通过孕妈妈的呼吸道进入血液,穿过胎盘伤害胎宝宝,干扰胎宝宝的正常发育,造成胎宝宝发育不良。

科学避烟法

生活中离不开厨房,只要遵循以下下厨法则,孕妈妈一样可以享受烹饪的乐趣。

* 厨房中安置排油烟机或排风扇,让厨房保持良好的通风。

* 尽量多做些清淡的菜,避免爆炒、煎炸时的浓烟滚滚。

* 如在油热的时候着急下锅,可先将锅具倾斜,让油烟被抽油烟机吸走,待油面波动加剧,没有多少油烟(此时为最佳油温,大概在150℃左右)时,再投入菜。这样烧出来的菜才既有营养又无害健康。

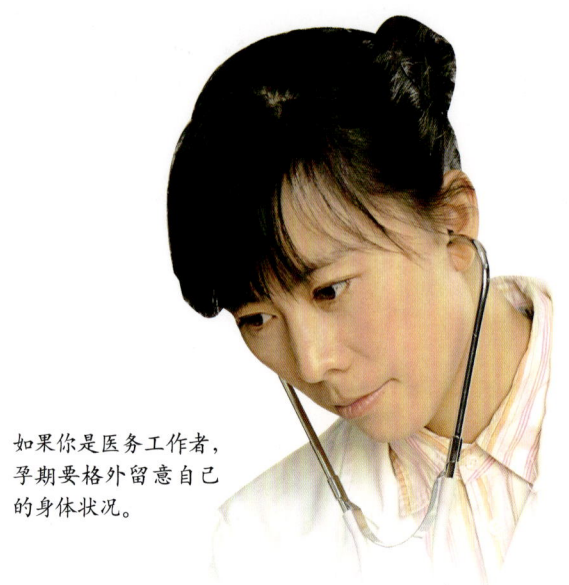

如果你是医务工作者,孕期要格外留意自己的身体状况。

5 怀孕期间应停止的工作

有些工作本身就会给孕妈妈和胎宝宝带来危险,为了自己和孩子的健康,孕妈妈必须要有所取舍。如果你是从事以下工作的孕妈妈,此时还是先暂时选择离开吧。

化工生产工作

孕妈妈经常接触化学毒物,或经常接触铅、镉、甲基汞等重金属,会增加流产和死胎的危险性。

经常接触辐射的工作

辐射虽然看不见摸不着,但它对孕妈妈和胎宝宝的损害却很严重,如医疗或工业生产放射室、电离辐射研究以及电视机生产等。

医务工作

在传染病流行期间,医务人员很容易因密切接触患者而被感染,而风疹病毒、流感病毒、麻疹病毒、水痘病毒对胎宝宝的发育影响较为严重。

其他岗位

例如高温作业、振动作业、在噪声环境中工作、长期站立工作,怀孕期间应尽量避免从事这些工作。

本周备忘录

暂时和宠物说再见:还在饲养宠物的孕妈妈,要暂时和它说再见了。因为当你和它一起玩耍时,说不定会感染上一种叫弓形虫的寄生虫,并且可能会传染给肚子里的胎宝宝,甚至会导致早产、流产等严重后果。

及时料理家务:孕妈妈不要因为身体不适,把家务堆在一起,或完全推给准爸爸。日后如果集中完成堆积的家务,易感到疲劳。及时整理家务,创造一个干净爽洁的环境,有助于缓解孕期的烦躁的心情。

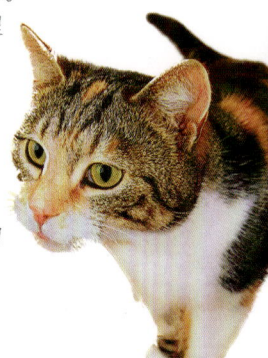

第2周 选个好日子

一般排卵期是在月经周期的第13~20天,因此在第2周末时,排卵期就会开始。要学会推算排卵期,了解最佳受孕时间,并注意保证营养均衡,因为这一周末或这一周之后,你们的宝宝可能就会跑到妈妈肚子里了。

1 酝酿好心情

生育,不仅是人类生命的延续,还是一种爱的传递,更是以夫妇情感为基础的。从期待怀孕到分娩,是发展夫妇感情,进一步激发对生活热爱的过程。夫妻之间深厚的感情以及扩大家庭生活乐趣的愿望,就是孕前心理准备的要点,也是孕育一个健康宝宝的关键。

调节心绪

心绪,就是短期内的心境和情绪状态,受孕时的心绪对于孕期母子健康有着微妙的影响。

情绪是人的心理活动的外在反应。从性质上说,它可以分为积极的、消极的或不确定的三种状态。这三种状态的形成,与一个人的期望和他身处的现实之间的差距有着密切联系。在准备怀孕这段时间,夫妻双方要尽量避免消极的和不确定的情绪,调动积极情绪,这样才更可能顺利怀孕。

夫妻之间,彼此的情绪有强烈的感染性。善于协调各种生活因素,特别是善于处理夫妻间的矛盾,就能保持良好的心情。

共同的期待

像迎接节日一样来迎接小生命的孕育,是优生的开始,它将对未来宝宝的身心健康产生深远的影响。

生儿育女,应该是巩固爱情的纽带,而不应该是弱化夫妇情感的"导火线"。对于孕育宝宝的愿望,无论夫妇哪一方都应给予充分重视,但它毕竟不是爱情生活的全部目的和意义。夫妻之间的矛盾,大部分都在有了孩子之后才出现,这跟事先没有考虑到或者大的原则问题没有事先达成一致有很大关系。

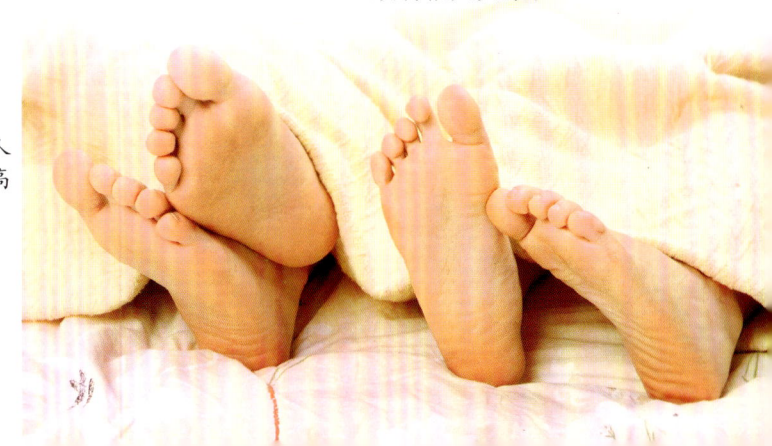

浪漫的小举动,会让人心情愉悦,能大大提高受孕概率。

2 最佳受孕环境

受孕时要有一个安静、清洁、舒畅的环境,如雷雨天闪电能产生穿透力很强的X射线,可使人体生殖细胞染色体发生畸变;日月蚀时,容易使人的情绪发生波动并干扰内分泌功能,也能影响人的生殖细胞正常发育,因此这时都不宜受孕。理想的受孕环境应选择在夫妻都比较熟悉、温馨舒适的地方,这样两人的神经才能得到彻底放松。

总的来说,受孕的最佳环境应该是周围环境不受外界干扰,心理上有安全感,同时卧室要洁净卫生,空气新鲜,床褥要清洁干净。

3 把握最佳受孕时机

最佳受孕体位

性生活时的体位与受孕有密切关系。怎样才能使精子比较容易进入宫腔?最普遍的体位是女方仰卧,男方俯在女方的身体上,因为此时女方的阴道口朝上,形成一个杯形。还可以在女方臀部或腰部垫个垫子,使骨盆向上方倾斜,精子会更容易通过阴道进入子宫。

如果是子宫后位的女性,可采用另一种体位,即女方俯卧,用双腿支撑,男方的阴茎从女方的后位进入阴道,这样精子就可以沉积在宫颈附近。

性高潮有助受孕

夫妻过性生活时,神经处于紧张兴奋状态,生殖器官血管充血、扩张。在神经系统的紧张状态解除,生殖器官的充血状态也迅速消退之后,全身心会升出一种轻松、愉悦的感觉。正常性交过程中如果出现性高潮时,子宫和阴道括约肌强烈收缩,将有助于精子的上行,有人形容这种收缩产生一种强烈的"吸吮"作用,可协助精子进入宫腔之内并移行至输卵管受精。

> **小贴士**
> 尽量避免阴历14~16日同房受孕,因为这段时间里月球对地球的引力最大,容易引起人体情绪波动,影响精子和卵子的活力。

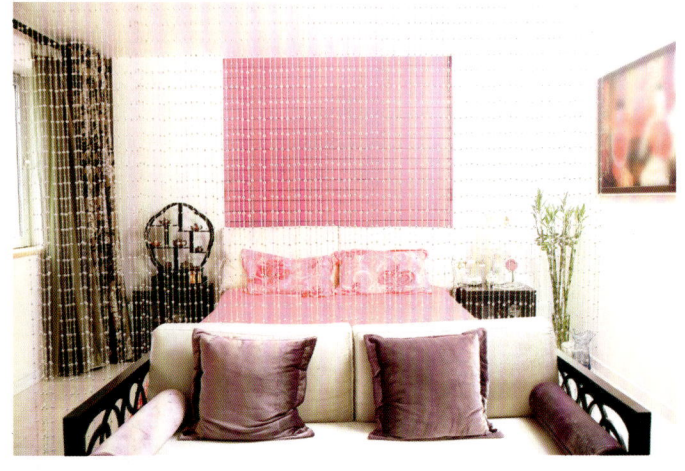

淡雅的色调、温馨舒适的房间,容易让神经放松,是受孕的最佳环境。

4 生男与生女的秘密

外国有首古老的童谣唱道:"小女孩是由什么构成的?糖果、香料和一切美好的东西。小男孩又是由什么构成的?剪刀、蜗牛和宠物小狗的尾巴。"是不是女孩子真的就是由漂亮、温柔、敏感的因素构成,而男孩子就是由冲动、调皮、爱冒险的因素构成呢?是什么最终决定了性别?

性染色体决定性别

这个问题在科学上不存在疑问,是性染色体的不同决定了胎宝宝的性别。

男性和女性都有23对染色体,其中只有一对是性染色体。女性的一对性染色体是相同的,都是X染色体,因此在分裂形成卵细胞时,每个卵细胞都含有一个相同的性染色体。

而男性的一对性染色体则不同,一个是X,一个是Y。在性细胞精子产生的时候,就形成了两种不同的精子。如果卵子同含有X染色体的精子结合,宝宝就是女孩,如果与含有Y染色体的精子结合,宝宝就是男孩。

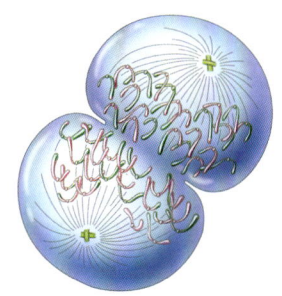

精子和卵子各带着父母的遗传物质,通过受精结合在一起,形成一个新生命。

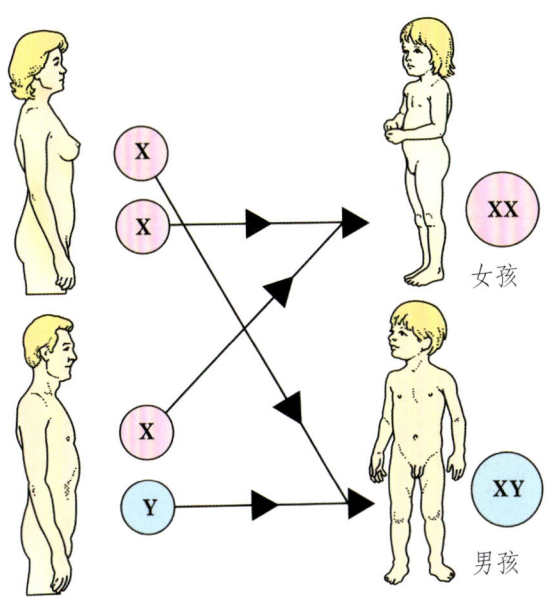

小贴士

年龄: 年龄大的夫妻生女孩的概率比年轻夫妻高。

职业: 长时间开车的司机(如出租车司机、货车司机)、空服人员或飞行员、麻醉科医师、深海潜水员等,生女孩的概率特别高。这是因为Y精子生命力不强,容易感受到高温、气压或水压的强烈变化而先行死掉。

心理压力: 男性长期承受压力会使Y精子数目减少;女性太紧张会产生强烈的酸性环境,不利于Y精子存活。所以,工作压力过大、精神压力大的人,特别容易生女孩。

第3周 宝贝，你来了吗

现在已经进入排卵期，这周你最有可能受孕。终于，在那场有着重大意义的爱的汇合中，一个最棒的、最幸运的精子冲破重重阻隔与卵子相遇，一个小生命就这样诞生了。

💜 胎宝宝的变化

卵子是人体内最大的细胞，直径可达200微米，在输卵管中的寿命仅12~36小时。精子外形像一只小蝌蚪，长约1/20厘米，靠尾部的甩动来运动。正常男性每次射精射出的精子平均为3亿个，而能到达卵子身边的大约只有几百个。卵子选择其中的一个作为伙伴，一起形成受精卵。这时的受精卵有0.2毫米大小，重1.505微克。

💜 孕妈妈的改变

这个时期孕妈妈自身可能还没有什么感觉，但是身体内却在进行着一场变革。从现在开始，你的生命中就会增加一份责任。

💜 子宫的变化

到了这周末，子宫将会发生一个微妙的变化，因为那个小小的受精卵，终于要到达子宫腔，最终完成着床了。

💜 孕妈妈情绪调适

这周你可能就要受孕了，受孕期间夫妻双方都要保持心情舒畅，因为精子的质量也很重要。对日常生活中的小事不要太在意，尽量不要与丈夫发生争执，大喜或大悲之后受孕无疑都会影响受精卵的质量。

性交后，会有3亿~5亿个精子冲出去与卵子汇合，而胜利只属于第一名。

本周备忘录

不要进行房屋装修：装修材料中的很多化学物质都对人体有害，对于正处于敏感期的胎宝宝而言，无疑是大忌。再则装修房子是一件劳神劳力的事情，还是等宝宝大些再做计划吧。

牙齿清洁很重要：三餐后要用柔软的磨毛牙刷彻底清洁牙齿，或用漱口水清洁口腔。

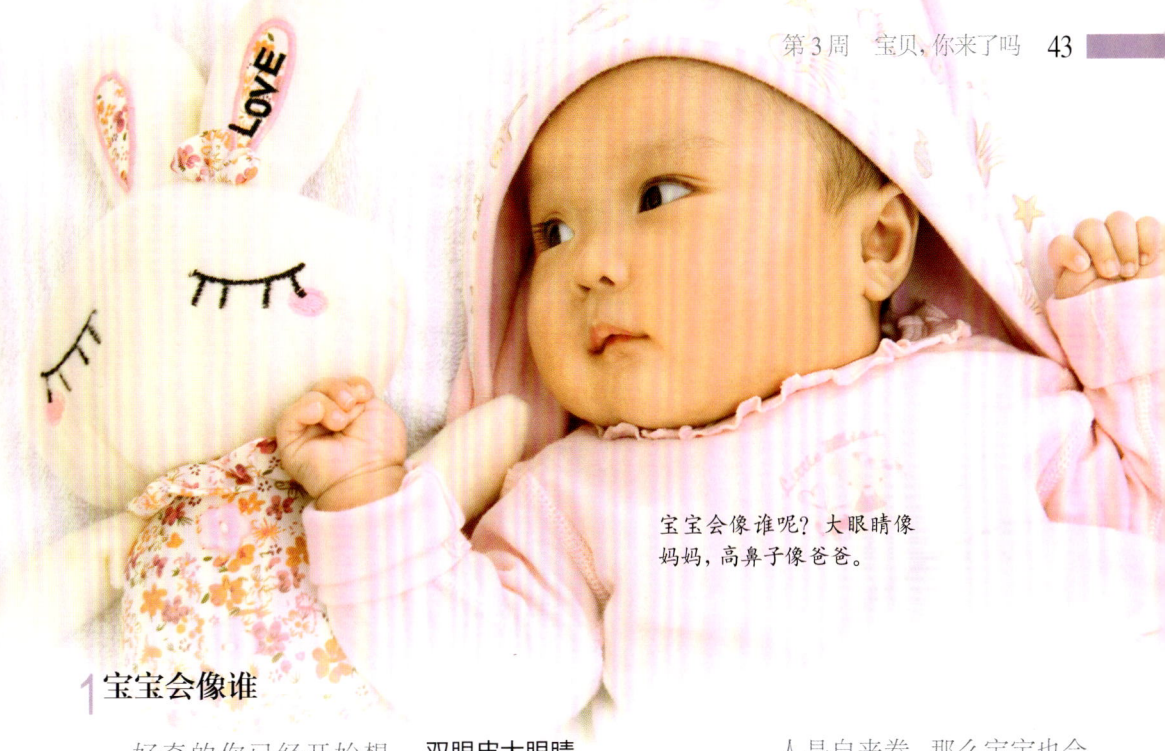

宝宝会像谁呢？大眼睛像妈妈，高鼻子像爸爸。

1 宝宝会像谁

好奇的你已经开始想象宝宝的小模样了吧？爸爸妈妈会遗传给宝宝一些什么特征呢？

白皙的肤色

如果你和爱人的皮肤都是白皙的，那么恭喜你，宝宝肯定也会是超漂亮的白皮肤。如果你们夫妻双方有一个人皮肤稍稍黑一点，那么宝宝的肤色将会是中和的小麦色或者蜜色。如果你们夫妻双方都是黝黑的健康肤色，那么宝宝肯定也会继承这种健康的肤色。

大大的下巴

你和爱人其中有一个人长了一个很有特色、很突出的大下巴，那么宝宝长大后毫无例外也会长着酷似的大下巴，像得让你无可奈何。

双眼皮大眼睛

如果你和爱人其中有一个人是双眼皮、大眼睛，那么宝宝也会拥有一双明媚的大眼睛，即使生下来不是双眼皮，长大之后也极有可能会变呢。如果你们夫妻刚好都是单眼皮小眼睛，那么宝宝肯定是单眼皮小眼睛，这也很不错，现在单眼皮可是很流行的哦！

大耳朵

大耳朵可是显性遗传的，如果你和爱人其中有一个人是大耳朵，那么你的宝宝就极有可能是大耳朵。

浓黑茂密的头发

一般如果爸爸妈妈头发都比较好，那么宝宝肯定会有一头乌黑亮丽的头发。不过如果爸爸妈妈有一个人是自来卷，那么宝宝也会像个洋娃娃，有很卷曲的头发。还有一个很让人无奈的现象，爸爸有秃头的迹象，那么如果生的是儿子，也会继承这个特色，不过如果是女儿就不用担心了。

高挑的个头

这一点就不那么绝对了，毕竟决定身高的因素35%来自父亲，35%来自母亲，而剩下的就要归功于后天的培养了。

胖嘟嘟的小身子

要是爸爸妈妈都特别胖，那么宝宝就有53%的机会成为大胖子，如果只有一方特别胖，那么这个概率就会降到40%。不过这种身材也是可以后天雕塑的，爸爸妈妈不需要过于担心。

2 避免被动吸烟

虽然自己不吸烟,但是如果置身香烟的烟雾中,同样会吸入对人体有害的物质,对胎宝宝发育造成伤害。

如果在单位,可以请吸烟的同事理解你的处境,尽量不要在共同的区域抽烟。

尽量少去人多的公共场所,因为有些环境是你没法改变的。

请家人坚决不要在家抽烟,如果有来家串门的客人,也要告知他们不要抽烟。

实在没办法避免有人抽烟的场合,就要坐在空气流通的地方,尽量让自己呼吸到新鲜空气。

3 避免被动闻香

在香水广告里,广告商给女性描绘天然香料带来的奇幻享受,但是却不会告诉你香水产品里的化工香料有多少。事实上,许多香水中添加的化工香料(或称人工香味)都有一定的毒性,会影响胎宝宝的正常发育。有的天然香料,大部分都有活血通经的作用,但对孕妈妈会有一定影响。

可以向使用香水的同事婉转表达,很多人并不知道香水对孕妇有影响,适当的提醒是有必要的。

平时就把空气净化器放在办公桌旁,在桌子上多放几株小盆栽,每天早上放一大杯水在桌子上,净化一下周围的空气。

如果办公室空气流通比较差,那么孕妈妈可以工作一段时间之后便到外面呼吸一下新鲜空气。

若孕前有用香水增加房间香味的习惯,怀孕后可用菠萝代替。

4 从现在就开始胎教

人类的大脑在发育之初,即胎宝宝期就能感受强烈的感情,能对各种各样的知识形成印象,这些感受和印象能持续影响孩子的一生。这也是为什么我们要对胎宝宝实施胎教的一个主要原因。

胎教有哪些内容

胎教包括对话胎教、情绪胎教、营养胎教、运动胎教、音乐胎教、环境胎教、美学胎教等。每天花一点时间为你的胎宝宝读一首诗,唱一首歌,玩一个快乐的游戏,追忆一段美好的往事,憧憬一个幸福的将来……这些都会是很好的胎教内容。

胎教开始的时间

一般意义上的胎教,均提倡根据胎宝宝的发育特点,对胎宝宝进行诸如对话、抚摸及听舒缓优美的音乐、进行适当的运动等早期教育。这种胎教一般从孕4个月开始。但实际上,胎教应该是从怀孕最初甚至孕前准备就开始了,并贯穿于整个孕期的始终。

孕妈妈用MP3听音乐,音量要保持在65分贝左右,每天听1~2次,每次不要超过20分钟。

第4周 爬上自己的小床

进入第4周了,受精卵不断地分裂,变成一个球形细胞团,即胚泡。它沿着输卵管游进子宫腔,与子宫内膜接触并埋于子宫内膜里,这一过程就是"着床"。它虽不具有心脏的形状,但它已有极强的活力,在身体中轻轻跳动。

💗 胎宝宝的变化

受精卵经过不断的细胞分裂,变成一个球形细胞团(这时的受精卵就叫胚泡),游进子宫腔,胚泡与子宫内膜接触并埋于子宫内膜里,这一过程称为"着床"。着床一般在受精后6~7天开始,11~12天内完成。这个时期大脑已经开始发育了,在卵子受精后1周,受精卵不断分裂,其中的一部分形成大脑,其余的形成神经组织。这时胚胎大约长达2.5毫米。现在与未来的几周内,胚胎细胞将以惊人的速度分裂,细胞数量急剧增长,并逐步分化成不同的组织和器官。

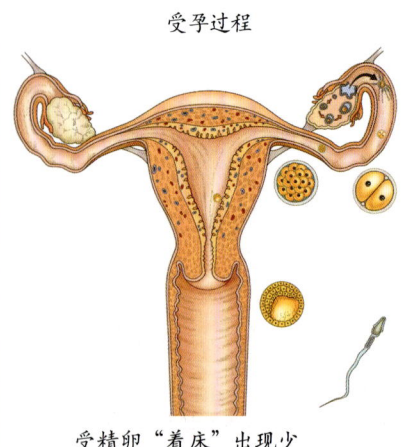

受孕过程

受精卵"着床"出现少量出血是正常现象。

💗 孕妈妈的改变

进入第4周了,你可能还没有什么感觉,而胚芽已经悄悄地在你的子宫里"着床"了!你还没有感觉出有什么异样,只是有点疲乏、发热或怕冷、嗜睡等症状。如果还没有做怀孕检测,在这时候做一定会是阳性。一旦证实自己怀孕了,要及时到医院建立怀孕健康档案,并且定期到医院进行孕期检查。

在其后的两周里,胚胎的体积增加了7000倍之多,细胞的快速分裂过程需要大量的携带有父母遗传基因的DNA,DNA的生成需要大量的叶酸参与。若孕妇缺乏叶酸,便会引起胚胎细胞分裂障碍,导致胚胎细胞分裂异常、胚胎细胞发育畸形,特别是由于神经管发育畸形,导致胎宝宝出现"无脑儿"或"脊柱裂"。因此,特别提醒你要加强叶酸的摄取量,每天多吃一些富含叶酸的水果,对你会更有帮助。

💗 子宫的变化

现在你的子宫内膜受到卵巢分泌的激素影响,变得肥厚松软且富有营养,血管轻轻扩张,水分充足,为胚胎植入作好了准备。一旦胚胎植入,子宫就开始慢慢长大。

💗 孕妈妈情绪调适

你的宝宝就要来了,你是否还有些患得患失?既然决定的事就不要犹豫不决了。问问你身边的过来人,虽然他们也会时常抱怨自己的孩子调皮捣蛋,但是都不会真正后悔,因为他们的付出都得到了加倍的回报。

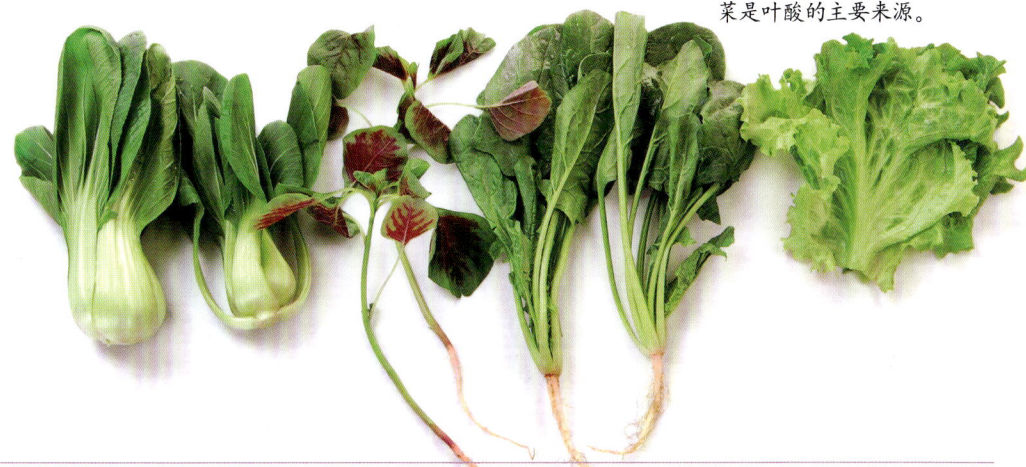

孕妈妈每日叶酸的摄入量在600~800微克,绿叶蔬菜是叶酸的主要来源。

本周备忘录

避免剧烈运动:从本周开始,孕妈妈要避免剧烈运动,尤其是有习惯性流产的女性,更应在医生指导下卧床静养,采取相应的保胎措施。你的宝宝刚刚来到这个陌生的环境,可不要惊吓了他。

身体不适别担心:这个阶段部分孕妈妈会出现类似感冒的症状,常常在没有任何原因的情况下出现轻微的发烧、怕冷等现象。没关系,过几天它就会自动消失的。

家事也要用点心:孕妈妈在淘米、洗菜时不要将手直接浸入冷水中,寒冷刺激有诱发流产的危险。如果你家里没有热水器,最好准备几副胶皮手套。

营造好氛围:吃饭时的环境和心情对用餐质量和餐后营养的吸收都非常重要。你有没有发现,呼朋唤友时,或就餐环境幽雅、温馨时,你会食欲大增。因此,把自家的餐厅布置得温馨美好,用餐时谈论开心的话题,都有助于你对营养的吸收。

挑选食材应注意:选择海产品时尽量选冰鲜食品,不要选用水发、干制的半加工食品。因为这类食品在加工时常被小作坊式的加工点加入有害物质,因此,你要特别小心。

1 突然的情绪变化

有些敏感的人很快就能知道自己是不是怀孕了，但有些人却浑然不觉，也许直到月经不来，才会怀疑自己是不是怀孕了。

其实，怀孕会引起体内激素的变化，激素的改变会影响到情绪。所以一旦情绪突然间变化无常或者异常的兴奋、格外的敏感，甚至会有一阵阵莫名其妙的伤感，很可能就是怀孕的征兆。

2 嗅觉喜好的变化

怀孕也会使嗅觉更加敏感，并且改变以往的嗅觉喜好。比如对某种食物突然厌烦，或者喜欢上某种特殊的食物或气味。

有停经、疲倦、尿频、口渴、呕吐的状况之一，可能就是胎宝宝来了。

小贴士

也有很多孕妈妈有这样的体验，虽然不知道什么原因，突然浑身犯懒，不愿意动弹，早上醒来变得迟了，并且不再像以往那样为一点小事就咋咋呼呼，而是"懒得理会"，好像有什么更重要的事情等着自己似的。而且，一向精力充沛的自己，居然在午休的时候坐在椅子上睡着了……直到多少天以后，才恍然大悟，这都是胎宝宝到来引起的。

3 完美孕期，远离病毒感染

在已知与人类有关的300多种病毒中，至少有10余种病毒会危害胎宝宝。这种危害主要通过三种方式：一是直接感染精子和卵子，可导致早期流产；二是通过胎盘或脐带血侵入胎宝宝体内；三是分娩时通过产道感染。

早期的胎盘由于发育尚未完全，病毒很容易通过发育还不完善的胎盘进入胎宝宝体内。宫内病毒感染，会给妊娠前3个月的胎宝宝带来致畸伤害，严重时还可造成胎宝宝宫内死亡、流产或早产等不良后果。

为了预防病毒感染，孕妈妈在日常生活中要做到以下几点。

* 通过锻炼和饮食增强身体抵抗力，保证双方身体健康，为胎宝宝打好先天的基础。
* 孕期尽量少去公共场所。避免接触传染病人，注意卫生，减少感染机会。
* 家中卫生常打扫，勤消毒，勤开窗，保持通风透气。
* 勤洗手，养成从外面回到家中就洗手的习惯，外出时常备洗手皂片或者消毒湿巾。
* 瓜果蔬菜要洗净，没有完全煮熟的食物不吃，切生食、熟食要分开砧板和刀具。
* 碗筷常消毒，灶台、抽油烟机等要及时清洁。
* 饭前便后要洗手，接触过钞票后要及时洗手。
* 不吃腐烂变质的食物，比如不吃泛青的土豆、发红的甘蔗。如果食物有部分损坏，就要舍弃，因为没有坏的部分已经受到感染，不能因为去掉变质部分就放心了。
* 不随意购买、食用街头小摊贩出售的劣质食品。
* 定期给电话、冰箱、洗衣机、电风扇、空调等家用电器消毒，它们往往是细菌和灰尘的高聚集点。

> **小贴士**
>
> 1. 怀孕初期，就要开始牙齿的定期检查，并接受有关孕期牙齿保健指导。
> 2. 早餐后及睡前，要认真、仔细、正规地刷牙。
> 3. 饭后口腔内酸性唾液分泌会增多，建议用碱性漱口液中和，因为这种酸性唾液最损害牙釉质并为细菌生长提供培养基。
> 4. 怀孕期间有牙齿需要修补或感染的情况，应及时治疗。轻微的牙科问题，选择妊娠中期进行处理，因为此时孕妈妈较少有恶心反应。较大的牙科治疗，最好推迟到产后。

勤洗手，外出时常备洗手皂片或消毒湿巾，可预防病毒感染。

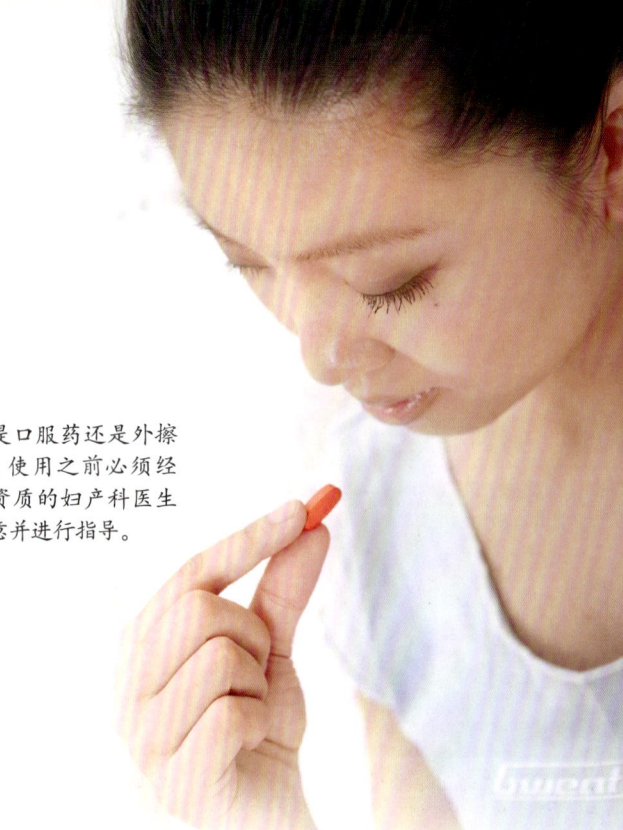

无论是口服药还是外擦用药，使用之前必须经由有资质的妇产科医生的同意并进行指导。

4 不能随便用药了

孕妈妈和正常人一样，有可能会遭遇这样或那样的疾病，需要用药的时候该怎么办呢？孕期的用药安全，全依赖你的谨慎处理。

安全期：孕3周（停经3周）以内

服药不必为致畸担忧。若无任何流产征象，一般表示药物未对胚胎造成影响，可以继续妊娠。如果勉强保胎，对母子反而不利。

高度敏感期：孕3周至孕8周

胚胎对药物的影响最为敏感，有些药物可产生致畸作用，但不一定会引起自然流产。此时应根据药物毒副作用的大小及有关症状加以判断，若出现与此有关的阴道出血，不宜盲目保胎。

中度敏感期：孕8周至孕4~5个月

胎宝宝对药物的毒副作用较为敏感，但多数不引起自然流产，致畸程度也难以预测。此时是否中止妊娠，应根据药物的毒副作用大小等因素全面考虑，权衡利弊后再作决定。

低度敏感期：孕5个月以后

胎宝宝对药物的敏感性较低，用药后一般不会出现明显畸形，但可出现程度不一的发育异常或局限性损害。

如果感冒了，要弄清患的是普通感冒还是病毒性感冒。普通感冒宜采用物理疗法，如多喝白开水，保持睡眠充足，多吃水果和绿色蔬菜，注意保暖，一般会减轻乃至痊愈。

如果是流行性感冒，并伴随发烧等症状，应去医院检查，在医生的指导下根据情况做一些特殊处理，以免胎宝宝受影响。

5 生活作息要有规律

早睡早起，有条件可以睡1个小时的午觉，但时间不宜太长，否则会导致晚上无法入睡。晚上睡眠时间也最好比平时延长1~2小时。

6 好心情很重要

在整个妊娠期间，你的情绪可能都会经历一些波动，恼人的早孕反应、不可避免的担心、外表的变化、内心的敏感以及周围人群的影响等，都会导致你的情绪变化。

孕妈妈和胎宝宝是心心相印的，孕妈妈的情绪变化会直接影响胎宝宝的健康成长，因此从现在就要注意，保持豁达和轻松的心情，学会自我减压、自我调节情绪，度过一个健康、幸福和愉快的孕程。

7 不要让辐射伤到腹中的宝宝

我们在日常生活中无可避免地要接触到各种辐射，因此孕妈妈就要特别注意，不要让那些看不见的隐形辐射影响了自己和胎宝宝的健康。例如，医生要避开放射线和医源性污染；每天面对电脑工作的人，要采取必要的措施，防止电磁辐射，可以选择穿防辐射服，并且尽量减少在电脑前工作的时间，每隔2个小时就要离开电脑活动一下。下班回家后要少看电视，并与电视、微波炉等有辐射的家用电器保持1米以上的距离，千万注意不要与其亲密接触。

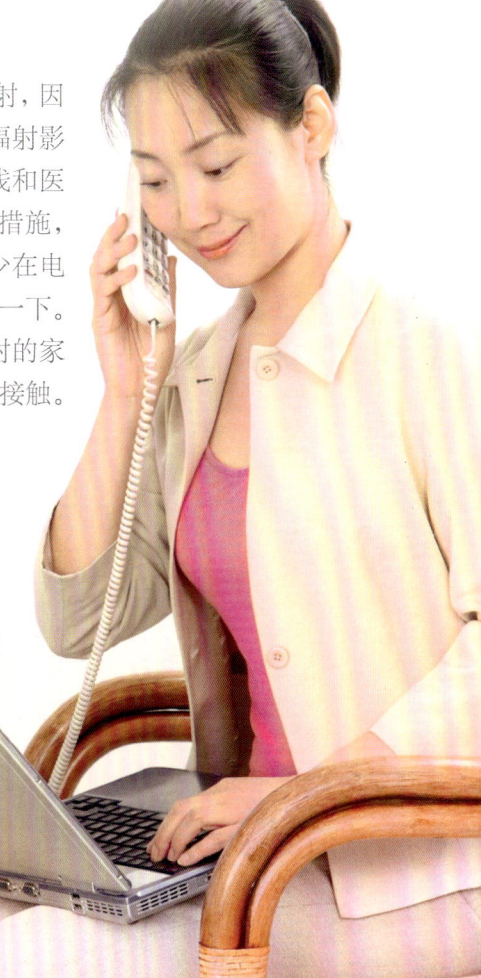

将电脑放在膝盖上，笔记本散发的热量会辐射到腹中的宝宝，应与电脑保持一定的距离。

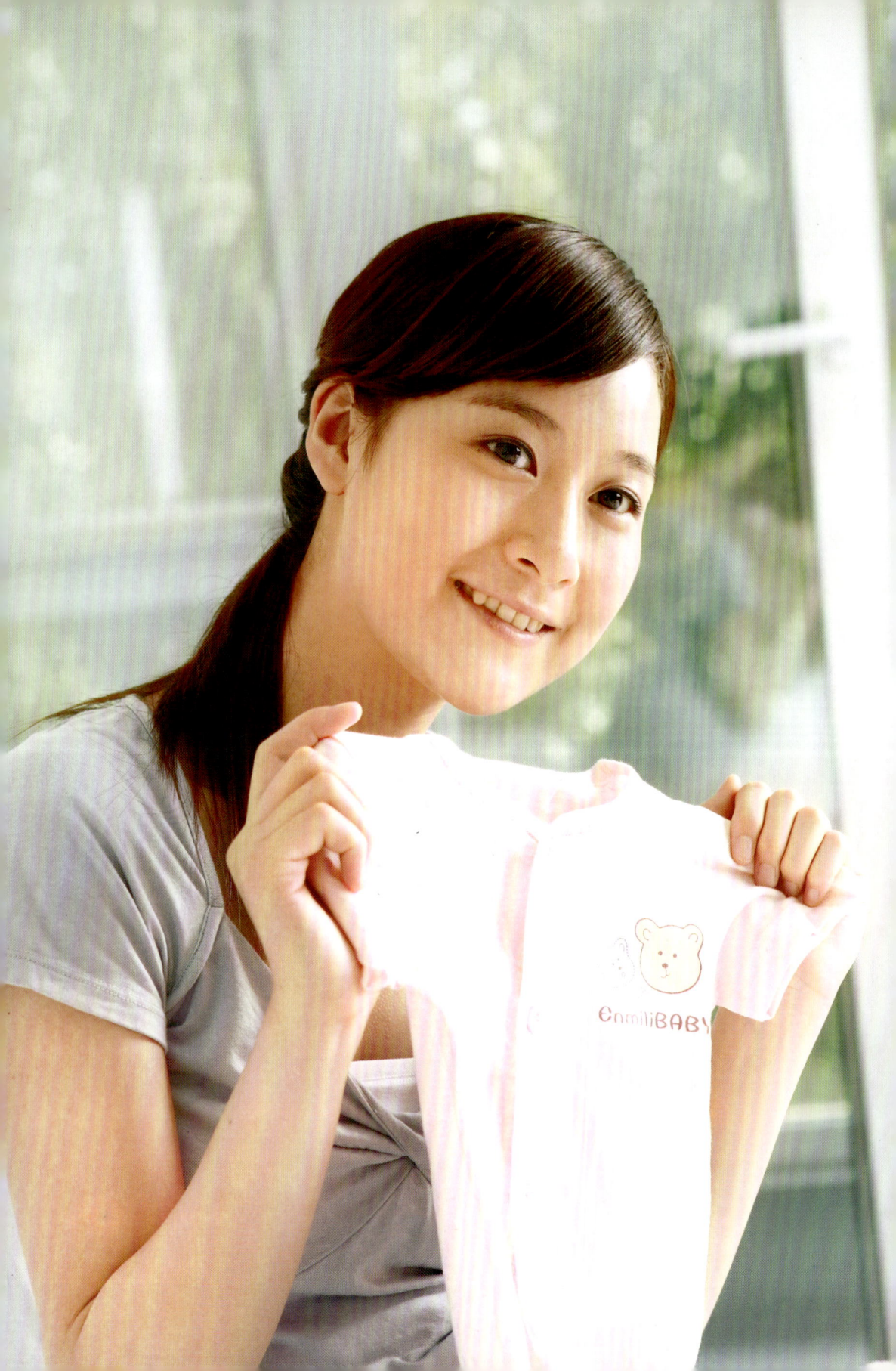

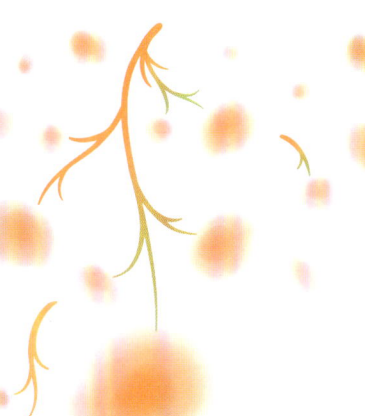
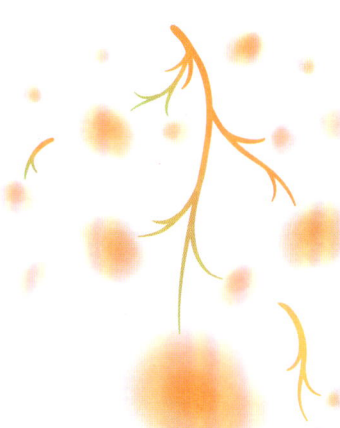

孕2月

沉浸于快乐之中

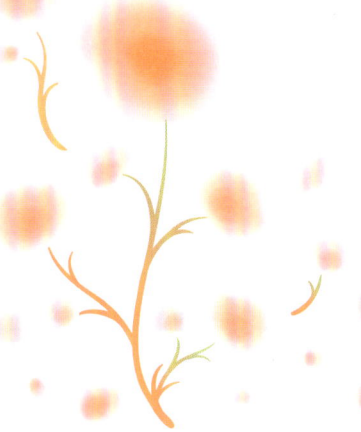
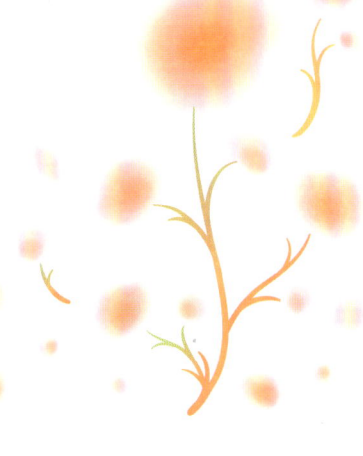

第 5 周　外形很像小海马

胎宝宝仍是胚胎状态，神经系统和循环系统的基础组织开始分化。此时，小胚胎只有苹果籽那么大，外观很像"小海马"。

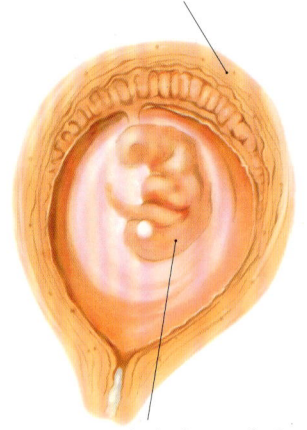

囊泡的一部分附着在宫壁上成为原始的胎盘。

囊泡的另一部分发育成了胎宝宝。

💜 胎宝宝的变化

此时的胎宝宝还只能被称为胚胎。他一植入子宫，就开始分泌化学物质，通知妈妈：我来了，请告诉你的免疫系统不要把我当作异物；请让子宫和乳房为我作好准备。同时胚胎细胞更加分化，形成"三胚层"，每一层细胞都将形成身体的不同器官。在这个时期，神经系统和循环系统的基础组织最先开始分化，此时，小胚胎大约长4毫米，重量不到1克。他大约有苹果籽那么大，外观很像个"小海马"。

💜 孕妈妈的改变

进入第 5 周后，你的月经还没光顾，现在你的心情是欣喜，还是紧张？在你的子宫内正发生着巨大的变化，一个小生命已经入住了。一些有计划怀孕的女性可能已经发觉身体的异常，如果你觉得去医院做早孕检查太麻烦，也可以自己购买早孕试纸进行检查。有些孕妈妈会像来月经一样，有少量经血，这也属于正常现象。

💜 子宫的变化

这时候大部分孕妈妈还没有任何早孕症状，有些孕妈妈可能出现全身乏力、发烧、发冷等类似感冒的症状。子宫质地变软，大小没有变化。

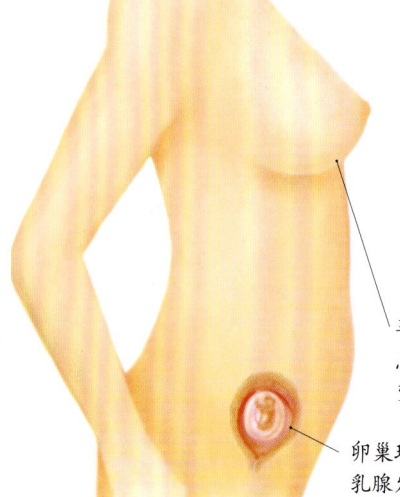

孕妈妈会感到乳房有点硬，同时乳头颜色变深并且敏感。

卵巢现在开始分泌促使乳腺发育的黄体激素。

💗 孕妈妈情绪调适

有数据表明，精神刺激对孕早期的孕妈妈和胎宝宝伤害最大，孕期焦虑还会导致宝宝成长中出现情绪问题。因此，怀孕期间孕妈妈保持精神愉快是十分重要的。孕妈妈和胎宝宝的神经系统虽然没有直接联系，但有血液物质及内分泌的交流，孕妈妈的情绪变化会引起体内某些化学物质的变化。孕妈妈的快乐与悲伤会让胎宝宝一同享受，你愿意让胎宝宝陪着你焦虑伤心吗？

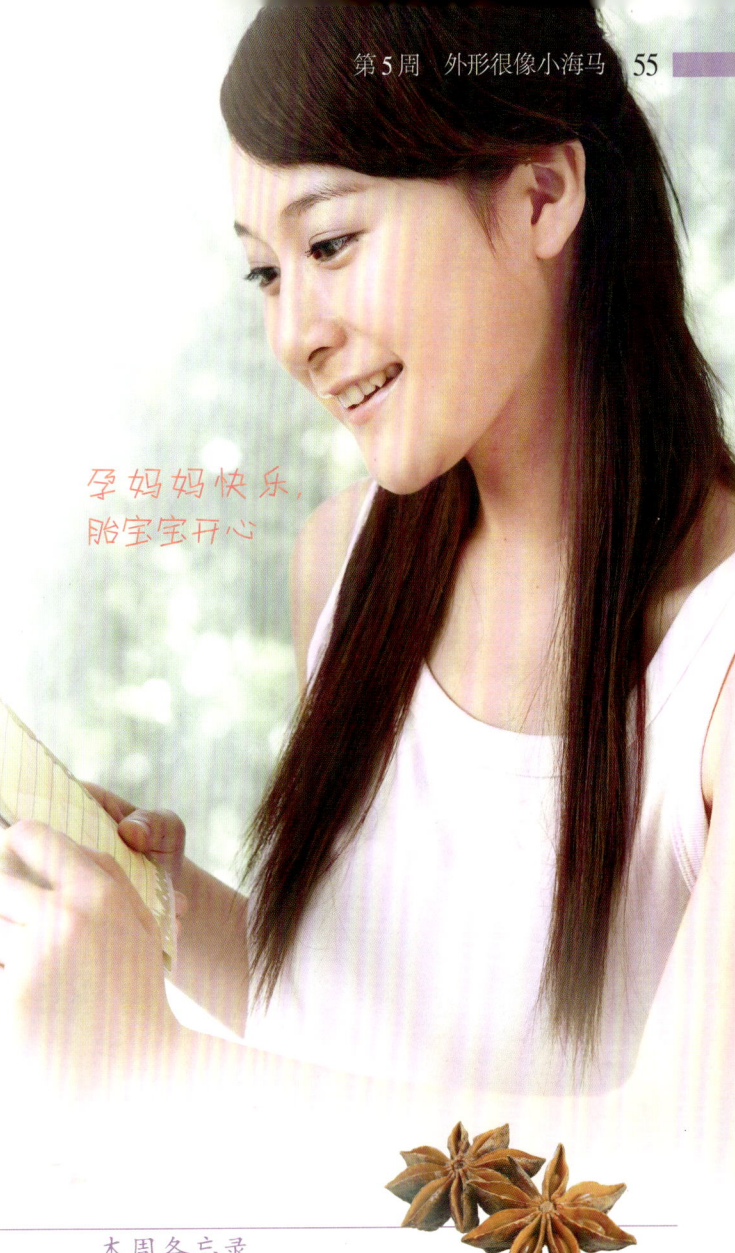

孕妈妈快乐，胎宝宝开心

本周备忘录

少用热性香料：大料、小茴香、花椒、辣椒粉、桂皮、胡椒、五香粉等调味品性热并有刺激性，会造成便秘或排便困难，烹饪食物时尽量避免使用。

缓解腿抽筋：当小腿"抽筋"时，可先轻轻地由下向上按摩小腿肚子，再按摩脚趾及整个腿。若仍未缓解，则用温水浸泡或者热敷小腿，很快就能缓解症状。

减少剧烈运动：胚胎期是宝宝各器官分化发育的时期，许多导致畸形的因素都非常活跃。在第4~5周，心脏、血管系统最敏感，最容易受到损伤。在这个敏感的阶段孕妈妈更要注意自己的生活环境和饮食起居，减少剧烈运动，使宝宝安然度过胚胎期。

注意不要缺水：做到定时饮水，让体内的有毒物质能及时从尿中排出，不要等到口渴时再喝。每天至少摄入150克（干重）以上的碳水化合物和50克脂肪（植物油）。这样才能保证身体必需的能量。

1 到底怀上了没？先问验孕试剂

一般来说，排卵的第9天，即末次月经的第23天，就可验出是否怀孕。

验孕试剂也会有误差

验孕试剂一般验孕都很准确，失败主要有以下两种情况：

已怀孕，但验出来显示没有怀孕。可能的原因包括验孕试剂过期、药剂已失效；另一种原因是厂商使用的药剂有问题。

未怀孕，但验出来显示有怀孕。各种验孕试剂都是在测试体内的人绒毛膜促性腺激素，但每个人体内（包括男性）都存在人绒毛膜促性腺激素，只是量较少。过于敏感的试剂让使用者误以为怀孕。

把握验孕的时间

性生活后2~3天或是在怀孕一段时间后才验，体内绒毛腺性激素值不符合验孕试剂检测范围，会出现验不出来的现象。本次月经没有按时来临的话，一周之内再做孕检，是比较合适的。

到医院确认最后结果

最好使用不同品牌的验孕产品再试一下，最后到医院妇产科检查确认是否怀孕，因为验孕试纸的准确率毕竟不是100%。

用验孕试剂取晨尿测怀孕时，一定要仔细阅读说明书，显示两条横道即表明已经怀孕。

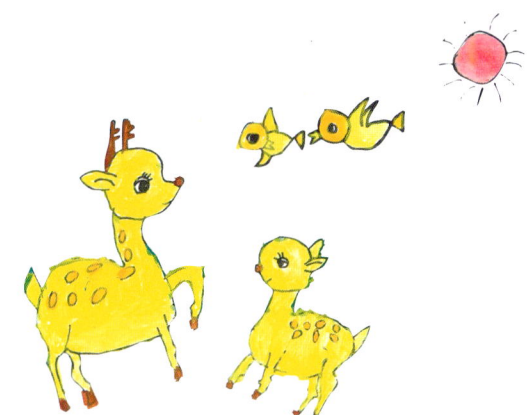

2 算一下宝宝什么时候出生

什么时候能够迎来可爱的宝宝？还记得你最后一次来月经的日子吧，可以根据你的末次月经日期推算预产期。预产期的月份 = 末次月经的月份 +9，如果大于12，则减去3。预产期的日期 = 末次月经日期 +7，如果大于30，就减去30，但月份应再 +1。

你还可以根据下表，快速查到预产期。表中第一行的月份日期为末次月经的月份，第二行对应的月份日期则为预产期的月份日期。

1月	1	2	3	4	5	6	7	8	9	10	11	12	13	14	15	16	17	18	19	20	21	22	23	24	25	26	27	28	29	30	31
10月	8	9	10	11	12	13	14	15	16	17	18	19	20	21	22	23	24	25	26	27	28	29	30	31	1	2	3	4	5	6	7
2月	1	2	3	4	5	6	7	8	9	10	11	12	13	14	15	16	17	18	19	20	21	22	23	24	25	26	27	28			
11月	8	9	10	11	12	13	14	15	16	17	18	19	20	21	22	23	24	25	26	27	28	29	30	1	2	3	4	5			
3月	1	2	3	4	5	6	7	8	9	10	11	12	13	14	15	16	17	18	19	20	21	22	23	24	25	26	27	28	29	30	31
12月	6	7	8	9	10	11	12	13	14	15	16	17	18	19	20	21	22	23	24	25	26	27	28	29	30	31	1	2	3	4	5
4月	1	2	3	4	5	6	7	8	9	10	11	12	13	14	15	16	17	18	19	20	21	22	23	24	25	26	27	28	29	30	
1月	6	7	8	9	10	11	12	13	14	15	16	17	18	19	20	21	22	23	24	25	26	27	28	29	30	31	1	2	3	4	
5月	1	2	3	4	5	6	7	8	9	10	11	12	13	14	15	16	17	18	19	20	21	22	23	24	25	26	27	28	29	30	31
2月	5	6	7	8	9	10	11	12	13	14	15	16	17	18	19	20	21	22	23	24	25	26	27	28	1	2	3	4	5	6	7
6月	1	2	3	4	5	6	7	8	9	10	11	12	13	14	15	16	17	18	19	20	21	22	23	24	25	26	27	28	29	30	
3月	8	9	10	11	12	13	14	15	16	17	18	19	20	21	22	23	24	25	26	27	28	29	30	31	1	2	3	4	5	6	
7月	1	2	3	4	5	6	7	8	9	10	11	12	13	14	15	16	17	18	19	20	21	22	23	24	25	26	27	28	29	30	31
4月	7	8	9	10	11	12	13	14	15	16	17	18	19	20	21	22	23	24	25	26	27	28	29	30	1	2	3	4	5	6	7
8月	1	2	3	4	5	6	7	8	9	10	11	12	13	14	15	16	17	18	19	20	21	22	23	24	25	26	27	28	29	30	31
5月	8	9	10	11	12	13	14	15	16	17	18	19	20	21	22	23	24	25	26	27	28	29	30	31	1	2	3	4	5	6	7
9月	1	2	3	4	5	6	7	8	9	10	11	12	13	14	15	16	17	18	19	20	21	22	23	24	25	26	27	28	29	30	
6月	8	9	10	11	12	13	14	15	16	17	18	19	20	21	22	23	24	25	26	27	28	29	30	1	2	3	4	5	6	7	
10月	1	2	3	4	5	6	7	8	9	10	11	12	13	14	15	16	17	18	19	20	21	22	23	24	25	26	27	28	29	30	31
7月	8	9	10	11	12	13	14	15	16	17	18	19	20	21	22	23	24	25	26	27	28	29	30	31	1	2	3	4	5	6	7
11月	1	2	3	4	5	6	7	8	9	10	11	12	13	14	15	16	17	18	19	20	21	22	23	24	25	26	27	28	29	30	
8月	8	9	10	11	12	13	14	15	16	17	18	19	20	21	22	23	24	25	26	27	28	29	30	31	1	2	3	4	5	6	
12月	1	2	3	4	5	6	7	8	9	10	11	12	13	14	15	16	17	18	19	20	21	22	23	24	25	26	27	28	29	30	31
9月	7	8	9	10	11	12	13	14	15	16	17	18	19	20	21	22	23	24	25	26	27	28	29	30	1	2	3	4	5	6	7

第6周 心脏跳动了

胎宝宝大概有8毫米,他比上个星期长大了1倍。相比于身体其他部位,他的头部仍然很大,并弯向胸膛,看起来很像一只小蝌蚪。胎宝宝的心脏开始有规律地跳动,四肢的雏形也渐渐出现了。

💜 胎宝宝的变化

在孕妈妈的子宫里,胚胎正在迅速地成长,本周末,人体的各种器官均已出现,只是结构和功能还很不完善。胎宝宝的心脏也已经开始有规律地跳动。胚胎的长度有8毫米,像一颗小松子仁,包括初级的肾和心脏等主要器官都已形成,神经管开始连接大脑和脊髓。

💜 孕妈妈的改变

进入第6周时,孕妈妈的身体已经开始发生变化,怀孕的症状也出现了。由于雌激素与孕激素的刺激作用,孕妈妈的胸部会感到胀痛、乳房增大变软、乳晕有小结节突出,孕妈妈会时常疲劳、犯困而且排尿频繁。在这个星期大多数孕妈妈会有恶心的感觉,有时候不仅是在早晨,整个一天都会随时呕吐。这些令人心烦的症状都是正常的,大约在3个月之后恶心与晨吐才会结束。

孕2月时,乳腺管迅速增长,乳腺腺泡进一步发育和成熟,因此乳房也会逐渐膨大增长,并且在乳房的表皮下,可以看到纤细或稍有扩张的静脉血管。

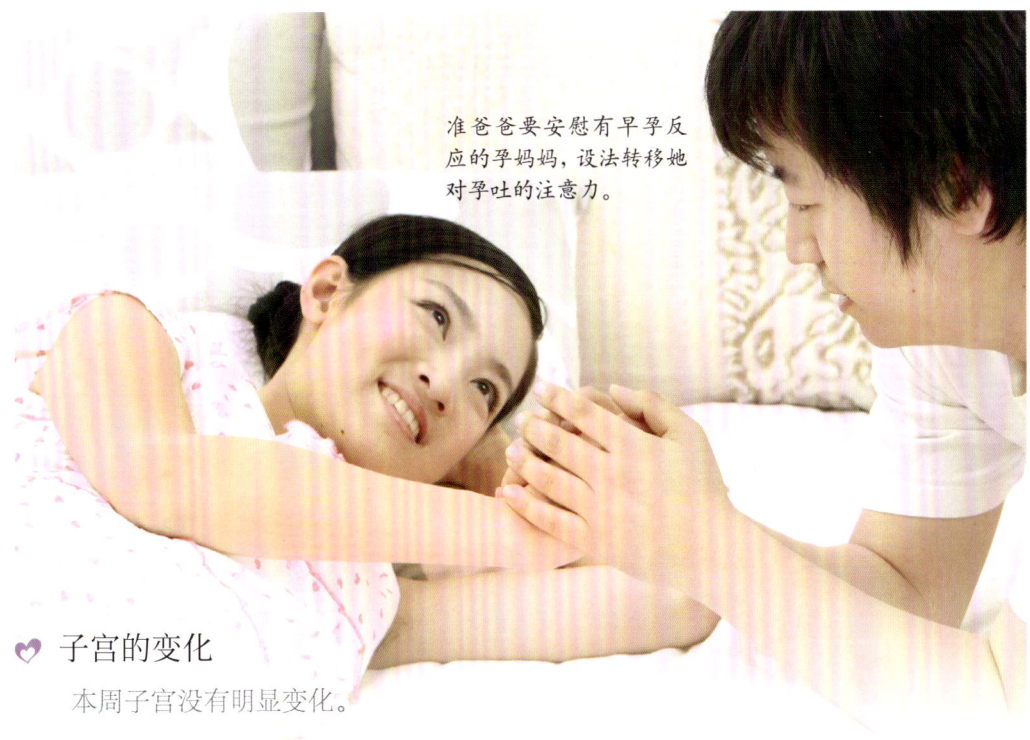

准爸爸要安慰有早孕反应的孕妈妈,设法转移她对孕吐的注意力。

💜 子宫的变化

本周子宫没有明显变化。

💜 孕妈妈情绪调适

知道怀孕后孕妈妈可能会感到既欣喜又不安,无论受孕是自己所希望的,还是没有准备的,大多数孕妈妈都会有矛盾的心理状态。对于自己的怀孕,既有积极的感情,也有消极的感情。心情经常波动,情绪过敏和过度反应时有发生。甚至,在与外部刺激无关的情况下,也经常会明显地从兴奋状态转变为消沉。这时,孕妈妈可以求助于丈夫、自己的母亲或其他经历过妊娠的朋友,把你的担心、烦恼和快乐与她们分享,这样可以稳定你的情绪,帮助你克服早孕反应。身心放松、充分休息,孕妈妈才能顺利度过最初的艰难时刻。

本周备忘录

不要憋尿:怀孕后孕妈妈的小便次数会增多,此时切不可憋尿,否则容易引起尿路感染。

职场孕妈妈对付孕吐反应:大部分孕妈妈都有过孕吐的经历,这也许会影响到怀孕期间的正常工作,所以孕妈妈可以事先做好准备,比如随身携带毛巾和漱口用品等。上下班时随身带点饼干或者姜片,以备不时之需。

1 夫妻沟通很重要

和谐、恩爱的夫妻关系,不但能给孕妈妈以信心应对孕期的各种生理、心理变化,还能够让正在成长发育中的胎宝宝感受到家庭的幸福美满。无论是孕妈妈还是准爸爸,都应为胎宝宝和家庭幸福而努力。让怀孕成为打造健康优质宝宝、加深感情的一个良好契机吧!

应对"多事之秋"

在没有怀孕之前,你怎么都不会想到怀孕"有这么多的事",很多想不到的小事情、大事情,有时甚至让你感觉精神崩溃。家庭和社会角色的变化,促使夫妻双方都要不断调适自己,做好迎接新生命到来的准备,学会如何为人父母,以适应新的家庭状态。

将沟通进行到底

孕期虽然只有10个月,却是每个女人最敏感的时期。专家认为,这时夫妻之间最需要沟通和理解,准爸爸不仅要在生活上悉心照顾处在孕期的妻子,更要在精神上开导和理解妻子;而孕妈妈也应在克服妊娠反应之余,尽量多体贴丈夫。夫妻之间多聊天多交流,即使是吵架,也要将沟通进行到底,让对方明白各自的需求,找出解决的方法。

2 一起应对出现的变化

大多数孕妈妈在受孕之初除了欣喜,都会感到妊娠来得不是时候,如工作、学习、经济、住房等问题还没处理好,自己并未做好为人之母的准备,加上妊娠反应和体态变化也会让她变得比之前敏感。准爸爸对孕妈妈的变化要及时接受,对家庭责任的增加要逐步适应,坚信自己和妻子一定能够给宝宝一个幸福的未来。

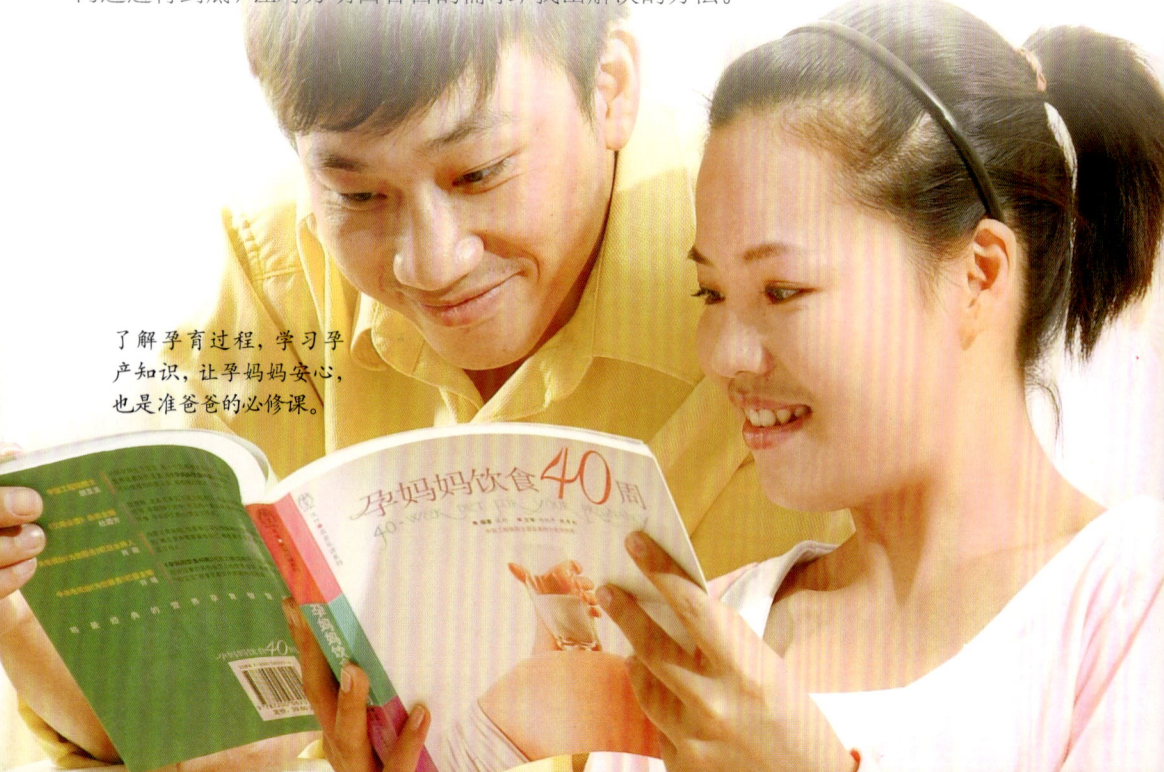

了解孕育过程,学习孕产知识,让孕妈妈安心,也是准爸爸的必修课。

3 维生素E可预防流产

适量补充维生素E

维生素E有利于胎宝宝的大脑发育和预防习惯性流产,如果孕期缺乏维生素E会导致胎宝宝发育不良、胎动不安,孕妈妈也会出现毛发脱落,皮肤早衰多皱的现象。孕妈妈每日维生素E摄入量以14毫克为宜。日常生活中很多食物富含维生素E,比如葵花子,孕妈妈每天用两勺葵花子油炒菜就可以满足需求了。

以下是一些富含维生素E的食物,你可以根据自己的口味自主选择。

名称	维生素E的含量 (单位:毫克/100克食物)
豆油	93.08
芝麻油	68.53
菜籽油	60.89
葵花子油	54.6
芝麻(黑)	50.40
芝麻(白)	38.28
小麦胚粉	23.20
山核桃(干)	65.55
核桃(干)	43.21
榛子(干)	36.43
葵花子(生)	34.53
松子(生)	34.48
花生(生)	18.09
木耳(干)	11.34

推荐食谱

芝麻核桃粥

原料: 黑芝麻30克,核桃仁20克,大米50克。

做法:

1. 黑芝麻炒熟、碾碎;核桃仁碾碎;大米洗净。

2. 将大米放入锅中,加入适量清水,大火烧沸,加入黑芝麻、核桃仁,同煮成粥,即可。

营养提示: 芝麻含有丰富的维生素E、脂肪、蛋白质以及碳水化合物、卵磷脂、钙、铁等营养成分,能够补充身体所需,提高大脑的活力,是孕期及产后的极佳补品。

黑芝麻的维生素E含量比白芝麻高。

第7周 有小下巴了

胎宝宝的形状像个蚕豆。四肢正在发育中,而指头还没有长出来,不过胎宝宝的胳膊比腿长得更快。他的两只眼睛在继续靠近,眼皮开始发育,下巴几乎成型。

💜 胎宝宝的变化

现在胚胎的细胞仍在快速地分裂,而且分裂速度就像他形成的初期一样快。到本周末时,他的大小就像一颗豆子,他有一个特别大的头,在眼睛的位置会有两个黑黑的小点,而且鼻孔开始形成,腭部开始发育,耳朵部位明显突起。胚胎的手臂和腿开始伸出嫩芽,手指也从现在开始发育。这时心脏开始划分成心房和心室,而且每分钟的心跳可达150次,是成人心跳的2倍,脑垂体也开始发育。

💜 孕妈妈的改变

进入第7周了,早晨醒来后孕妈妈可能会感到难以名状的恶心,而且嘴里有一种说不清的难闻味道,有时像汽油或其他化学原料的感觉,这是怀孕初期大多数孕妈妈都会遇到的情况。相反,有的孕妈妈也可能常常有饥饿的感觉,会想不停地吃东西。

多吃新鲜蔬菜,能缓解孕妈妈早孕反应严重时嘴里的金属味。

舒缓的瑜伽动作能调节孕早期情绪,动作强度不要太大,时间要控制在10分钟左右。

💜 子宫的变化

在孕妈妈的身体内部,每一个部位都在迅速改变着。尤其是子宫颈的黏液会加厚,直到形成了一个塞子使子宫关闭。这种关闭状态会持续到胎宝宝出生为止。

💜 孕妈妈情绪调适

如果常常感到忧郁,孕妈妈可以通过做一些自己喜欢的事情来调节心情。进行各种适合你身体情况的体育锻炼,如跳慢步舞、做柔软体操、练习瑜伽、打太极拳、散步等;整理家里的老照片和录像资料;和妈妈或婆婆一起回忆你或准爸爸小时候的事情;与朋友聚会等等。这些都可以转移孕妈妈的注意力,使孕妈妈得到放松。

本周备忘录

注意车门开启:不仅是公交车的车门闭合,平时出租车、私家车的车门,及后备箱箱盖的开启,都要特别留意。

防滑很重要:在浴室和厨房门口放上吸水防滑的垫子,以保持家里地面的干燥。准爸爸拖地的时候,孕妈妈可以坐在一边休息,等待地面干燥后再下地行走。

1 你的怀孕症状有哪些

要做妈妈了,你的身体慢慢会有"孕妈妈样",到底会是什么样呢?

皮肤色素沉着

由于激素的原因,有的孕妈妈在面部、乳房、腹白线及外阴处皮肤,会有不同程度的色素沉淀。有的孕妈妈在孕初期会有痤疮,而有的孕妈妈以前有痤疮,孕后反而没有了。

大多数孕妈妈妊娠中后期腹部、腿部皮肤会出现不规则的裂纹,呈淡红色或是紫红色,生产后变为白色,这就是妊娠纹。它能够在一定程度上减轻腹部皮肤的张力,适应增大的子宫。

乳房变大了

乳房逐渐膨胀、柔软,伴有刺痛、膨胀和搔痒感,乳晕变大,颜色加深,乳头凸出;孕晚期轻轻挤压乳头,可见到淡黄色的稀薄液体流出。

经常会有疲惫感

怀孕期间,孕妈妈的心脏工作强度会是平时的四五倍,肾脏也在超速运转,以便排出体内废物。为了支撑不断变大的肚子,孕妈妈的肌肉也处于拉伸状态,难怪会这么累!

排尿频率增加

膀胱位于子宫的前方,所以子宫增大会使膀胱受到压迫,从而产生排尿的意识。如果排尿时感到疼痛,应到医院检查是否患了膀胱炎。

出现早孕反应

在怀孕后,孕妈妈常会出现食欲不振、恶心等症状,这都是孕早期的正常反应,有很多可能的原因导致这种情况:人绒毛膜促性腺激素(HCG)水平或雌激素水平的迅速升高,怀孕期间嗅觉和对气味的敏感度提高了,肠胃变得脆弱,对各种变化更为敏感……部分孕妈妈因为怀孕会感到心理压力过大,更容易产生恶心和呕吐感。

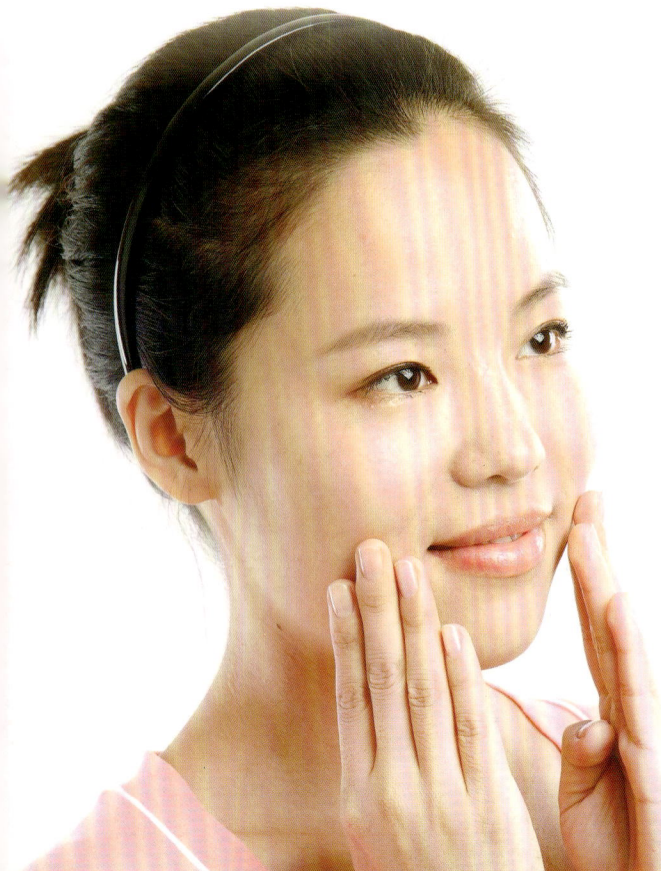

用指腹轻轻按摩面部,保持其清洁,以应对日益敏感的皮肤。

2 怀孕了，是否应该告诉老板

怀孕了，但是很多孕妈妈还是会选择继续工作，不过怀孕之后孕妈妈也多了一些不便，所以一旦发现自己怀孕还是尽早和自己的上司沟通，方便上司在分配工作时能做出适当的调整。可以和已经生过孩子的同事谈谈，看看她们当时的处理情况，可以帮助你更好地考虑自己的情况。

找个恰当的时机

在大多数情况下，你要做妈妈意味着上司将不得不改变工作安排和许多长期计划。不要拿着自己的医院检查报告径直走进他的办公室，或者是在一起吃饭的时候装作漫不经心地"透露"出来。这是你和老板之间的一次重要谈话，因为它将影响到你工作的方方面面。

提前跟老板约个时间，观察他的神情。如果你感觉时机不太合适，那么最好改期。

最好的时机是在一项工作圆满完成之后，因为这样做本身就传达了一个很有说服力的信息："我虽然怀孕了，但是我的工作表现丝毫没有受到影响。"

考虑周全，想好说什么

在开口之前，先了解一下部门计划和项目进程，思量一下你的怀孕是否会影响到什么重要的工作计划，你有没有相对应的解决方案。如果你有调岗的要求，手头的工作是不是已经找到合适的交接办法？站在上司的立场多想一想，需要在谈话中向上司说明，作为孕妈妈的你依旧会尽职尽责。

先别提生育期间的待遇

你可以说清楚自己的现在和稍长一段时间后的身体状况，但不要急于讨论生育期间的工资待遇以及你生完孩子以后的工作计划。这样做是给上司一些时间来接受和考虑你的情况，并且为今后进一步的安排做好铺垫。

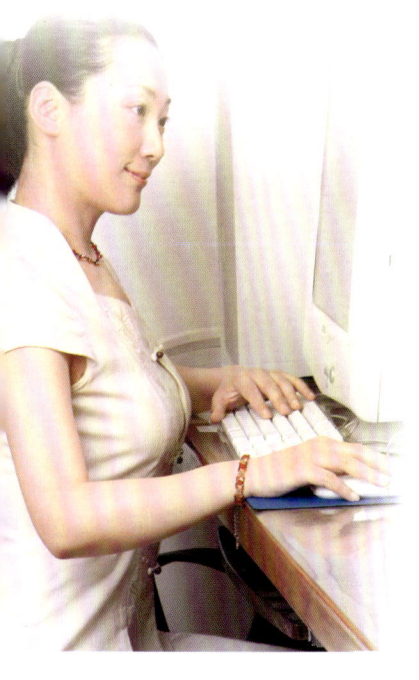

找个合适的时机，告诉老板你怀孕的消息，合理安排接下来的工作。

第8周 像菊花花瓣一样大小

胎宝宝的骨骼正在形成,这时他不再是一个"小胚胎"了。他已经有了膝盖、肘、手和脚,手指和脚趾还没有清晰地分开。眼睛、鼻子和嘴也正在成型,眼睛尚未被仍在形成中的眼皮完全盖住。

❤ 胎宝宝的变化

现在胎宝宝的心脏和大脑已经发育得非常复杂,眼睑开始出现褶痕,鼻子部位也开始倾斜,胳膊在肘部变得弯曲,而且心脏的上方也有少量的弯曲。他蜷缩成一团,很像一头熟睡的小动物。

❤ 孕妈妈的改变

进入第8周后,胎宝宝已经初具人形。孕妈妈的腹部现在看上去仍很平坦,但子宫变化很明显。孕妈妈阴道内分泌物也会比平常多许多。在这个阶段。孕妈妈会对油烟味、鱼腥味、菜味异常敏感。在转身或者坐下站起来的时候,骨盆任何一侧会出现疼痛。

❤ 子宫的变化

怀孕前孕妈妈的子宫就像一个握紧的拳头,现在它不但增大了,而且变得很软。阴道壁及子宫颈因为充血而变软,呈紫蓝色,子宫峡部特别软。当孕妈妈的子宫成长时,腹部可能会感到有些痉挛,有时会感到瞬间的剧痛,这些都是正常反应,不要紧张。

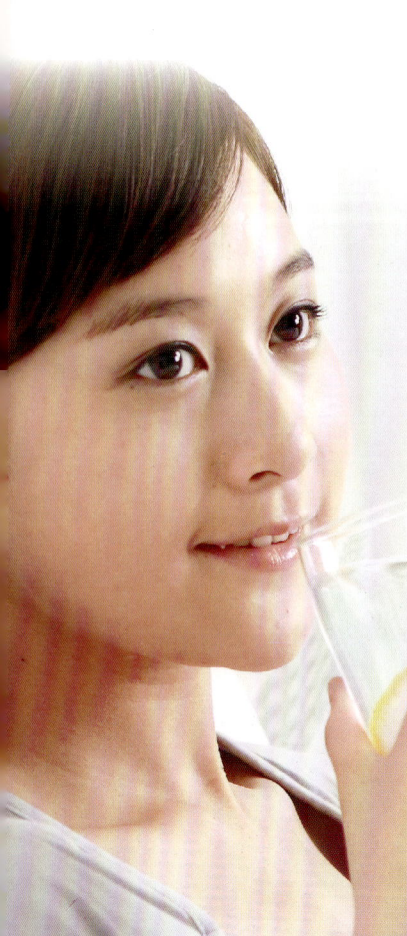

早起后的一杯柠檬水,酸酸的口味能止孕吐。

第8周 像菊花花瓣一样大小 67

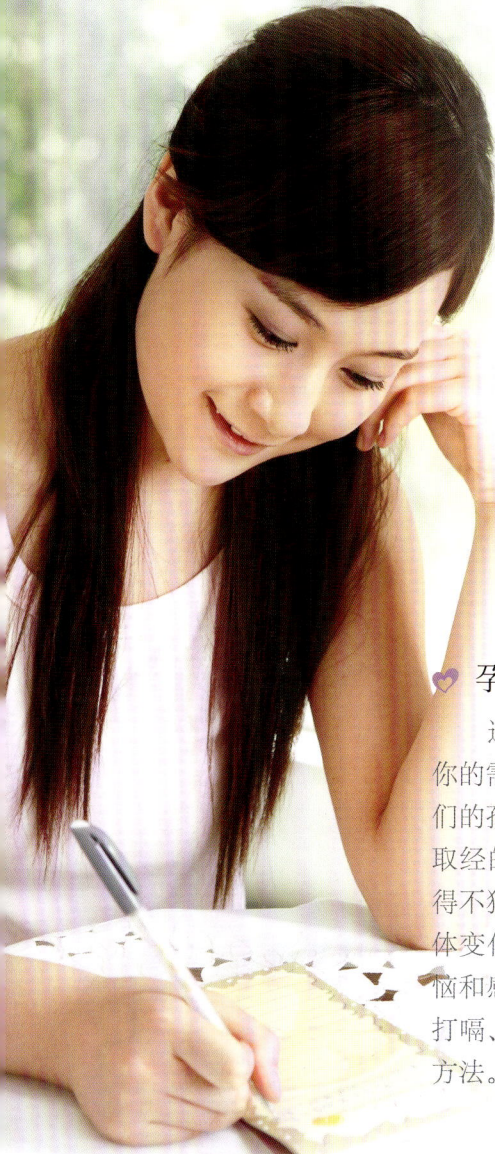

"第一次孕吐,我知道你在告诉妈妈你来了!"

💜 孕妈妈情绪调适

这个时期,孕妈妈最需要家人的关心和帮助,应该把你的需要明确地告诉他们。多和准爸爸在一起畅想一下你们的孩子和你们家庭的美好未来;多回家去看看父母,在取经的同时还可以慰劳慰劳自己的肚子。如果孕妈妈不得不独自面对这些,那就开始记孕期日记吧。把自己的身体变化,准备做妈妈后的心路历程,怀孕各期的心情、烦恼和感受,把胎宝宝的成长、变化,包括他的胎动、踢腿、打嗝、游戏都记录下来,这也是排解孕妈妈忧虑情绪的好方法。

本周备忘录

不要单手提物:孕妈妈外出购物的时候,不要把物品都集中用一只手来拎。将重物分散到两只手上,有助于身体保持平衡。

用盐水漱口:孕妈妈可以在办公室里用小密封盒放一点食盐,进餐后用盐水漱口,以保持口腔清洁。

避免剧烈运动:这一时期最容易发生先兆流产和自然流产,应避免用力及剧烈的运动。

远离宠物:不要养猫、狗等宠物。因为猫身上携带着弓形虫病菌,孕妈妈如果感染了弓形虫,不仅会影响胎宝宝的正常发育,还有可能造成流产、早产及先天畸形。而狗身上寄生的一种"慢性局灶性副黏液病毒",进入血液后会侵害骨细胞,引起畸形骨炎,从而危害胎宝宝健康。

1 运动项目不能太剧烈

参考项目：散步、慢跑、台球。

运动时间：每次不超过30分钟。

以上这些运动，动作都较缓慢，所以非常适合早期的孕妈妈。前3个月，孕妈妈的子宫增大不明显，孕妈妈几乎感觉不到胎宝宝的重量，因此运动起来不会太辛苦。散步和慢跑可以帮助消化、促进血液循环、增加心肺功能，而打台球是调节心情不错的运动方式。

2 选择运动的场所和时间

孕妈妈尽可能到花草茂盛、绿树成荫、清新安静的地方呼吸新鲜空气。据有关资料统计表明，城市中下午四点到七点之间空气污染相对严重，孕妈妈要注意避开这段时间锻炼和外出，以利于自身和胎宝宝的身体健康。

3 运动安全要注意

＊在进行孕期运动的时候，孕妈妈要注意衣服样式要宽松，穿合脚的平底鞋。

＊注意保暖，以免着凉。运动后要及时擦干汗水。

＊孕早期是自然流产的相对高发期，胎盘发育不完善，跳跃、扭曲或快速旋转这样的运动千万不能做，以免发生危险。

＊也许你已经听过有的孕妈妈采用了一些运动方式，取得了极其良好的效果，心里也跃跃欲试，在采取这些运动措施之前，请咨询医生或者运动教练，谨记个体的差异性还是存在的。

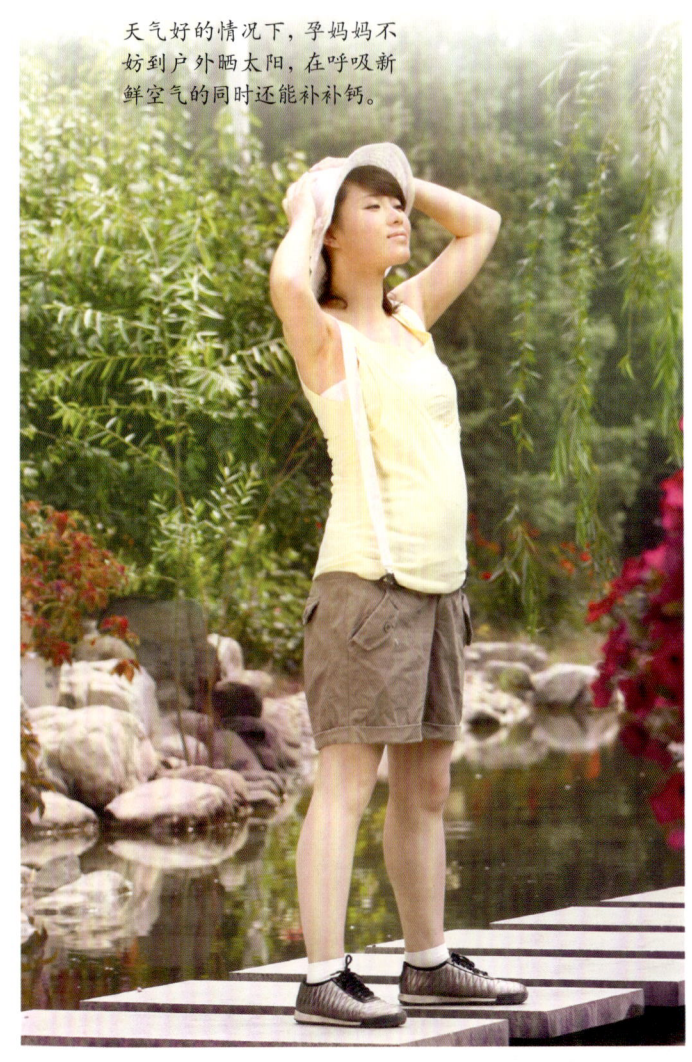

天气好的情况下，孕妈妈不妨到户外晒太阳，在呼吸新鲜空气的同时还能补补钙。

4 防辐射服不是万能的

防辐射服的奥秘在于其内部的金属纤维。金属纤维对日常生活中的电脑、手机远场辐射等电磁波辐射有一定的阻挡作用,对近距离在电脑、复印机前工作的孕妈妈能起到一定的防护作用。

但是防辐射服并不是万能的,若遇上超声波等就起不到防护作用了。为安全起见,孕妈妈要在怀孕的前3个月尽量远离高辐射的电器。

防辐射服的时效一般为3~12个月,注意面料的生产时间。用于一般家电如电脑、微波炉之类的防辐射服,选择15dB(dB:一种防辐射服的参数指标,就如同防晒霜的防晒值一样)即可。考虑可洗涤、透气性强,穿着舒适的。

5 应对孕吐的小方法

＊避开感到不舒服的食物和气味。

＊少吃多餐,想吃东西的时候尽量多吃。

＊缺乏维生素B_6和锌会感觉格外恶心,维生素B_6在麦芽糖中含量最高,每天吃1~2勺麦芽糖不但可以防治妊娠呕吐,还可以使孕妈妈精力充沛。富含锌的食物包括牡蛎、动物肝脏、粗粮、鱼、肉、蛋等。

＊每天随身携带一些小饼干,及时补充能量。

这里有两款简单易做的家庭饮品,材料简单易得,对付孕吐也很有效!

甘蔗姜汁

将甘蔗洗净去皮,捣烂取汁(半杯),鲜姜洗净捣碎取汁(一汤匙),将两种汁倒在一起,和匀稍温后饮服。

柠檬汁

鲜柠檬500克去皮、核,切小块,放入锅中加150克白糖浸渍4小时,再用榨汁机榨汁。饮用前可根据个人口味,加水和少许白糖。

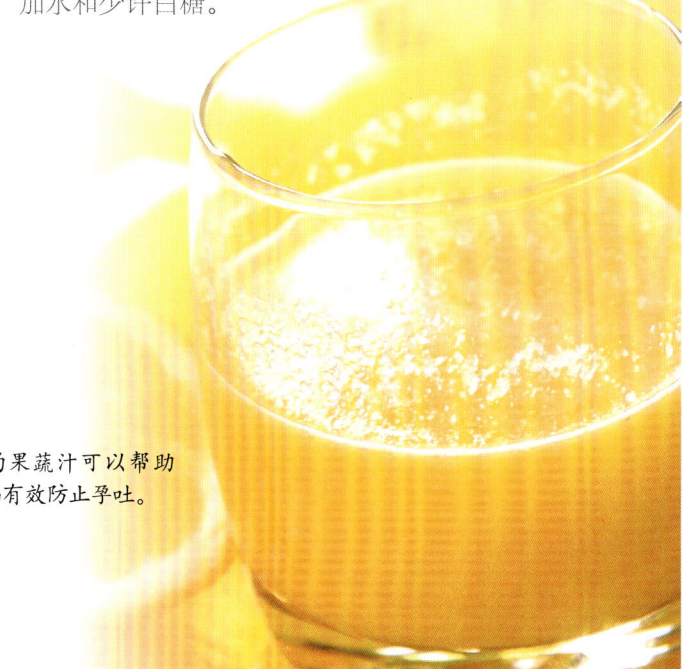

新鲜的果蔬汁可以帮助孕妈妈有效防止孕吐。

办理准生证时，一定要备齐各种所需的证件，在办理之前最好向居委会或计生办咨询清楚。

6 为宝宝办理"通行证"

生个宝宝可不是简单的事情，不仅仅是孕妈妈十月怀胎、一朝分娩的问题，对于整个家庭，乃至社会，都是有影响的。为了宝宝将来顺利地进入社会，有些事情是需要提前计划及时办理的。

怀孕初期就要办准生证

"准生证"就是生育服务证，这是宝宝的第一个证件，在刚刚怀上宝宝的时候就应该着手去做了。别以为这张证明可有可无，它可是宝宝降临到这个世界的合法"通行证"，之后宝宝的出生、上户口及其他的福利都和它有着密切的关系。

入院待产期间填写《出生医学证明自填单》

孕妈妈在入院的时候，医院会要求填写《出生医学证明自填单》，为即将到来的宝宝做好填写《出生医学证明》的准备。出生证是宝宝的第一份人生档案。

填写《出生医学证明自填单》时一定要认真仔细，因为一经填写、打印，就不得更改；当收到医院出示的《出生医学证明》后要认真核对。如发现有填写错误时，应及时向医院申请换发。《出生医学证明》严禁涂改，一旦涂改，视为无效；《出生医学证明》是婴儿的有效法律凭证，要妥善保管。

宝宝一出生就要报户口

宝宝出生后，家里就多了一名家庭成员，按照户口管理法，这时应该给宝宝上户口了，使他在法律上正式成为家中一员。只有在及时申报宝宝户口后，各种医疗保健、福利才会随之而来，让宝宝享受到应有的权利。所以爸爸妈妈千万别忽略了这件事。申报户口要带齐必要的证明，按目前城乡申报户口的规定和计划生育管理条例，必须携带以下证件：计划生育部门颁发的准生证、医院签发的《出生医学证明》、户口本。

办理程序：到户口所属的派出所户口申报处申报户口时，应详细填写户口申请单，进行户口登记，交纳一定的手续费后，宝宝的大名就添加在户口本上了。

7 为身体补充能量

你的身体在为腹中的小生命而辛勤运作，恶心和疲倦都是正常的。适时补充能量消耗，是孕妈妈必需的饮食功课。

三餐两点心

怀孕之后可以采取"三餐两点心"的饮食模式，在两餐之间吃些自己喜欢的小点心、水果等食品，补充能量。

摄入适量的B族维生素

适当的矿物质如钙、铁及充足的维生素等能舒缓身体的不适，其中又以B族维生素最具消除疲劳的功效。蛋类、全谷类、豆类、海产类、猪瘦肉、奶类、绿色蔬菜、坚果类等都含有丰富的B族维生素。

维生素B_6有止呕作用，蔬菜、瓜果、坚果中都含有丰富的维生素B_6，孕妈妈可根据身体状况适量摄入。

> **小贴士**
>
> 尽量少吃油炸食品。油炸类、精制的碳水化合物食物会增加孕妈妈的身体负担，加重恶心症状，让疲倦感更为严重。孕妈妈要尽量少吃此类食物。

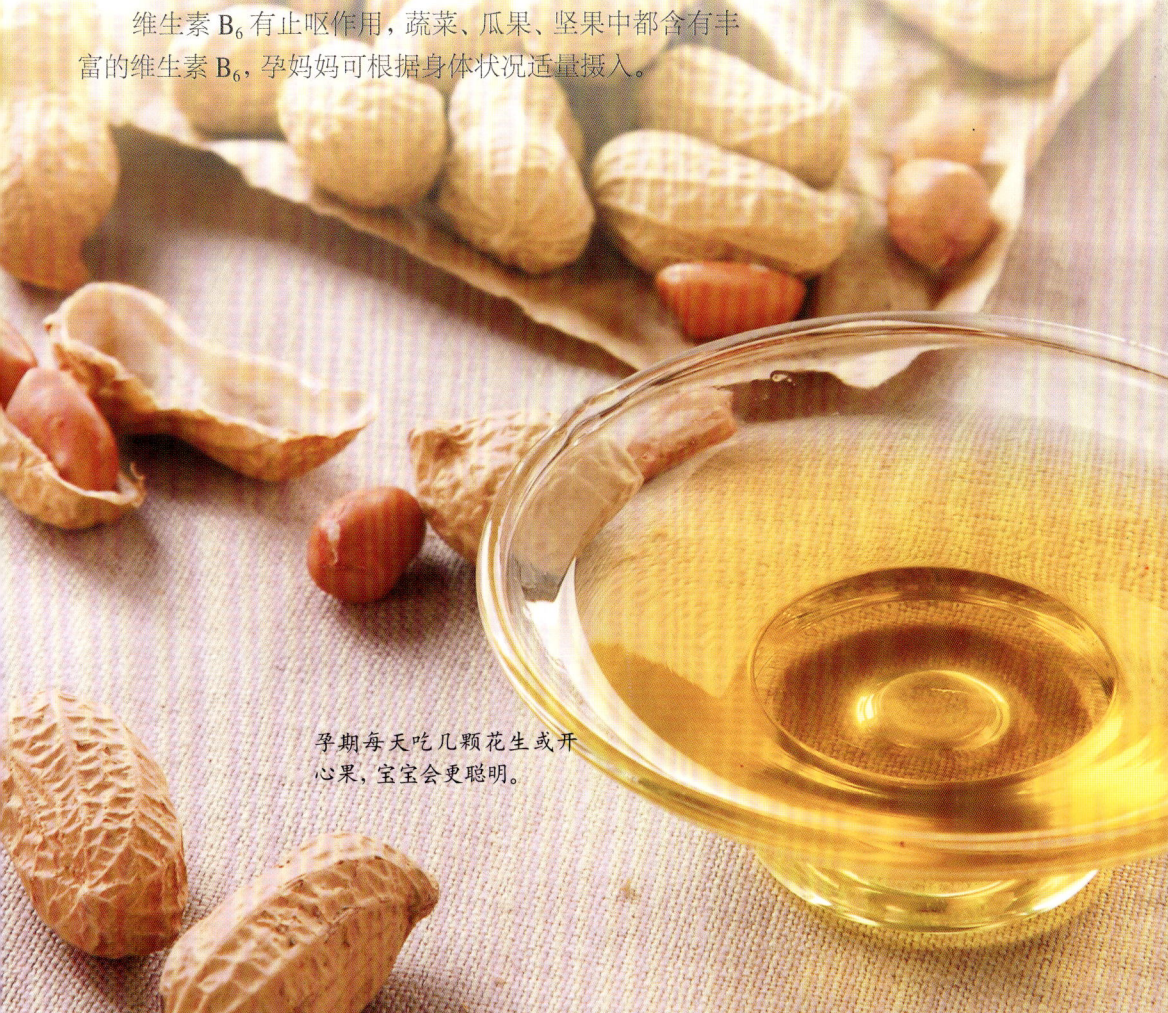

孕期每天吃几颗花生或开心果，宝宝会更聪明。

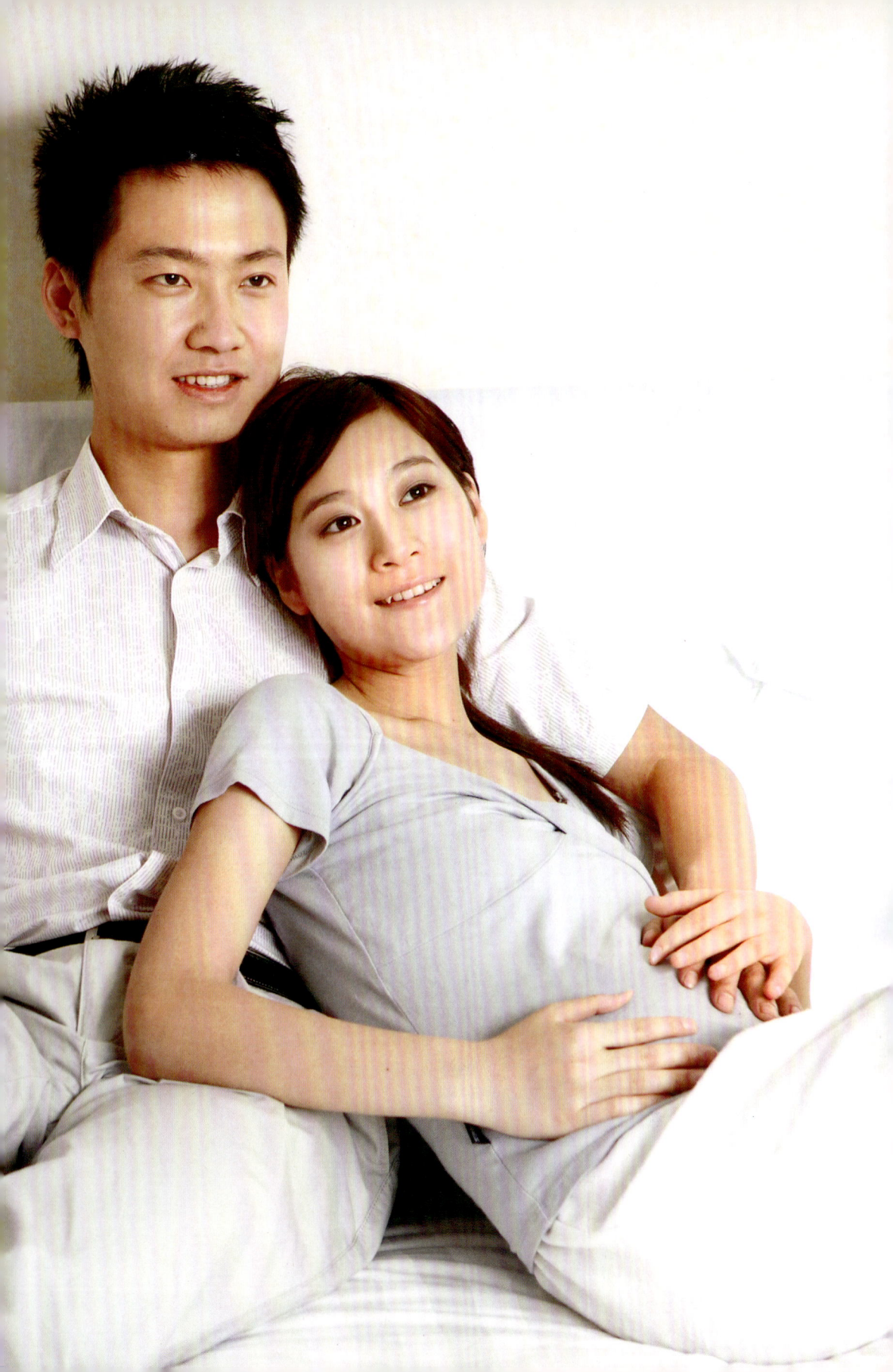

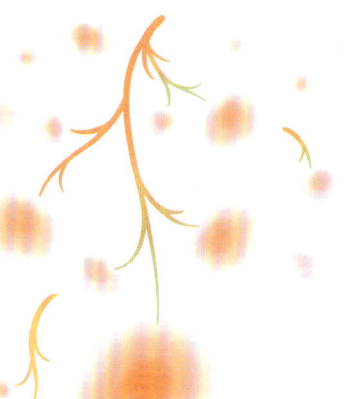
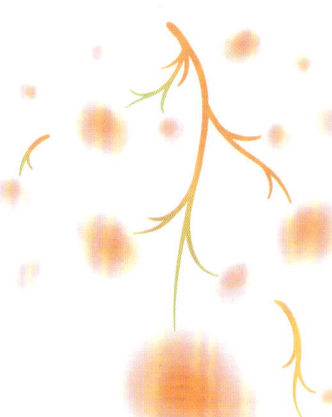

孕3月

老婆，小心点儿

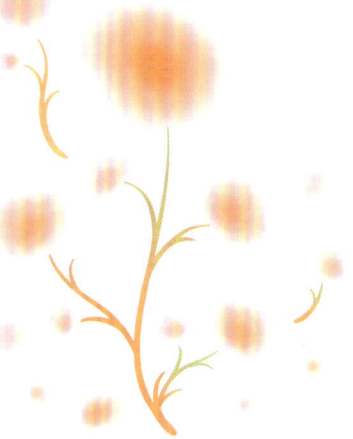
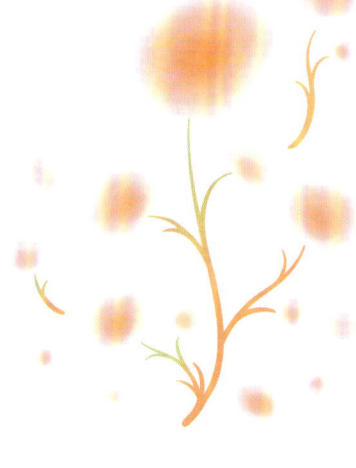

第9周 小指头分开了

胎宝宝现在像一颗葡萄那么大,头仍然占据整个身长的一半。这一周最神奇的是胎宝宝开始出现人的外形了。他的耳朵正在形成中,小指头已经是分开的了,不过脚趾还连在一起。

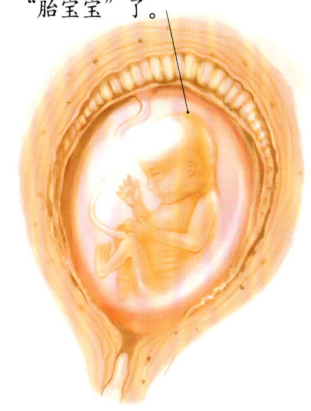

胚胎期的小尾巴已经消失了,小家伙的变化很大,是个真正的"胎宝宝"了。

💟 胎宝宝的变化

他的五官逐渐形成,但脚趾还是连在一起的,好像鸭掌。他开始伸直身体,尾巴变短,头也抬起了。他不断地动来动去,不停地变换着姿势。他的胳膊已经长出来了,在腕部两手呈弯曲状,并在胸前相交。腿在变长而且脚已经长到能在身体前部交叉的程度。

💟 孕妈妈的改变

怀孕已经9周了,孕妈妈是否已经适应了怀孕的各种症状呢?早晨醒来后的晨吐很快就要结束了。现在孕妈妈的体重没有增加太多,但是孕妈妈的乳房会更加膨胀,乳头和乳晕色素加深。现在孕妈妈需要使用新的乳罩,让胸部感到更舒服一些。孕妈妈的血液量也在增加,到怀孕晚期,会有比孕前多出45%~50%的血液在血管中流动,而多出的血液是为了满足胎宝宝的需要。

💟 子宫的变化

孕妈妈的子宫大了一些,肚脐周围硬了一些。

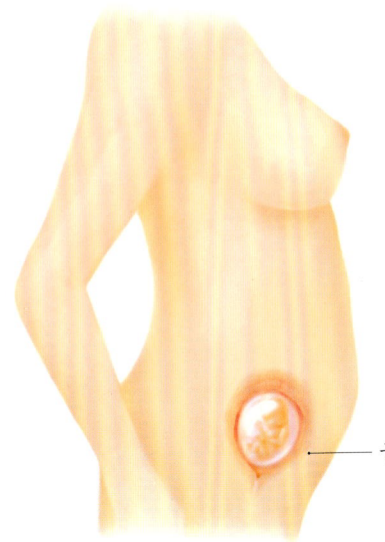

—— 子宫壁增厚一些了。

左侧卧位是最舒服的睡姿，缓解不适还能避免挤压到胎宝宝。

❤ 孕妈妈情绪调适

早孕反应是不是搞得你精疲力竭？想一些办法来分散注意力吧。你喜欢唱歌吗？那就大声唱出来吧。你喜欢看电影吗？租两盘轻松幽默的喜剧来看。你喜欢散步和聊天吗？晚餐后和丈夫、朋友出去活动一下。这些都有助于孕妈妈忘记烦恼，放松心情，增加食欲。当自己情绪波动较大，非常烦躁时，一定要想办法宣泄自己的情绪。大声地唱歌，向好朋友倾诉，甚至在看影片或小说时痛痛快快地大哭一场，都会有助于情绪的调整。此外，忙碌的工作、适度的锻炼、洗一个热水澡和充足的睡眠都可以帮孕妈妈放松自己。

本周备忘录

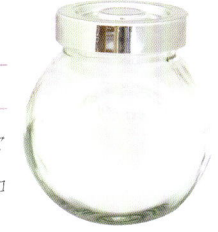

孕妈妈做家务要适量：做家务时，如果突然出现腹部阵痛，这表示子宫在收缩，也就是活动量已超过孕妈妈身体可以承受的程度，需立即休息。如果不适不能及时缓解，就要赶紧就医。

避免长期站立：无论是工作还是家务，最好不要长时间站立，这样会给孕妈妈的身体带来较多负荷。所以，建议孕妈妈在持续站立了15~20分钟后，要休息10分钟。

控制食盐摄入量：从现在开始，孕妈妈需要减少食盐量，因为盐中含有大量的钠。在孕期，如果体内的钠含量过高，血液中的钠和水会由于渗透压的改变，渗入到组织间隙中形成水肿。因此，多吃盐会加重水肿并且使血压升高，甚至引起心力衰竭等疾病。但是长期低盐也会有副作用，正常的情况下孕妈妈每日的摄盐量以5~6克为宜。如果呕吐的同时伴有头晕、头痛或先兆流产症状，不妨卧床休息，并及时请教医生。

1 隐形眼镜该摘掉了

妊娠期眼睛也有变化

怀孕期间，孕妈妈角膜的含水量比常人高，若戴隐形眼镜，容易因为缺氧导致角膜水肿，从而引发角膜发炎、溃疡，甚至最终导致失明。

同时，孕妈妈的角膜曲度也会随着怀孕周期及个人体质而改变，使近视的度数增加或减少。如果勉强戴隐形眼镜，容易因不适而造成眼球新生血管明显损伤，甚至导致角膜上皮剥落。另外，一旦隐形眼镜不洁，极易滋生细菌，造成角膜发炎、溃疡，甚至失明。

什么时候可以再戴

戴隐形眼镜的孕妈妈，在怀孕期间一定要停戴，其实，这时孕妈妈已经发现，眼球变得滑腻腻的，隐形眼镜越来越难戴上去了。孕妈妈最好产后3个月再重新配戴。

一定要戴时，选择日抛型

若是有重要活动，孕妈妈非戴隐形眼镜不可，就要严格做好镜片清洁保养工作，或是干脆使用日抛式隐形眼镜，用完就扔，对眼睛最健康。然而只要稍有不适就要尽快找眼科医生诊治，切勿抱持拖延心态，以免造成无法弥补的遗憾。

> **小贴士**
>
> 妊娠合并糖尿病和患有妊娠高血压综合征的孕妈妈，更容易出现眼底病变，所以，孕妈妈一定不要配戴隐形眼镜，以免影响角膜和眼底的供氧，导致或加重眼底病变。

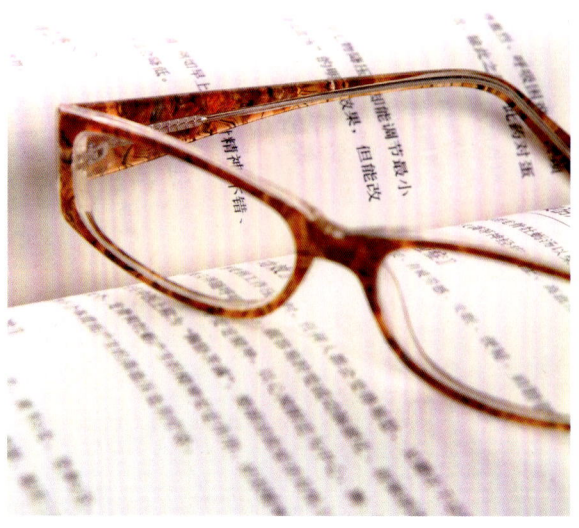

虽然爱美，但是怀孕期间，孕妈妈还是不要再戴隐形眼镜了。

2 这些症状不可轻视

孕早期的3个月,是胎宝宝器官分化的关键阶段,也是胎宝宝最为脆弱的阶段。因为胎盘没有巩固,胎宝宝对来自各方面的影响特别敏感,一旦出现以下异常情况,孕妈妈需要第一时间就医。

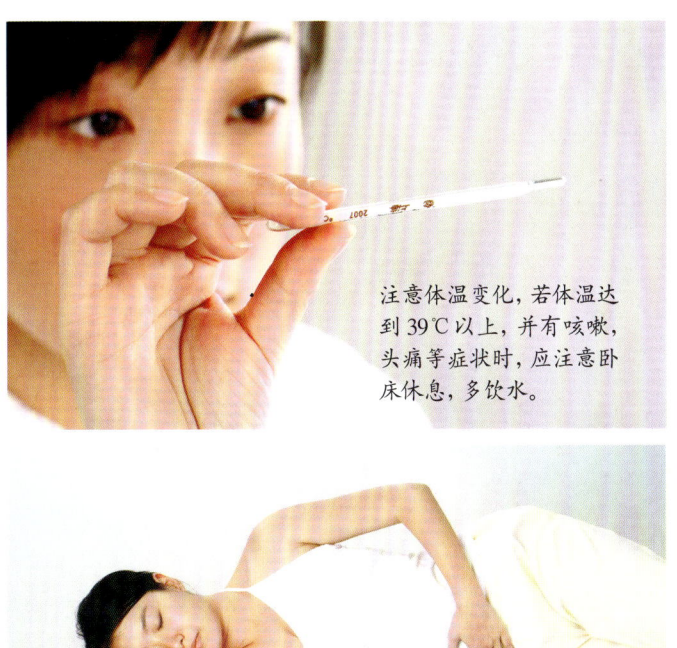

注意体温变化,若体温达到39℃以上,并有咳嗽、头痛等症状时,应注意卧床休息,多饮水。

腹痛并有少量出血,提示孕妈妈要注意休息。有流产经历的孕妈妈最好休息3个月。

剧吐

孕妈妈持续出现恶心、频繁呕吐、不能进食、明显消瘦、自觉全身乏力等症状,就必须就医。剧吐会影响孕期的营养吸收,引起血压下降、尿量减少、脱水、电解质紊乱等不良反应,严重时会损害肝肾功能,影响胎宝宝的营养吸收和生长发育。缺乏经验的孕妈妈容易将此视为正常孕吐,往往想不到求医。

腹痛

妊娠早期出现腹痛,特别是下腹部痛,首先应该想到是否是妊娠并发症。如果症状是阵发性小腹痛,伴有见红,可能是先兆流产;如是单侧下腹部剧痛,伴有见红及昏厥,可能是宫外孕。如果孕期出现上述两种腹痛,一定要及时去医院治疗,盲目采取卧床保胎的措施是不可取的。

见红流血

少量断断续续的流血称见红。如有见红但无腹痛,可以先卧床休息。如休息后见红仍不止或反而增多,应立即去医院检查胚胎发育是否良好,流产是否可以避免,以确定治疗方案。如果出血量超过月经,更是不正常,此时要注意是否有组织物排出,如果有,应立即去医院,并把阴道排出的组织物一并带去,方便医生诊断。孕期出现见红应及时告知医生,切勿讳疾忌医。

体温升高

发热是常见的致畸因素。热度越高,持续越久,致畸性越强。因此,孕早期要注意冷暖,少去空气不洁、人员拥挤的公共场所等。另外,高温作业、桑拿浴、热盆浴等也是造成体温升高的原因,这些活动均不适于孕早期妈妈。

第10周 "尾巴"消失了

进入第10周,胎宝宝看起来就像一颗草莓。他的神经细胞快速发育,将来会发育成体毛和头发的毛泡开始在胎宝宝的皮肤深层形成,脚趾分开,"尾巴"正在消失。他的肺部、胃、肠在继续发育。

💗 胎宝宝的变化

胎宝宝现在已经很像个小人儿了,他的身长大约有4厘米,体重达到5克左右。他已经作好了生长发育的准备,不久就会迅速地长大,那会让你大吃一惊的。现在他基本的细胞结构已经形成,身体所有的部分都已经初具规模,包括胳膊、腿、眼睛、生殖器以及其他器官。但是这些器官还处于发育阶段,都没有充分发育成熟。

💗 孕妈妈的改变

怀孕进入第10周了,现在孕妈妈的身体变化依然不大,尤其是初次怀孕的孕妈妈现在还看不出腹部的变化。但是乳头上可能会长出小雀斑、白包,乳头的颜色也比以前深了,白带明显增多,妊娠反应明显。孕妈妈会感到更不舒服,情绪上波动也很大,会变得烦躁、易生气。

这周已是妊娠反应的后半期,随着时间的推移,不适会逐渐减轻,直至消失。

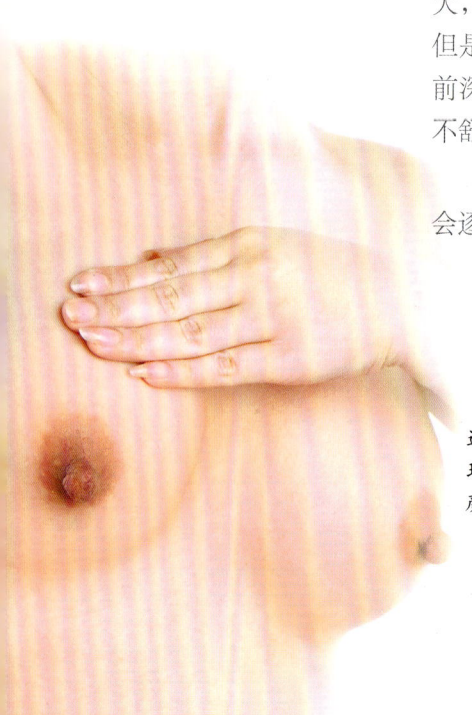

进入孕10周,乳头上出现小雀斑、白包,乳头颜色比以前深了。

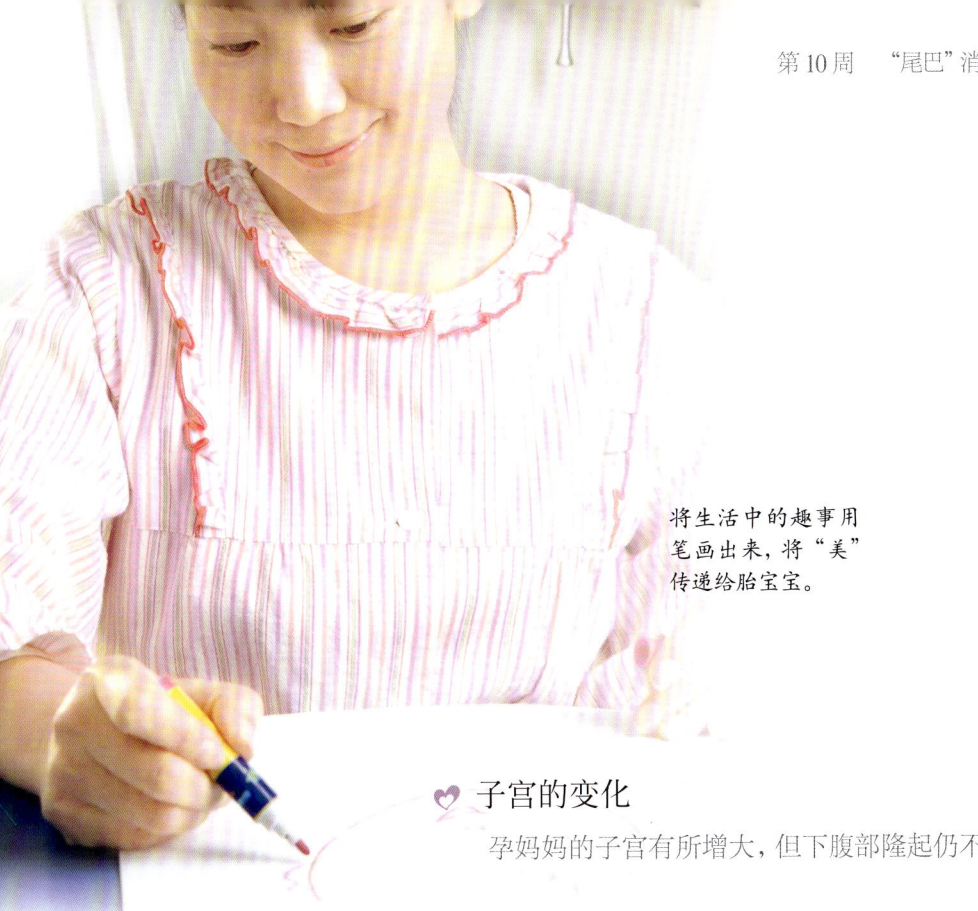

将生活中的趣事用笔画出来，将"美"传递给胎宝宝。

💗 子宫的变化

孕妈妈的子宫有所增大，但下腹部隆起仍不明显。

💗 孕妈妈情绪调适

孕妈妈可能会情绪不稳定，易于激动或流泪；也可能寡言少动，对事物过于敏感，极易受到伤害。只要不影响别人，孕妈妈可以适度地放纵自己，借以调整心态。但也需要试着培养自己豁达的态度。孕妈妈的兴趣爱好也会发生改变，开始对儿歌、童谣、孩子们的游戏兴趣倍增，这说明孕妈妈在适应躯体的生理变化，开始输入眷恋小生命的母爱。准爸爸还会发现孕妈妈对性生活有畏惧和回避的现象，但也可能孕妈妈的性兴奋会增强，这都属于正常现象。

本周备忘录

绒毛膜检查：高龄、以前生过畸形儿、家族中有遗传病例的孕妈妈，在怀孕第10~13周需接受绒毛膜检查，及早诊断各种染色体病和先天性代谢病。

少用空调：夏天的室温在25℃，相对湿度在50%比较适宜。如果贪图凉快过度使用空调，不但不利于孕妈妈体温的自我调节，还有可能引起感冒和皮肤干燥。

1 孕妈妈安全驾车6不宜

习惯开车的孕妈妈出于方便的考虑可能暂时不会改换别的交通工具,这也没太大的关系,但一些怀孕后的驾驶安全事项孕妈妈还是要注意的。

忌穿高跟鞋

孕妈妈平时走路就不要穿高跟鞋了,开车更是要忌讳。拖鞋、塑料底鞋也不可以穿,最好是穿运动鞋或者是布鞋,这样踩离合或刹车才能更到位,也不会打滑。

空调温度应适宜

车内空调一般以26℃为佳,孕妈妈坐在里面最好不要低于这个温度。在不是太热的情况下,可以关掉空调,打开车窗改吹自然风。

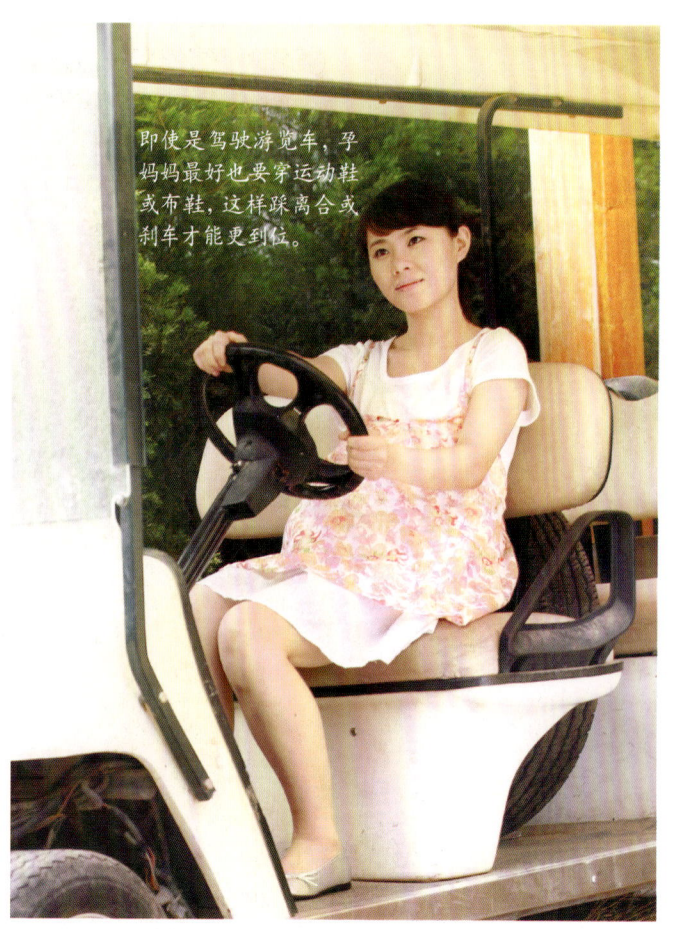

即使是驾驶游览车,孕妈妈最好也要穿运动鞋或布鞋,这样踩离合或刹车才能更到位。

除臭杀菌

如果孕妈妈开车的时间很长,一定要定期去正规的汽车保养处或者4S店去做车子的除臭杀菌护理。尤其是夏天常用空调,要适时去更换空调滤心,这样才能保证孕妈妈在驾驶或者乘坐汽车的时候有一个干净、整洁、清新的环境。

仪表台上不要放硬物

很多人都喜欢在车前方的仪表台上放很多东西,什么香水瓶、纸巾盒子、钥匙等等,其实放这些东西不只使车内显得很凌乱,最关键的是一旦紧急刹车,很容易伤害到坐在前排的人。而香水中的酒精成分也比较多,这种气味对孕妈妈也不是很好,所以尽量不要放在车里。

开车节奏不可过猛

孕妈妈在开车的时候应该避免紧急制动、紧急转向,因为这样的冲撞力过大,可能使胎宝宝受到惊吓。

新车应先去味

因为新车里面可能会有一些气味,所以新车买回家后应该先开车门车窗,放掉一部分化学气味,然后可以放些竹炭、菠萝等可以吸收异味的物品。

2 避免流产，生活细节需注意

作息要有规律

生活不规律，睡眠时间过短，生物钟颠倒，将直接导致内分泌紊乱，造成孕妈妈身体虚弱，引发流产危险。

避免情绪紧张

情绪紧张有可能影响免疫系统，使内分泌功能失调，从而导致流产。

远离有害化妆品

指甲油以及洗甲水之类的化妆品往往含有一种名叫酞酸酯的物质。酞酸酯若长期被人体吸收，不仅对人的健康十分有害，而且最容易引起孕妈妈流产及生出畸形儿，尤其是男孩，更容易受"伤害"。

忌过度饮酒

偶尔10~20毫升的酒精摄入不会给胎宝宝带来影响，但是大量饮酒只需一次就足以让孕妈妈遗憾终生。

忌盲目减肥

很多孕妈妈对自己快速增长的体重不满意，采用控制饮食的方法快速减肥，目的是方便生产和产后恢复。但是这种盲目的减肥方式，会造成营养摄入不足，营养摄入不足会使胎宝宝停止发育甚至流产。

尽量少喝咖啡

也许工作需要孕妈妈用咖啡提神，也许只是迷恋咖啡的味道；但对咖啡的依赖也会加大流产、畸形儿的概率，因为咖啡因可导致DNA损害及染色体畸变。

远离噪音

噪音可影响孕妈妈中枢神经系统的机能活动，还会使胎心加快、胎动增加，对胎宝宝极为不利。高分贝噪音可损害胎宝宝的听觉器官，并使孕妈妈内分泌功能紊乱，诱发子宫收缩而引起早产、流产、新生儿体重减轻及先天性畸形。

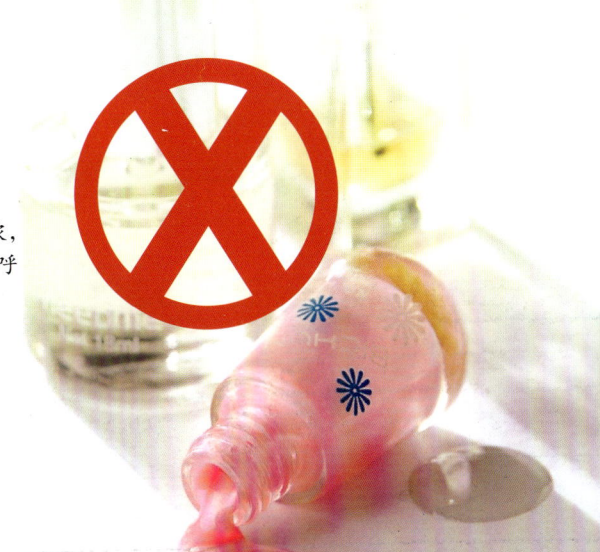

指甲油的气味过浓，容易引起孕妈妈呼吸道不适。

3 保证胎宝宝的营养供应

好肠胃带来好吸收,使胎宝宝的营养供应得到有力保障,强健的消化系统更能及早适应孕期的激素变化,让孕妈妈不那么难受。

饮食应有规律

要常吃蔬菜和水果,以满足机体需求和保持大便通畅。少吃生冷、刺激性和难于消化的食物,如酸辣、油炸、干硬和黏性大的食物。定时作息,让肠胃得到休息,保持大便畅通,养成每天晨便的习惯。

春节、元宵节、端午节、中秋节等节日食品都有油分大、不好消化的特点,加上传统习惯会在节日加餐,作为一家的保护重点,家人会有意劝孕妈妈"多吃一点",无意之中给孕妈妈的肠胃带来负担。这个时候孕妈妈要及时说明情况,不要因为不好意思而累坏自己的肠胃。

心情也会影响饮食

情感因素对食欲、消化、吸收都有很大影响。要保养脾胃首先要保持良好的情绪,不要让不良情绪影响自己的正常进食。

适当食补

平时可以用枸杞子、羊肉、百叶、鸭肉等温热性的食物熬粥或炖汤,滋补的同时养胃护脾,每次1~2小碗。注意不要过量,过量会增加肾的负担,不利于健康。

注意冷暖

在春秋气候变化无常时,孕妈妈要注意保暖,避免受冷,少吃生冷瓜果等。如果感到肠胃不适要及时向医生咨询,找到适合自己的解决方法。

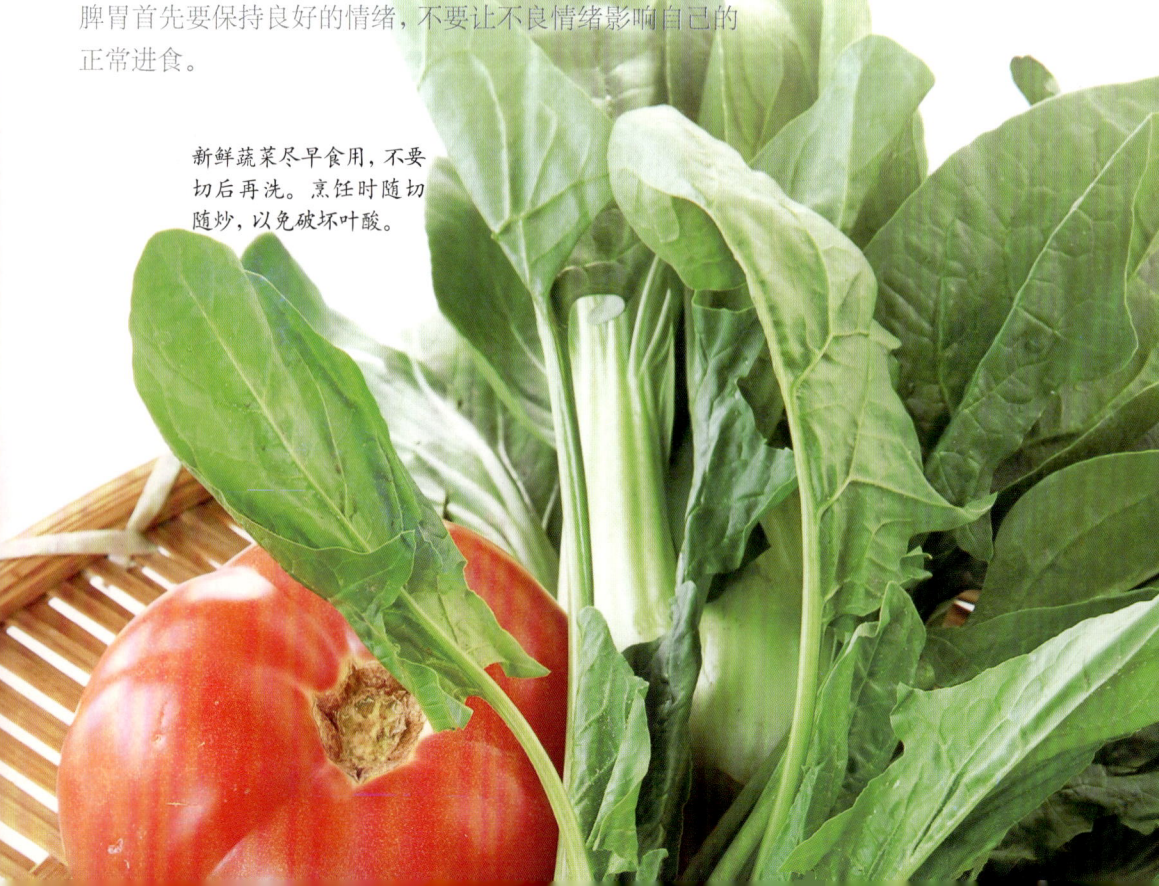

新鲜蔬菜尽早食用,不要切后再洗。烹饪时随切随炒,以免破坏叶酸。

4 准爸爸应做好的工作

怀孕只是孕妈妈的事吗？NO！在孕期的生活和保健中，准爸爸同样有着义不容辞的责任：分享孕妈妈的喜悦与担心，给予她最大的支持，将所有对妻子和宝宝的爱转化为行动吧！

作为准爸爸，总结起来，应该注意做好以下几方面的工作。

做好后勤服务

怀孕的妻子一个人要负担两个人的营养及生活，身体非常劳累，如果营养不足或食欲不佳，不仅会体力不支，而且严重地影响胎宝宝的发育。准爸爸要关心孕妈妈孕期的营养问题，尽心尽力当好孕妈妈和胎宝宝的"后勤部长"。

丰富生活情趣

早晨陪孕妈妈一起到环境清新的公园、树林或田野中去散步，做做早操，嘱咐孕妈妈白天晒晒太阳；晚上不妨为孕妈妈选几首轻松明快的音乐，和她一起静静地欣赏。这样，孕妈妈会感到丈夫温馨的体贴，心情舒畅惬意。

协助妻子胎教

准爸爸对孕妈妈的体贴与关心，对胎宝宝的抚摸与"交谈"，都是生动有效的情绪胎教。创造一个温馨的氛围及和谐的心境，通过孕妈妈的神经递质作用，使胎宝宝得到良好的发育。

做妻子的坚强后盾

告诉她，无论怀孕之后她变成了什么样子，在自己眼里依然是最美的。

在她感觉难受的时候随时递过去一瓣橘子或一个削好的苹果。如果妻子这时还上班，有条件的最好开车送她上下班。去医院做检查，一定要陪着妻子一起去。多上网搜集一些相关知识，去书店购买一些胎教、怀孕手册，和她一起共同学习。

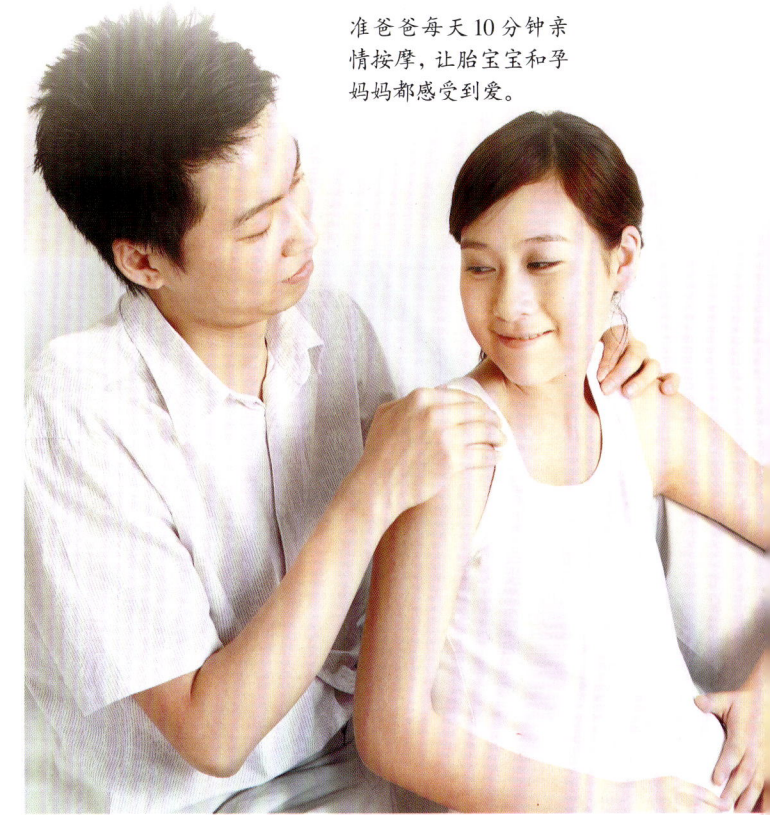

准爸爸每天10分钟亲情按摩，让胎宝宝和孕妈妈都感受到爱。

第11周　打哈欠了

胎宝宝长得很快，最初的骨头开始形成，会吮吸大拇指，还会打哈欠了。在脸部、眉毛及上唇部位出现最初的体毛。胎宝宝的大脑尚不能运行，但大脑细胞仍在一如既往地飞速繁殖。

❤ 胎宝宝的变化

现在胎宝宝身长达到4.5~6.3厘米，体重达到10克。生长速度加快了，已经在子宫内开始做吸吮、吞咽和踢腿的动作，他维持生命的器官也已经发育成熟。在以后3周里，他的身长将增长两倍，同时，许多细微之处开始表露出来，像手指甲、绒毛状的头发等，生殖器将开始成长，再过一段时间就可以分清是男孩子还是女孩子了。

❤ 孕妈妈的改变

孕早期就快结束了。现在早孕反应开始减轻，再过几天恶心呕吐、食欲不振的现象就会消失。那时你会时常感到饥饿，每天吃大量的食物都不能满足你的要求。现在孕妈妈可能已经注意到腰变粗了，但暂时还不用穿孕妇装。现在是胎宝宝全面快速发育的时期，孕妈妈应注意均衡饮食，保证充足的蛋白质、多种维生素、钙、铁等营养物质的供给。

❤ 子宫的变化

子宫增大，上升到骨盆以上，孕妈妈下腹部外观隆起仍不明显。

早孕反应减轻后，应注意补充蔬菜、水果、坚果、瘦肉等全方位的营养。

散步时,感觉疲劳要马上停下来,找身边最近的凳子休息5~10分钟。

💗 孕妈妈情绪调适

有些妊娠反应较严重的孕妈妈常常感觉全身倦怠,无精打采。但是,如果不是医生建议你卧床静养,请不要放弃工作。因为适度忙碌的工作,同事之间的交流与关心,对你有益而无害。将要成为妈妈的你,也应时常提醒自己要坚强。面对暂时的困难,孕妈妈要尽量坚持,要相信自己可以应付,并有能力最终渡过这个难关。想吐的时候,不要马上跑到水池边去吐,先稳一稳,也许只是一时性的恶心。吃东西的时候,多想一想肚里的胎宝宝,告诉自己:"这些食物很好吃,都是我一向很喜欢的,吃一些我就不会再恶心、呕吐了。"这些心理暗示会对孕妈妈有所帮助。吃一点东西再去刷牙可以避免孕吐。

本周备忘录

冬季防上火:冬季保暖要适当。在有暖气或者空调的房间里要注意适时减衣,防止出现燥热。同时要定时通风透气,感觉过于干燥时可以在室内搁置水盆或者用加湿器保持湿度。

如何徒步行走:走路时上身注意保持正直,双肩放松。散步前要选择舒适的鞋,以低跟、掌面宽松型为佳。

1 孕期疲劳怎么办

许多孕妈妈没有料到，在怀孕的第一个时期感到非常疲惫，尤其是刚开始极易产生疲倦感。如果怀孕初期的3个月，身体缺乏铁、蛋白质和足够的热量，这种疲倦感会更为强烈。不过不要担心，这种疲倦感是身体的自我保护，它要求你更多地休息，保护你的健康。

缓解对策

＊无论如何疲倦难当，都不要以咖啡、浓茶、可乐、糖果、甜腻的蛋糕来振奋精神。它们给我们的短暂兴奋一过，血糖会直线下降，反而会比之前更加疲倦。况且，它们对腹中的胎宝宝是有伤害的。

＊量力而行。即使是以前干惯了的家务活，不舒服的时候也不要勉强去干。准爸爸此时要特别理解孕妈妈，多做些家务，宝宝的出生需要两个人的共同努力。

＊坐着的时候注意抬高脚的位置。晚上早点睡觉，并注意每天进行散步等适当的运动。

缓解疲劳食谱推荐

山药麦芽粥

原料：大米50克，山药100克，麦芽少许。

做法：

1. 大米洗净沥干，山药去皮洗净切小块，麦芽炒至金黄。
2. 锅中加8杯水煮开，放入大米、山药、麦芽煮至沸时稍搅拌，改中小火熬煮30分钟即成。

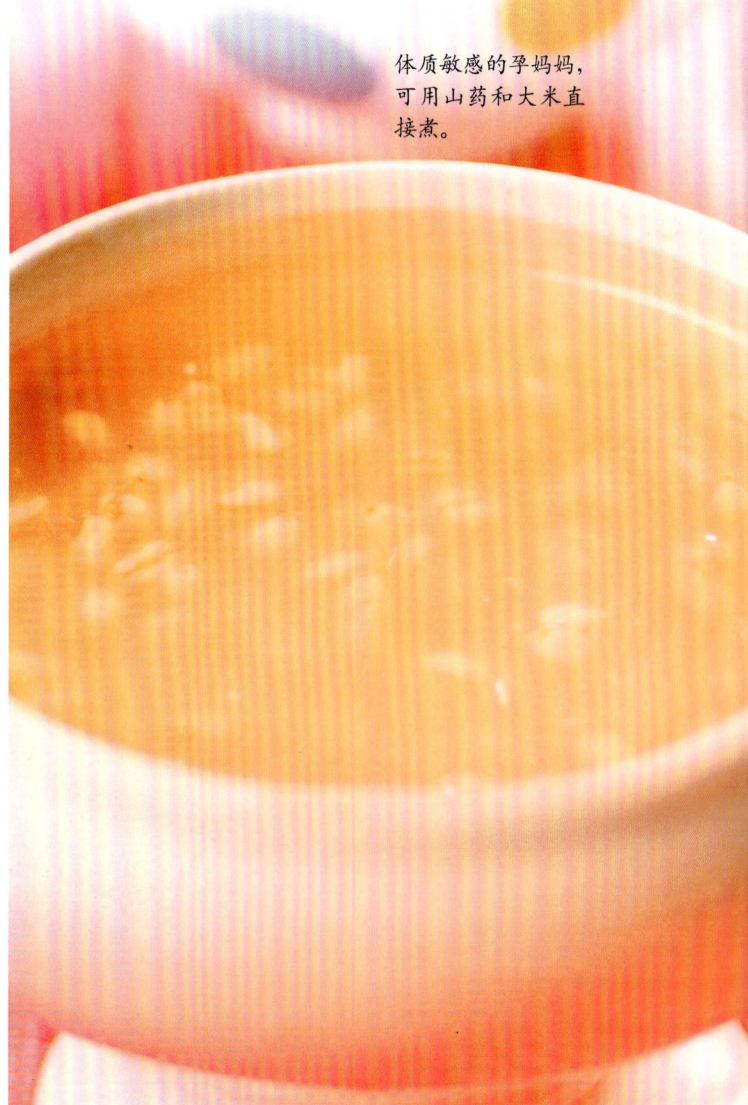

体质敏感的孕妈妈，可用山药和大米直接煮。

2 孕期要多喝水吗

水是孕妈妈身体中的运输系统，通过血液把营养带给胎宝宝，同时带走胎宝宝和孕妈妈自身的代谢物。膀胱感染在怀孕期间是很常见的。多喝水，尿液会保持较稀的浓度，减少感染风险。水还可以改善便秘，并有助于防止痔疮。

喝足够的水能防止脱水，这在孕晚期尤为重要，脱水能引起宫缩，导致早产。

3 孕妈妈怎样喝水才健康

每天 8 杯水：一般孕妈妈每天可喝 1~1.5 升水，但不能超过 2 升，孕晚期以 1 升以内为宜。每做 1 个小时的轻微运动要多喝 1 杯水。

早晨一杯新鲜水：早饭前 30 分钟，以小口慢喝的方式喝 200 毫升 25~30℃的温开水，可以温润胃肠，刺激肠胃蠕动，有利定时排便，防止痔疮、便秘。

不渴也要常喝水：口渴说明体内水分已经失衡，体内细胞脱水已经到了一定的程度。孕妈妈喝水无需定时，次数不限。

反复煮沸、久沸或久贮的水不能喝：反复煮沸的水，水中的亚硝酸盐以及砷等有害物质的浓度相对增加。喝了久沸的开水以后，有可能会导致血液中的低铁血红蛋白转化成不能携带氧的高铁血蛋白，从而导致中毒。另外，在热水瓶中贮存超过 24 小时的开水也不能喝。

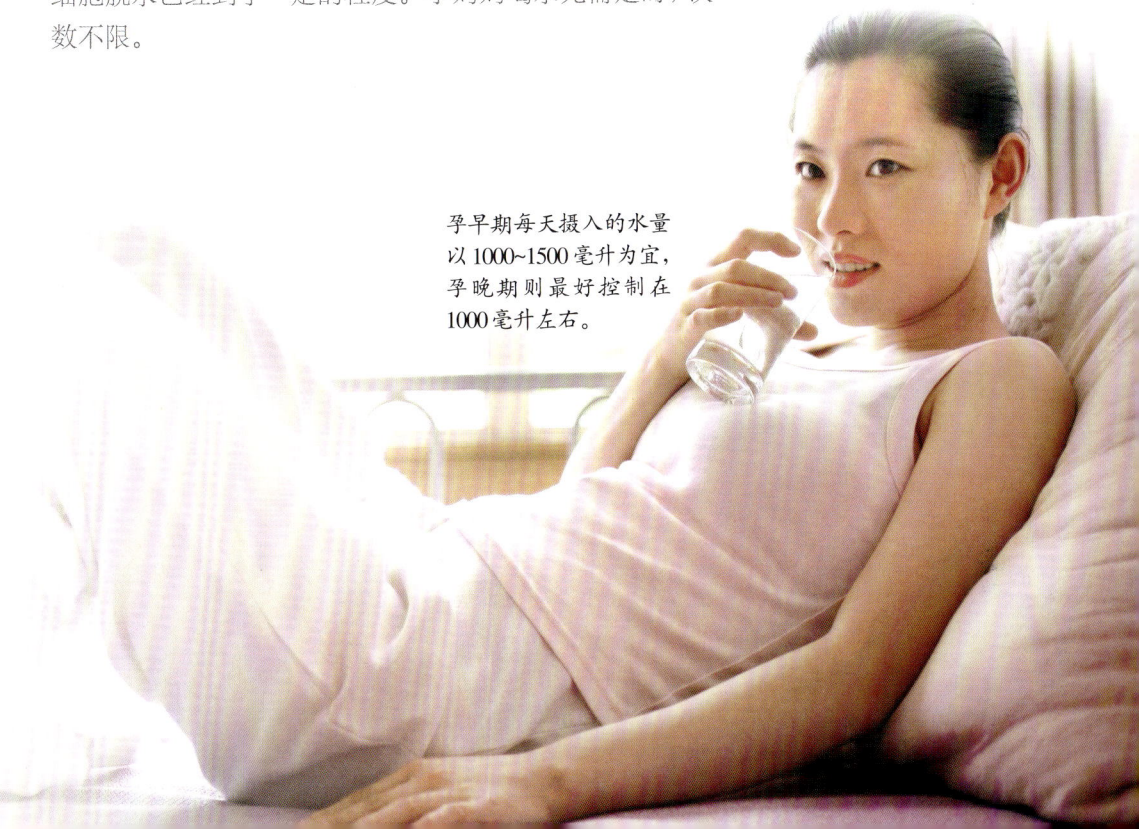

孕早期每天摄入的水量以 1000~1500 毫升为宜，孕晚期则最好控制在 1000 毫升左右。

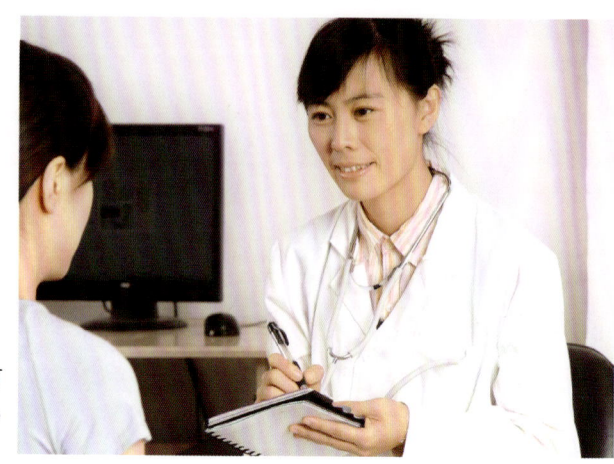

出血量超过月经并伴有腹痛，应立即去医院，听从医生的建议。

4 出血和腹痛都是流产的"危险信号"

流产是指妊娠28周内，由于某种原因而发生妊娠终止的现象。如发生在妊娠12周以内者称为早期流产；如发生在12周以后者，称为晚期流产。

重视先兆流产

流产最主要的信号就是阴道出血和腹痛（主要是因为子宫收缩而引起腹痛）。如果孕妈妈发现自己阴道有少量流血，下腹有轻微疼痛或者感觉腰酸下坠，这可能就是流产的前兆，也是宝宝给你传递的"危险信号"。这时孕妈妈也不必太过紧张，最好的方法就是卧床休息，如果情况没有改善，反而更加严重，则需要及时就医。

流产原因是多方面的

流产的原因很多，大体可归纳为以下几点：

胚胎方面：由于爸爸的精子和妈妈的卵子本身的缺陷，或因早期受外界因素影响，使胚胎不能正常发育，以致死亡。或者由于胎盘绒毛异常，不能正常供应胚胎营养而致胚胎死亡。

母体方面：如果母体卵巢黄体功能不足，孕卵发育受限，可致胚胎停止发育。如果孕期发生急性传染病或染上各种病毒感染高烧等，毒素可通过胎盘使胎宝宝患病导致停止发育。

孕妈妈如果患有某些全身性疾病或代谢性疾病，都可影响胚胎的发育。孕妈妈如果有子宫发育不良、畸形、子宫肌瘤、子宫颈口松弛等问题，胚胎或胎宝宝会因为子宫肌的发育不良及宫内压异常而致流产。

此外，手术外伤、药物、放射线，甚至情绪过度紧张或激动都可造成流产。

小贴士

一般而言，正常的孕妈妈不会有阴道出血并伴有腰痛，这多为先兆流产的征兆，应引起重视，及时治疗。如出血量超过月经，更是不正常的。如果伴有组织物排出，应立即去医院，并把阴道排出的组织物一并带去。

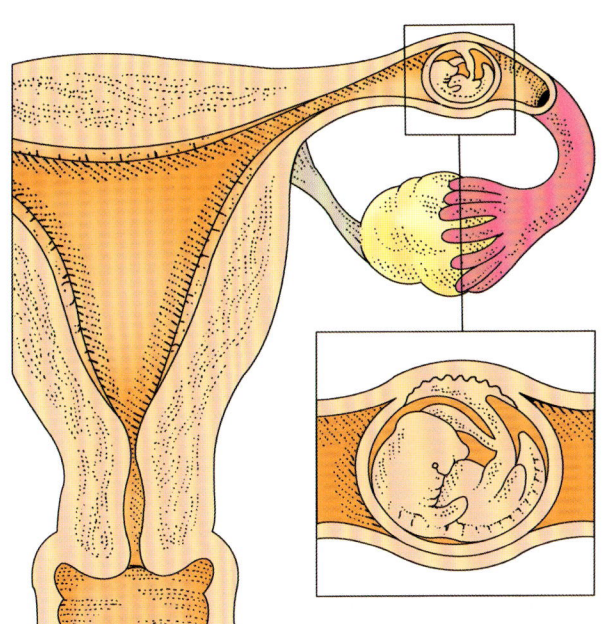

宫外孕最常见于输卵管，但也可能发生在其他部位。

5 了解异常妊娠

得知自己怀孕之后的孕妈妈，都会关心自己的状况是否正常。了解及掌握自己的怀孕状况，认识可能发生的异常妊娠现象，是每一位孕妈妈必须学习的课程。

宫外孕

正常妊娠情况下，受精卵是在子宫内膜上着床、生长发育的，如果它在子宫体腔以外的地方生长发育，就是异位妊娠，俗称"宫外孕"。

典型症状：停经6~8周后，感到下腹剧烈疼痛，出现少量阴道出血。但如果只是少量出血，而没有腹痛，孕妈妈大可不必着急，这是受精卵在子宫内膜上着床时引起的"点状出血"，并无危险。

葡萄胎

葡萄胎是指实际上没有胎宝宝或胎宝宝发育不正常的情形。胎盘底部的微细绒毛产生异常，子宫内形成葡萄形状的水泡，并充满子宫。

典型症状：恶心、呕吐等症状会非常严重，妊娠3~4个月时会分泌大量暗褐色的分泌物，下腹产生膨胀感。妊娠5~6个月时，也听不到胎心音。

小贴士

发生宫外孕时，即使是输卵管破裂，只要治疗及时，就不会对母体产生很大的影响。但如果治疗不及时，就会因大量出血而威胁孕妇生命。

利用超声波检查，在妊娠5~6周时就能够准确诊断出葡萄胎，确诊后需要进行2~3次刮宫术。手术后要严格进行护理，在手术后一年时间内必须采取避孕措施，以免这种情况再次发生。

第12周 小脸蛋更漂亮了

胎宝宝的脸部轮廓更加细腻,脸部骨架渐渐达到最终的状态。如果是女宝宝,卵巢开始下到骨盆,如果是男宝宝,前列腺该出现了,性腺也开始正式分泌激素,激素会刺激宝宝的生殖器官的生长。

❤ 胎宝宝的变化

胎宝宝现在身长大约有9厘米,从牙胚到指甲,身体的雏形已经发育完成。手指和脚趾已经完全分离,一部分骨骼开始变得坚硬,并出现关节雏形。在未来6个月他的主要任务就是努力地从母体中汲取养分,然后茁壮成长,直到能够脱离温暖舒适的子宫,去适应外面的世界。

❤ 孕妈妈的改变

孕早期是流产的高发期,由于胎盘尚未完全形成,胎宝宝与孕妈妈的联系还不是特别牢固。这个时期即将过去,恶心呕吐、疲劳嗜睡的症状已经减轻,孕妈妈将会感到精力充沛。现在孕妈妈的皮肤可能有些变化,一些孕妈妈的脸和脖子上不同程度地出现了黄褐斑,这是孕期正常的特征,产后就会逐渐消退。这时孕妈妈还可能看到,小腹部从肚脐到耻骨还会出现一条垂直的黑褐色妊娠线。

❤ 子宫的变化

子宫刚超出盆腔,刚好在耻骨联合上方能摸到宫底。此时胎宝宝正处于发育阶段,特别是胎盘和母体子宫壁的连接还不紧密,如果子宫收到震动,就会造成胎盘脱落而流产。

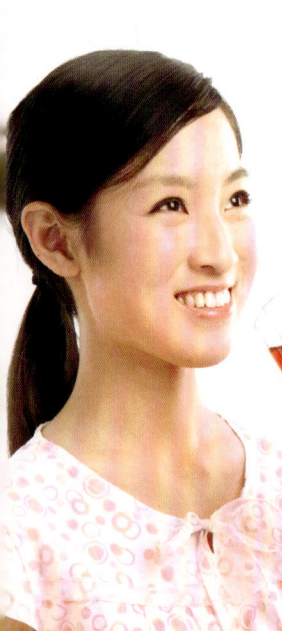

孕早期口味变化会很大。可乐、浓茶依然不宜喝,新鲜蔬果汁是不错的选择。

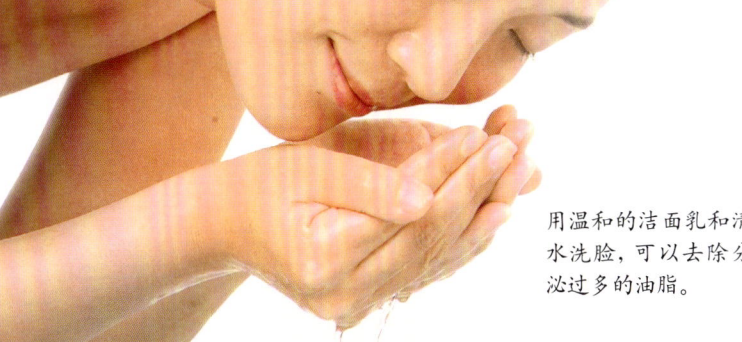

用温和的洁面乳和清水洗脸，可以去除分泌过多的油脂。

💜 孕妈妈情绪调适

在妊娠早期的心理调试过程中，孕妈妈的注意力会逐渐从外部转为内部。由于怀孕的体征还不明显，孕妈妈会有选择地接受一些外部信息，观察人们的反应，寻找内部和外部的证据来证明自己的身体确实与原来不同。开始更多地关注自我，对他人的依赖性增加，自怜自艾的心理增强。同时，还可能情绪稳定性差；或经常反省自己的过去。由于将成为母亲，因此孕妈妈会经常反省自己与母亲的关系。这是一个复杂的心理现象，伴有内疚和矛盾心理。通过反省，孕妈妈可以形成自己独特的母亲特性，这对于更好地定位自己作为女性和母亲的身份是非常关键和有益的。

本周备忘录

节制性生活：在孕早期，你和丈夫应节制性生活。如果有性生活，要特别注意动作要轻柔，否则易使孕妈妈受伤和出血，严重的还会造成流产。还要注意保持身体的清洁，不要引起细菌感染。

预防牙齿疾病：在体内大量雌激素的影响下，从本月起，口腔会出现一些变化，如牙龈充血，触之极易出血，医学上称此为妊娠牙龈炎。坚持早、晚认真刷牙，用牙线清洁牙缝，餐后漱口，都是积极的对策。

小心使用化妆品：不要使用有美白祛斑作用的化妆品，这些化妆品常常添加铅、汞等重金属，对胎宝宝非常不利。

第一次产检：孕妈妈可以进行第一次产前检查了，一般包括盆腔检查、血压、心肺功能、尿常规及尿糖等项目。注意按照医生的要求按时检查身体，以确保你和胎宝宝都处于健康状态。

1 孕妈妈多吃鱼，宝宝健康又聪明

都说吃肉吃"红的"不如"白的"好，"白的"指的就是鱼肉。孕妈妈吃鱼越多怀孕足月的可能性越大，出生时的婴儿也会较一般婴儿更健康、更精神。鱼之所以对孕妈妈有益，因为它富含 Ω-3 脂肪酸，这种物质有防止早产的功效，也能有效增加婴儿出生时的体重。

保证营养供给

鱼的蛋白质丰富，远高于肉类，含有人类必需的氨基酸，属于优质蛋白质，而且易于消化，其消化率高达 85%~95%。鱼还含有丰富的维生素 A、维生素 D，矿物质含量也很高，常见的钙、磷、铁、锌、碘、钾等均很多。而且鱼的脂肪含量少，但质量高，鱼油多为不饱和脂肪酸，不仅可预防心血管病，而且有利于神经系统发育。

促进脑细胞发育

胎宝宝的脑细胞的发育有两个高峰期，一个是孕早期，另一个是孕晚期至出生后 2 周岁。此时脑细胞分裂、增长特别迅速，需要的营养物质多，是补充 DHA 和 EPA 的良好时机。所以，孕妈妈多吃鱼对胎宝宝大脑发育有极大的益处。

小贴士

4 类鱼不要吃。美国食品和药物管理局提醒孕妈妈及计划怀孕的妇女，要避免吃鲨鱼、鲭鱼王、旗鱼及方头鱼，因为这 4 种鱼的汞含量可能会影响胎宝宝大脑的生长发育。汞进入孕妈妈体内之后，会破坏胎宝宝的中枢神经系统，造成宝宝的认知能力低下。孕妈妈应尽量吃不同种的鱼，不要只吃一种，每周平均吃鱼量不要超过 300 克，就不用担心汞的摄入量超标了。

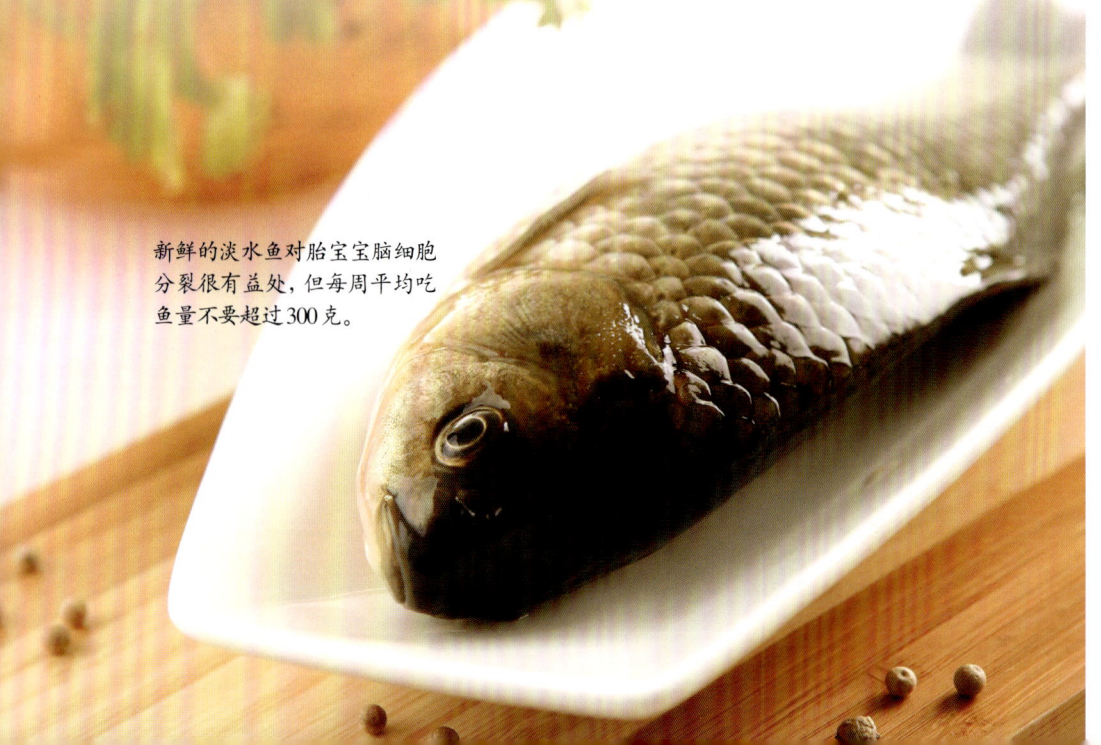

新鲜的淡水鱼对胎宝宝脑细胞分裂很有益处，但每周平均吃鱼量不要超过 300 克。

第12周 小脸蛋更漂亮了

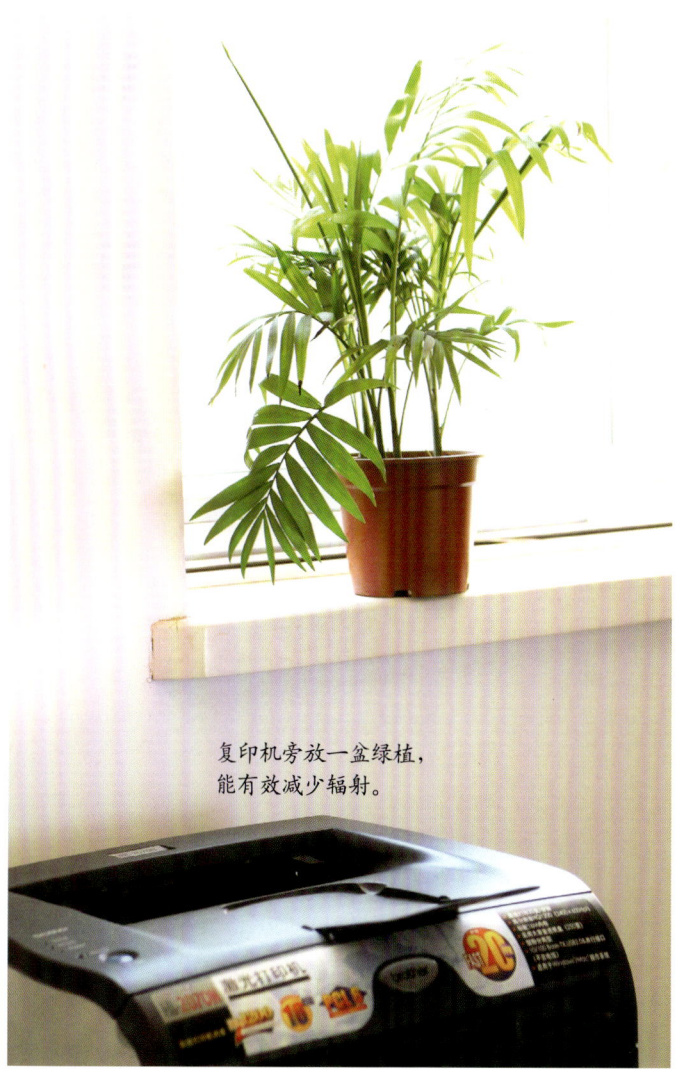

复印机旁放一盆绿植，能有效减少辐射。

电话

电话听筒上2/3的细菌可传给下一个拿电话的人。如果办公室里有人患感冒，疾病就会在办公室里蔓延开来，很可能殃及孕妈妈和腹中的胎宝宝。

解决措施：勤快一点，经常用酒精擦拭听筒和键盘。

空调

长期在空调环境里的人容易有头痛和血液循环方面的问题，且特别容易感冒。担负着两个人健康责任的孕妈妈，要特别小心。

解决措施：定时开窗通风。尽量每隔2小时到室外待一会儿，呼吸一下新鲜空气。

复印机

由于复印机的静电作用，空气中会产生出臭氧，启动时，还会释放一些有毒气体，有些过敏体质的孕妈妈会因此发生咳嗽、哮喘。

解决措施：减少与复印机打交道，平时适当增加含维生素C的饮食。

2 办公室里潜伏着哪些危险源

很多孕妈妈这个时候还在上班。写字楼里办公环境优雅、舒适、远离风吹日晒，但孕妈妈有没有想过，装修精美、设备先进的办公室里，其实存在各种各样的危险源。

电脑

电脑开启时，显示器散发出的电磁辐射，对人体细胞分裂有破坏作用，在怀孕早期会损伤胚胎的微细结构。

解决措施：最好少用电脑，尤其是孕早期。即使是别人操作的电脑，也要与它保持距离。

3 孕期产检时间表

产检频率	产检次数	怀孕周数	例行产检项目	定期/特殊产检项目（在□里划钩记录已检查项目）	备注
每月1次（怀孕28周以前）	第1次	12周	了解病史（年龄、职业、推算预产期、月经史、孕产史、手术史、本次妊娠过程、家族史、丈夫健康情况等） *体　重 *腹　围 *身　高 *四肢浮肿情况 *血　压 *胎　心 *宫　高	□尿常规 □血液检查（验血） □血常规 □梅毒抗体 □凝血功能 □肝功能 □血型（ABO、Rh） □风疹病毒 □甲乙丙肝抗体 □弓形虫抗体 □艾滋病抗体 □巨细胞病毒 □阴道检查 □心电图 □颈后透明带扫描（NT，检测胎宝宝唐氏综合征，怀孕11~13周进行） □绒毛活检（检测胎宝宝唐氏综合征，怀孕11~13周进行）	建卡 预约B超
	第2次	16周	*体　重 *血　压 *宫　高 *腹　围 *四肢浮肿情况 *听胎心 *血常规 *尿常规	□唐氏综合征筛查（怀孕14~20周进行） □羊水穿刺（检测胎宝宝唐氏综合征，怀孕16~20周进行）	有些医院会合并进行第一次产检时的血检查和唐氏综合征筛查
	第3次	20周		□B超（排除胎宝宝畸形，怀孕18~24周进行）	
	第4次	24周		□糖筛查（一般在怀孕24周进行，如有高危因素可提前至孕早期） □糖耐量测试（糖筛查测量值超过标准时进行）	

产检频率	产检次数	怀孕周数	例行产检项目	定期/特殊产检项目（在方框里划钩记录已检查项目）	备注
每2周1次（怀孕28~36周）	第5次	28周	* 体　重 * 血　压 * 宫　高 * 腹　围 * 四肢浮肿情况 * 听胎心 * 血常规 * 尿常规		
	第6次	30周		□ B超（检查胎宝宝发育情况并进一步排畸，怀孕30~32周进行）	
	第7次	32周			
	第8次	34周			
	第9次	36周		□ 胎心监护（从36周开始每周一次）	
每周1次（怀孕36周以后）	第10次	37周	* 体　重 * 血　压 * 宫　高 * 腹　围 * 四肢浮肿情况 * 胎心监护 * 血常规 * 尿常规	□ 骨盆测量 □ B超（检查胎宝宝大小、胎位和羊水状况，为分娩做准备，怀孕36周或以后进行） □ 心电图（可以门诊做，无特殊情况也可在入院待产时做）	与医生讨论分娩方式
	第11次	38周			
	第12次	39周			

30岁以上的孕妈妈，最好能够做下面的检查：

遗传方面：可抽血检查染色体、血型进行基因分析。

生殖器方面：可以做B超了解子宫体、子宫颈、卵巢、输卵管的情况。

感染方面：应做白带和血液检查，以排除滴虫、霉菌、HPV、支原体、风疹病毒、巨细胞病毒感染。

内分泌方面：可抽血查甲状腺功能、血糖、性激素。

免疫方面：可抽血查抗精子抗体、抗卵磷脂抗体、抗子宫内膜抗体、狼疮因子等。

环境方面：可做微量元素检测或对有异味的环境进行检测。

大龄孕妈妈必须进行的检查：超声波检查一般需要做两次，分别在12周和20周的时候进行。这项检查可用来进一步确定怀孕日期及任何发育异常的情况，如腭裂、脏器异常等。

绒毛及羊水检查在11周左右，用一根活检针通过宫颈或腹壁进入宫腔到达胎盘位置，取出少许绒毛组织进行检查。也可在16周左右，以针头穿刺的方法，取羊水、收集胎宝宝脱落的细胞进行检查，分析胎宝宝的染色体。

这些都是很准确地检测胎宝宝是否异常的方法。

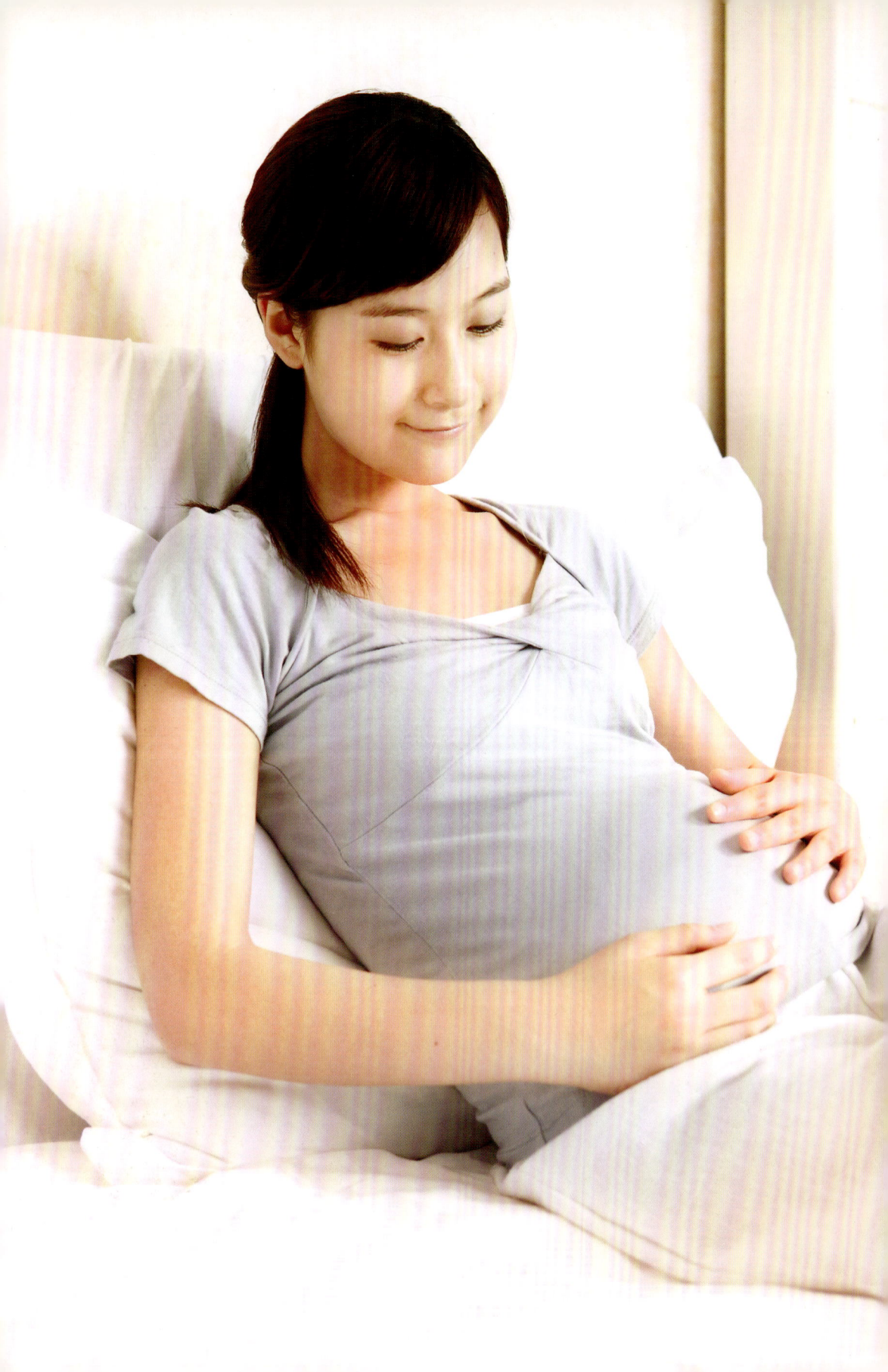

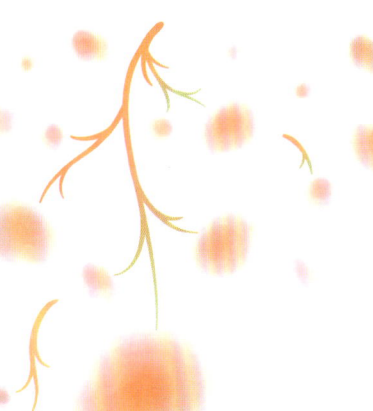
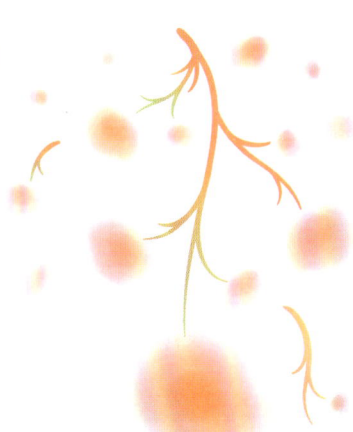

孕4月

跨出胜利一步

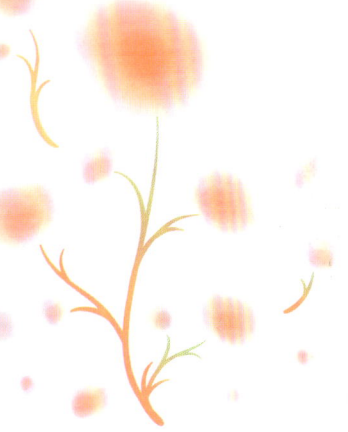
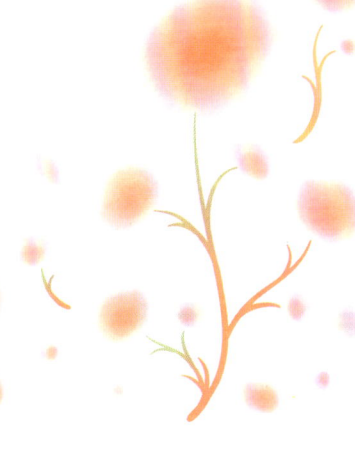

第13周 踢腿伸胳膊

胎宝宝进入一个快速生长的阶段,他的身体大小已经赶上头部了,他变得活跃,能踢踢小腿,伸展小胳膊,也能轻松地握紧拳头,但这些动作仍没有受到大脑的控制。

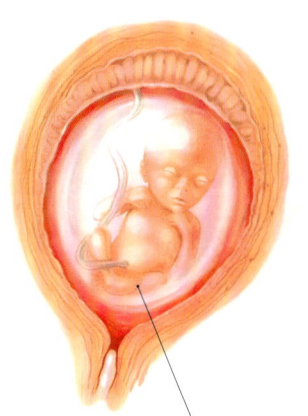

握拳、踢腿、伸胳膊,这些小家伙都会做了。

♥ 胎宝宝的变化

胎宝宝看上去更像一个漂亮娃娃了,他的眼睛突出在头的额部,两眼之间的距离在缩小,耳朵也已就位。他的身体在迅速成熟,腹部与母体连接的脐带开始成形,可以进行营养与代谢废物的交换了。

♥ 孕妈妈的改变

进入孕中期,孕妈妈的乳房正迅速地增大,由于腹部和乳房的皮下弹力纤维断裂,在这些部位出现了暗红色的妊娠纹。有些孕妈妈在臀部和腰部也出现了妊娠纹,这时应进行适当的锻炼,增加皮肤对牵拉的抗力。为了孕妈妈产后的美丽容颜和健康体形,怀孕期在补充营养的同时也要注意避免体重增加过快或过多。

♥ 子宫的变化

孕妈妈的子宫充满了骨盆并且开始不断向上生长进入腹腔,感觉到它好像是一个软软的、光滑的球。

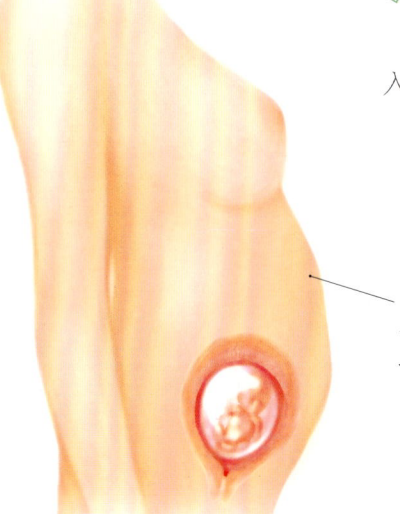

孕妈妈在腹部、臀部和腰部也出现妊娠纹。

💚 孕妈妈情绪调适

马上就要进入一个良性发展的时期了,孕妈妈要注意保持愉快的心情,让腹中的胎宝宝与你一起快乐成长。如果孕妈妈对某些特殊的气味有好感,可以在室内放一些切开的香橙、西柚、草莓、苹果、香蕉等水果,避免喷洒合成香精。

温度适宜时每天到公园、绿地散步一小时,孕妈妈如果有花粉过敏反应,请远离鲜花。在室内贴一些漂亮宝宝的照片,憧憬一下自己宝宝的可爱,是调节心情的好方法。

如果可能,在医院候诊的时候,你可以结交一些孕妈妈做朋友,大家在一起聊天沟通,会帮助孕妈妈顺利度过情绪的波动期。

每天1~2个橙子,就能满足孕妈妈一天的维生素C需求。

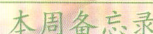
本周备忘录

对付妊娠纹:可以使用含维生素E的橄榄油进行皮肤按摩,促进局部血液循环,增加皮下弹力纤维的弹性。

增加营养:现在孕妈妈的食欲增加了,胎宝宝的营养需求也加大了,为了胎宝宝的健康成长,孕妈妈可以解放自己,全面地摄取各种营养,吃各种平时喜欢但因为担心发胖而不敢吃的东西。不过,再好吃、再有营养的食物都不要一次吃得过多、过饱,或一连几天大量食用同一种食品。

适度锻炼:在孕中期孕妈妈开始感到精力有所恢复,原来十分疲惫的身体开始有些活力了。此时,适度的体育锻炼不论是对孕妈妈的身体健康,还是胎宝宝的顺利分娩都有好处。锻炼时间每次不宜超过半小时,运动量以活动时心跳每分钟不超过130次、运动后10分钟内能恢复到锻炼前的心率为限。

1 运动前要做好准备

先征得医生许可。孕妈妈在计划进行有规律的锻炼之前,先告诉医生自己的运动计划,接受医生的建议,修订运动计划。

选择合适的地点。绿植丰茂,场地开阔的地方可以提供新鲜的氧气。

有计划有规律地进行。一周可以进行2~3次,从自己擅长的运动开始,先做5分钟的热身动作,再正式进入状态。开始训练时运动量要小,逐渐增加到自己最适合的量。停止的时候也要逐渐停止,便于肌肉放松。

运动衣服样式要宽松,鞋子要合脚的平底款式。

2 孕中期运动关键词:轻、慢

适宜运动:散步、游泳、孕妇操、健身球、慢舞等。

运动时间:以每次不超过30分钟为宜。

进入孕中期以后,胎宝宝的状态比较稳定,孕妈妈可以适度地根据自己的情况进行运动。比如游泳能增强心肺功能,还能减轻关节的负荷,消除浮肿,缓解静脉曲张,不易扭伤肌肉和关节,是一项非常适合孕妈妈的运动。散步、跳舞、健身球也是运动量适宜的方式,切记不要做爬山、登高、蹦跳之类的运动,以免发生意外。

3 运动时的注意事项

如果中途感到疲劳,应停止运动,稍事休息。

如果在运动中出现任何疼痛、气短、出血、破水、疲劳、眩晕、心悸、呼吸急促、后背或骨盆痛等现象,马上停止。或在运动后数小时没有胎动,也要立即去看医生。

运动后擦干汗水再采用沐浴冲澡的方式清洁,不要用盆浴浸泡。

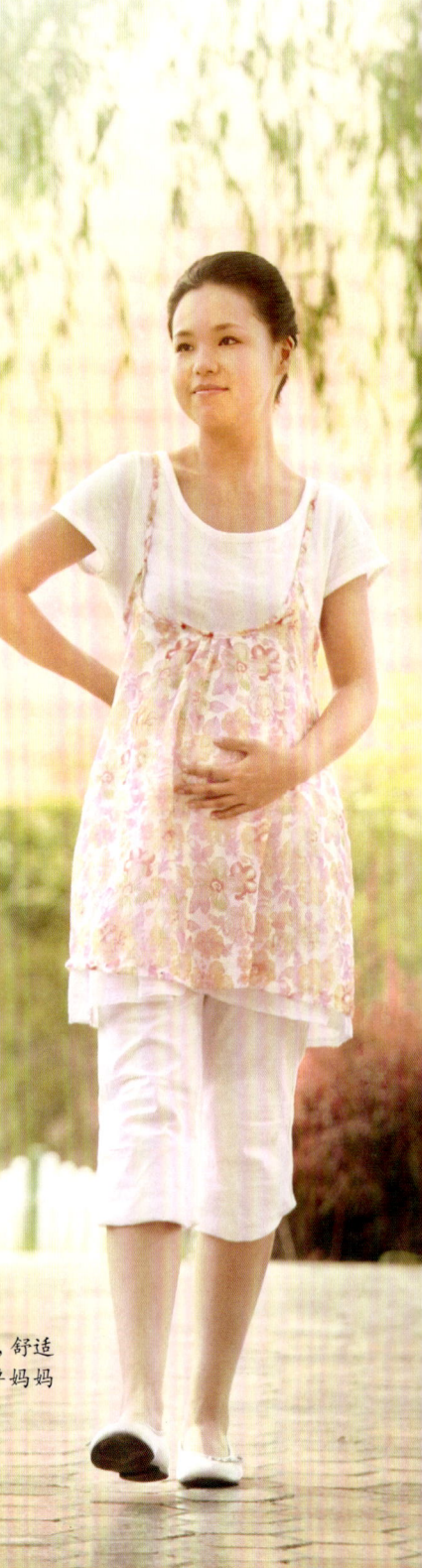

下摆宽松的上衣,舒适的平底鞋都是孕妈妈散步的必备品。

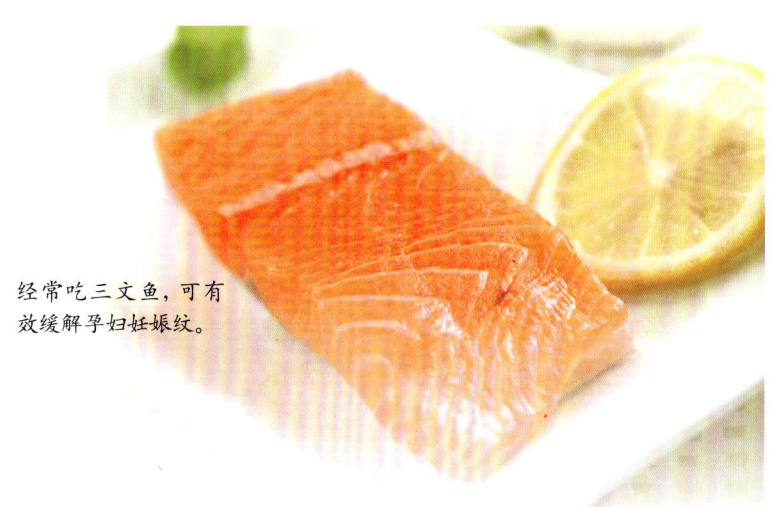

经常吃三文鱼，可有效缓解孕妇妊娠纹。

4 忌吃咸肉、咸鱼、咸蛋

过高的盐分会使你体内潴留更多的水分，容易导致孕妈妈身体水肿，还可能引起妊娠高血压综合征。所以孕妈妈应少吃这些高盐的食物，调味以清淡为主。

5 忌吃烤牛羊肉

香飘四溢、外焦里嫩的烤肉总能让孕妈妈倒掉的胃口兴奋起来。然而，烤肉烤焦的外表中含有致癌物质；而里面生鲜的牛羊肉可能含有弓形虫，孕妈妈一旦感染就会严重损害胎宝宝的健康，孕妈妈们可别为了自己一时的贪图美味而伤害到胎宝宝的健康。

6 不能吃螃蟹

秋风起，蟹黄肥，大闸蟹的鲜美定会让你蠢蠢欲动吧。不过孕妈妈可不要为了一时嘴馋而毫无节制。虽然螃蟹中含有较高的蛋白质，但中医认为，螃蟹性寒，吃多了会伤脾胃，而且螃蟹有活血祛淤的作用，吃了对胎宝宝不利。

7 不能吃生鱼片

生鱼片鲜美可口，质地柔软，蛋白质、维生素和微量矿物质含量丰富，是很多人的最爱。不过由于缺少加温烹饪过程，它里面的寄生虫和病菌可能会给胎宝宝带来伤害，馋嘴的孕妈妈还是不要冒这个险吧。

8 不能吃生田螺、生蚝

与生鱼片一样，没有煮的田螺或生蚝里面的寄生虫与细菌会影响胎宝宝的发育。如果孕妈妈实在控制不了口腹之欲，将它们做熟了再吃，保险一点。

小贴士

孕早期过去了，孕妈妈的胃口好起来了。但是要提醒孕妈妈此时不要太馋嘴了，有些美味还是要忌口的。暂时忍忍吧，宝宝的健康最重要。

第14周　吮吸大拇指

从这周开始，胎宝宝变得更活跃了，他在大约350毫升的羊水里游动，羊水的体积不断增大，保护他免受冲击。他逐渐开始自己练习呼吸了，已经可以把大拇指和其他手指分开，并能去吮吸自己的大拇指了。

❤ 胎宝宝的变化

胎宝宝还很小，手指开始长出代表他个人特征的指纹印，手指和脚趾已完全成形。他的软骨已经形成，骨正在迅速发育。

❤ 孕妈妈的改变

现在，孕妈妈流产的危险性已经减小，早孕症状也开始减轻，晨吐趋于平静，胃酸代替了恶心。这个时期由于体内雌激素水平较高，阴道和宫颈的分泌物开始增多。这些都属于自然现象。阴道分泌物又称为"白带"，它含有乳酸杆菌、阴道脱落上皮细胞和白细胞等。正常的分泌物应是白色、稀薄、无异味。如果分泌量多而且颜色、形状有异常，应该请医生检查。

❤ 子宫的变化

现在孕妈妈的子宫已经长大了许多，但周围的人还不太容易看出孕妈妈怀孕了。

孕妈妈情绪调适

随着早孕反应的减轻,孕妈妈的心情是否也随之放松了?现在可以上街购物了(但每次时间不要太长),给自己买两三件合适的胸罩和内裤,买一两双合脚的鞋子。精心打扮一下自己,做一个漂亮、自信的孕妈妈吧。

本周备忘录

孕期腹泻不必太担心:由于孕激素的关系,孕妈妈容易腹泻和便秘,只要没有器质性的病变就不用担心。减少油脂和蛋白质的摄入,喝一点含有益生菌的酸奶可以帮助正常消化。

保证充足的睡眠:怀孕期间的睡眠不要少于8小时。如果因工作睡不了午觉,更应在晚上多睡。

饮食小细节:早孕反应过去了,现在孕妈妈一定胃口大开。但是需要注意的是,含咖啡因的饮料和食物会影响胎宝宝大脑、心脏、肝脏等器官的发育。辛辣食物会引起便秘。高糖食物会令孕妈妈超重,诱发孕期糖尿病。一些含有添加剂和防腐剂的食物可能导致畸胎和流产。这些食物不同程度地对孕妈妈和胎宝宝都有影响,因此在孕期要注意少吃。

含奶油和果仁的糕点一般糖分较多,过多食用,会增加患妊娠糖尿病、心血管疾病的概率。

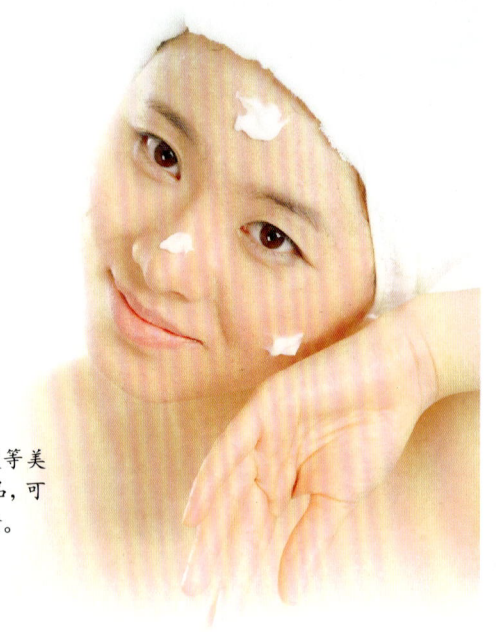

用富含果酸、杜鹃花酸等美白成分安全的美白产品,可加速孕斑的淡化及消除。

1 注意防晒,避免妊娠斑

对于妊娠斑首要的预防办法是严密的防晒,要尽可能避免黑色素细胞因受到紫外线刺激而被激活,加速黑色素的制造而生成斑点。怀孕期间适合选择 SPF30、PA++ 以上的防晒品。以物理性防晒为主,成熟、可信的大厂家品牌为佳。

2 选择安全的美白产品

在防晒之余,可以用美白产品来加速孕斑的淡化及消除,在选择产品时须格外注意美白产品的成分。最好避免使用含维生素A酸和鞣酸一类刺激性很大的产品,而果酸、杜鹃花酸、维生素 B_3 和维生素 C 等美白成分则是比较安全的。

3 避免痤疮、湿疹

为了避免皮脂、汗腺分泌增多带来痤疮、汗疹、湿疹的困扰,平时要保持肌肤清洁干爽,穿着宽松舒适的衣物,避免过度闷热流汗。选择清洁力适中的洗面奶、沐浴乳或香皂,以淋浴的方式清洁为佳。

选择清爽、温和的护肤品,以深部清洁、保养按摩、保湿滋润为主,避免使用过油或滋润性太强的产品。

4 锻炼骨盆的孕妇操

① 坐在床上,双脚脚掌相对,向身体靠近坐直。双膝上下活动,宛如蝴蝶振翅,重复10次。(图1)

② 同一姿势,吸气伸直脊背,呼气身体稍向前倾,重复10次。双手分别放在两膝上,呼气时轻轻下压膝盖,吸气时慢慢收回,共做10个。(图2)

③ 躺在床上,单膝曲起,膝盖慢慢向外侧放下,左右各10次。

④ 双膝曲起,左右摇摆至床面,慢慢放松,左右各10次。(图3)

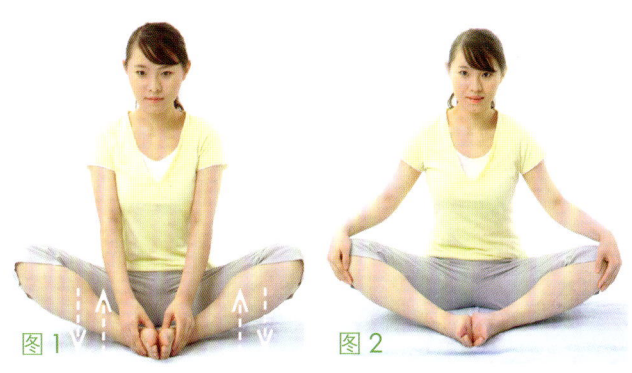

图1　图2

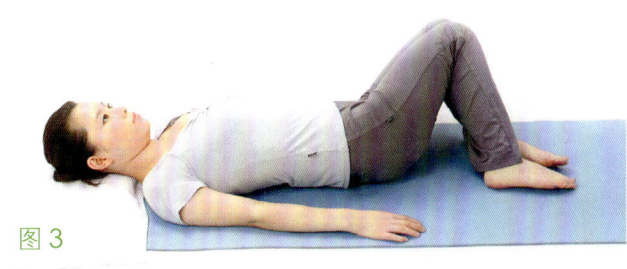

图3

5 强化会阴部肌肉的动作

① 仰卧,两腿交叉向内侧夹紧、紧闭肛门,收紧会阴肌肉,然后放松。重复10次后,把下面的腿搭到上面的腿上,再重复10次。(图4)

② 日常站立或坐着时,可随时做提肛动动:收紧会阴肌,像憋住大小便那样,5~10秒后放松。每次重复10次。(图5)

特别提醒:孕中晚期,仰卧的体操不宜做得太久。

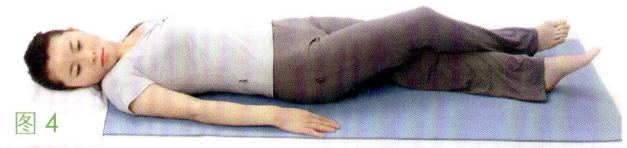

图4

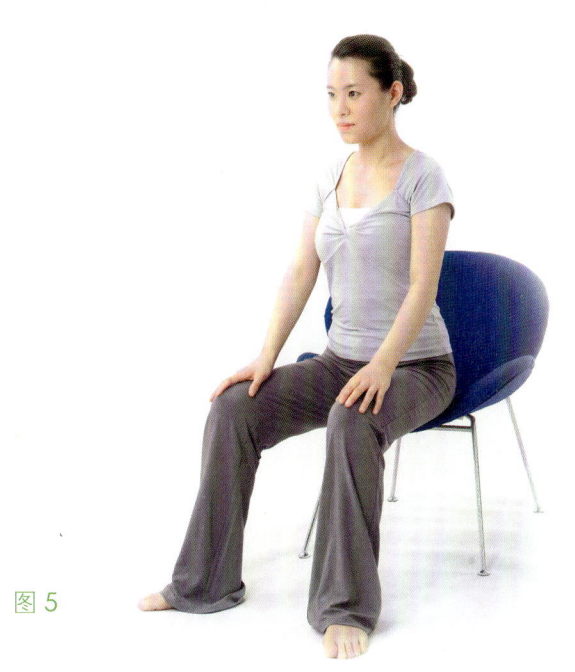

图5

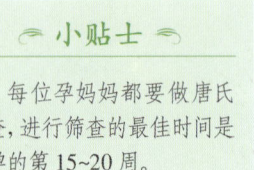

小贴士

每位孕妈妈都要做唐氏筛查，进行筛查的最佳时间是怀孕的第 15~20 周。

6 不能漏掉唐氏综合征筛查

唐氏筛查，是唐氏综合征产前筛选检查的简称。唐氏综合征俗称先天性痴呆，是最常见的一种染色体疾病，目前尚无有效的治疗方法，最好的办法是在生产前终止妊娠。因为是一种偶发性疾病，每一位孕妈妈都有必要进行唐氏筛查，做到防患于未然。

进行筛查的时间

孕 14 周就可进行。筛查的最佳时期为怀孕第 15~20 周。唐氏筛查无副作用，只要抽取孕妈妈 2 毫升静脉血即可检查。

看懂几个关键数据

AFP：是孕妈妈血液中的甲型胎宝宝蛋白，作用是维护正常妊娠，保护胎宝宝不受母体排斥（起保胎作用）。AFP 的正常值应大于 2.5MoM，化验值越低，胎宝宝患唐氏症的概率越高。

HCG：为绒毛膜促性腺激素的浓度，先检测血液 HCG，如果超出正常值，还要做羊水穿刺，检测羊水中的 HCG 含量。有唐氏综合征的孕妈妈，羊水中 HCG 含量在妊娠中期时比正常妊娠含量高 1.7 倍。

危险度：若报告中的数字为 1∶2081，表明在 2081 个具有相同数据的孕妈妈中，仅有一人的胎宝宝具有患唐氏综合征的危险。一般来讲，这个比值低于 1/270，就表示危险度较低，胎宝宝患唐氏综合征的概率不到 1%。

结果："低危"即表明低危险，孕妈妈大可放心。但万一出现"高危"字样，孕妈妈也不必惊慌，因为高风险人群中也不一定都是患儿，需要进行 B 超检查或羊水细胞染色体核型分析确诊。

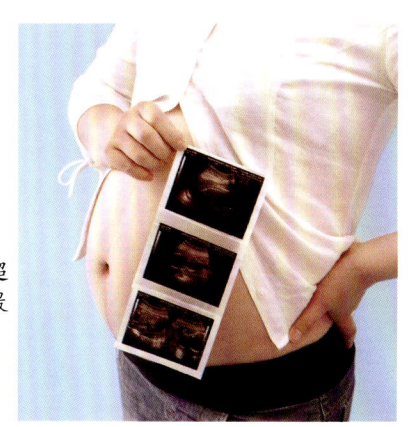

孕早期尽量避免B超检查，每次B超时间最好在3分钟以内。

7 看懂B超单上的关键项

当拿到超声波检查报告单的时候，你对单子上的信息明白多少呢？医院超声检查报告单一般包括以下几方面：胎囊、胎头、胎心、胎动、胎盘、股骨、羊水和脊柱。各种数值说明了什么问题，什么情况下正常，而什么情况下又属异常呢？这里提供了一些参考指标。

你最关心的信息

胎囊：胎囊只在怀孕早期见到。它的大小，在孕1.5个月时直径约2厘米，2.5个月时约5厘米为正常。胎囊位置在子宫的底部、前壁、后壁、上部、中部都属正常，形态呈圆形、椭圆形、清晰为正常。如胎囊为不规则形、模糊，且位置在下部，孕妈妈同时有腹痛或阴道流血的现象时，可能会有流产的危险。

胎头：轮廓完整为正常，缺损、变形为异常，脑中线无移位和无脑积水为正常。BPD代表胎头双顶径，怀孕到足月时应达到9.3厘米或以上。按一般规律，在孕5个月以后，基本与怀孕月份相符，也就是说，妊娠28周（7个月）时BPD约为7.0厘米，孕32周（8个月）时约为8.0厘米，以此类推。孕8个月以后，平均每周增长约为0.2厘米为正常。

股骨长度：是胎宝宝大腿骨的长度，它的正常值与相应的怀孕月份的BPD（胎头双顶径）值差2~3厘米，比如说BPD为9.3厘米，股骨长度应为7.3厘米左右；BPD为8.9厘米，股骨长度应为6.9厘米左右。

胎心：有、强为正常，无、弱为异常。胎心频率正常为每分钟120~160次。

胎动：有、强为正常，无、弱可能是胎宝宝在睡眠中，也可能为异常情况，要结合其他项目综合分析。

胎盘：位置是说明胎盘在子宫壁的位置，胎盘的正常厚度应在2.5~5厘米之间。胎盘的成熟度报告单上分为三级：Ⅰ级为胎盘成熟的早期阶段，回声均匀，在怀孕30~32周可见到此种变化；Ⅱ级表示胎盘接近成熟；Ⅲ级提示胎盘已经成熟。

第15周 长指甲了

胎宝宝的骨骼更坚硬了,皮肤上面覆盖着一层非常柔软的胎毛,脸上也开始有一些可爱的表情了。在他的手指和脚趾上,指甲已开始长出来。

💚 胎宝宝的变化

胎宝宝的头顶上开始长出细细的头发,眉毛也长出来了。他薄薄的皮肤上有一层细绒毛,好像是一条细绒毯盖在他身上,这层绒毛通常在出生时就会消失。在这周内,胎宝宝可以做许多动作,像双手握紧等,这些动作可以帮助他的大脑更好地发育。

💚 孕妈妈的改变

孕妈妈现在要特别注意口腔卫生,怀孕后,由于内分泌的改变,对雌激素需求的增加,孕妈妈的牙龈多有充血或出血,同时由于饮食结构不当,身体慵懒不愿运动,没有及时刷牙等都有可能引发牙周炎。养成餐后漱口、使用牙线、早晚刷牙的习惯非常必要。如果孕前没有治疗牙疾,现在可以去看一看牙医了。

💚 子宫的变化

在这周里,子宫还会逐渐变大,肚脐下会有明显的凸痕。只要看一下肚子,就知道你怀孕了,而且穿衣尺寸也随之改变。

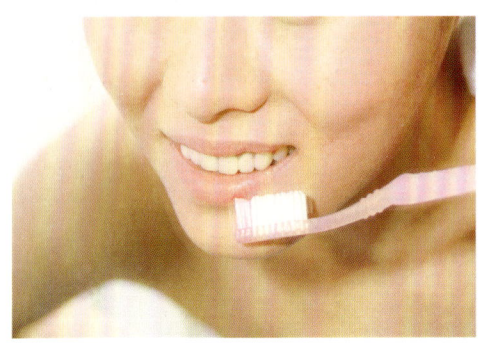

用细毛软牙刷刷牙,可以防止因激素分泌增多引起的牙龈出血。

孕妈妈情绪调适

孕妈妈已基本适应胎宝宝的生长,情绪也变得相对稳定。所以,这时期孕妈妈应通过生活、工作和休息的适当调整,保持良好的心理状态。

减轻对分娩的恐惧。虽然孕中期距分娩时间还有一段距离,但毕竟使孕妈妈感受到一种压力,有些孕妈妈会从这时开始感到惶恐不安。这是因为她受到一些言论和影视过分渲染的原因。

其实,分娩无痛苦是不可能的,但过分恐惧并不是好办法,孕妈妈应学习一些分娩的知识。另外,如果孕妈妈和家人一起为未出世的孩子准备一些必需品,也许能使孕妈妈心情好转。这样做往往可以使孕妈妈从对分娩的恐惧变为急切的盼望。

宝宝刚出生长得很快,最多准备宝宝3个月用的衣服就足够了。

本周备忘录

选择兼具功能与舒适的胸罩:从怀孕第4个月开始,胸部尺寸会增加两个罩杯以上的容积,选择胸罩要考虑有足够承托力的钢圈、有机性能的面料,在试穿中多做体验,营造最舒适的内在美。

产前诊断:在15~18周是作产前诊断的最佳时期。如果你是35岁以上的高龄孕妇、分娩过染色体病患儿、多次自然流产或死产的孕妇,更需要去做检查,确定一下胎宝宝的健康状况。35岁以上的孕妈妈还要检测羊水的多少,确保胎宝宝有一个健康的生长环境。

保持外阴部清洁:应注意保持外阴部的清洁,内裤应选用纯棉织品,并每天用温和的皂液清洗,洗后最好在日光下晒干。

手脚心发热、牙痛、长痘……应对这些燥热症状，可适当喝点菊花茶。

1 "人造泪液"缓解干眼病

胎盘激素会使孕妈妈的角膜干燥和更加敏感，如果孕妈妈的眼睛有异物感或比平时敏感，充血或产生较多的黏性分泌物，那么可能患了干眼病。用市售的"人造泪液"就可以缓解干眼病。孕期的干眼病一般都能在产后自行恢复。注意不能选只用于治疗眼睛充血的滴眼液。

如果孕妈妈注意到眼干和焦距的变化，应减少配戴隐形眼镜的时间并经常湿润镜片。最好换戴普通眼镜。在断奶后，眼睛的屈光就会恢复正常。

2 热茶可缓解"烧心"

从孕14周到28周这段时间，子宫迅速增大，对胃产生挤压，酸性物质返回食道，引起咽喉部及食道胸段的烧灼感，就是孕妈妈常说的"烧心"。当出现"烧心"时，坚持站立或从床上坐起来，借助重力帮助消化系统运动，或者喝一杯淡热茶等（像春黄菊茶）都可以缓解症状。

一般来说，到了孕8月，随着子宫底下降，"烧心"现象就会减少。平时吃饭细嚼慢咽、少量多餐，进餐时避免大量喝水，少吃大红肠、热狗及辛辣类、油脂类食物，餐前喝少量的酸奶，都能减少烧心现象。但如果"烧心"长期存在，就需要请医生来检查了。

3 用食物和运动预防肠胀气、便秘

由于孕妈妈体力活动减少，胃肠蠕动缓慢，加之子宫挤压肠部，肠肌肉乏力，常常出现肠胀气和便秘，严重时可发生痔疮。

孕妈妈要注意摄入预防便秘、富含膳食纤维的食物；整粒谷物、水果和蔬菜；每天喝水最好达到1~1.5升，每天有规律地锻炼，比如每天保持快走半小时。

4 期洗澡禁用香熏用品

有些孕妈妈在怀孕前喜欢用些香熏来给浴室增加气氛,但此时,这些气味很可能会加重你的妊娠反应。孕妈妈在此时最需要纯净自然的空气,保持浴室的通风、使用安全淡雅的洗护用品一样会给孕妈妈带来好心情,那些味道浓郁的香熏用品也许会对胎宝宝有不良影响,为保险起见,还是等产后再用吧。

不过可以在洗澡时听一些自己喜欢的音乐,或是哼些愉快的曲子,同样会使孕妈妈备感轻松愉悦的。

5 洗澡宜选淋浴

最好采取淋浴的方式,千万不要贪图舒适把自己整个泡在浴缸里。怀孕后,阴道内乳酸含量减少,对外来病菌的杀伤力大大降低,泡在水里有可能引起病菌感染,甚至造成早产。

孕早期孕妈妈感染疾病的危险性较高,应尽量避免到公共浴池洗澡。如果万不得已,应掌握好时间,尽量选择在人少的早晨去,此时水质干净,浴池内空气较好。孕晚期就一定不要去了。

掌握好时间

每次洗澡时间不要太长,15 分钟左右为宜。时间过长不但会引起自身脑缺血,发生昏厥,还会造成胎宝宝缺氧,影响胎宝宝神经系统的正常发育。

水温很重要

水温应控制在 38℃左右,不要用过热的水洗澡,更不能蒸桑拿。水温过热使母体体温暂时升高,破坏羊水的恒温,对胎宝宝的脑细胞造成危害。水温过凉也会有流产的危险。洗澡时要注意室内的通风,防止晕厥,不要锁门,以防万一晕倒、摔倒可得到及时救护。

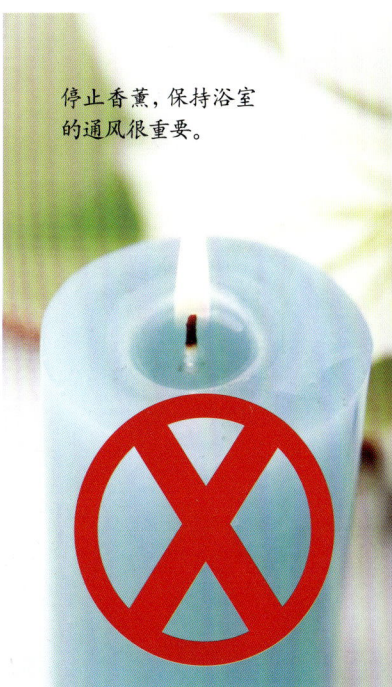

停止香熏,保持浴室的通风很重要。

第 16 周 打滚翻跟头

胎宝宝的神经系统开始工作了,他可以协调自己的动作了,他会在妈妈的肚子里打滚,翻跟头了。但对于新妈妈来说,暂时可能还感觉不到宝宝的动作。

💚 胎宝宝的变化

胎宝宝现在的身长大约有16厘米,体重达到了200克。看上去还是非常小,大小正好可以放在孕妈妈的手掌里。想知道胎宝宝在本周会有什么新变化吗?现在他开始学会轻轻地打嗝了,这是呼吸的先兆,但是孕妈妈听不到打嗝声,这是因为在他的气管里充满了羊水,而不是空气。

💚 孕妈妈的改变

孕期令人兴奋的时刻就要来了,孕妈妈马上可以感到胎动了。胎动会在16~20周时逐渐明显起来,孕妈妈可以感到子宫在蠕动,胃里发出类似饥饿时的咕噜声。初产妇能感觉到的首次胎动要晚一些。当孕妈妈感觉到第一次胎动时,一定要记录下时间,下次去医院体检时请告诉你的医生。

💚 子宫的变化

子宫大约在孕妈妈肚脐下的5厘米处,很容易就感受得到。孕妈妈会感觉骨盆区变得重而硬,这是因为子宫里大约有一杯羊水。

如果孕妈妈对数字不敏感,可以用画表格的方法记录胎动的时间和次数。

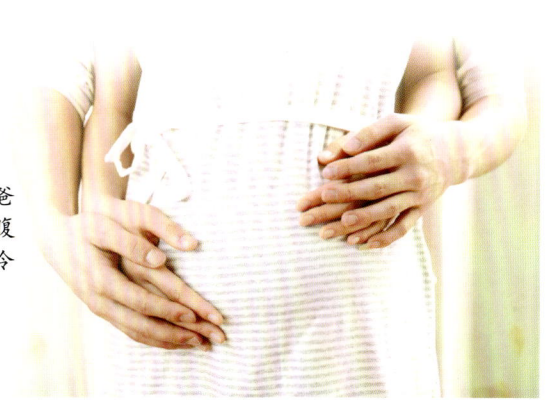

从16周起,准爸爸在孕妈妈的腹部可以体验到令人惊喜的胎动。

💚 孕妈妈情绪调适

孕妈妈现在是否感觉对性的渴望和兴趣增加了呢?孕中期是性生活最安全的时期,只要没有医学上的禁忌,规律的性生活是调节紧张心情、排解焦虑情绪最好的方法之一。而且,孕妈妈可能会发现性生活远较怀孕以前更加兴奋和舒服。总之,在这个问题上,孕妈妈完全可以顺应自己的感觉,并且要大胆地把自己的感受告诉丈夫。

本周备忘录

注意补钙:现在是宝宝长牙根的时期,孕妈妈要多吃含钙的食物,让宝宝长上坚固的牙根。注意少吃含白砂糖多的食物,因为白砂糖有消耗钙的副作用,且易使孕妈妈发胖。孕妈妈可选用红糖,红糖中钙的含量比同量的白糖多两倍,铁质比白糖多一倍,还有人体所需的多种营养物质。

宝宝皮肤白皙的膳食方:孕期持续适量地吃一些豆腐、豆浆、菠萝汁,能够生出皮肤白皙、粉粉嫩嫩的漂亮宝宝,这是传统的经验之谈,不妨试试。

孕中期可以坐飞机:孕中期孕妈妈乘飞机出行的话,不需要过于担心,一般情况下不会对身体造成什么影响。36周以前的孕妈妈可以坐飞机,36周后考虑到早产的问题就应避免乘飞机出行。

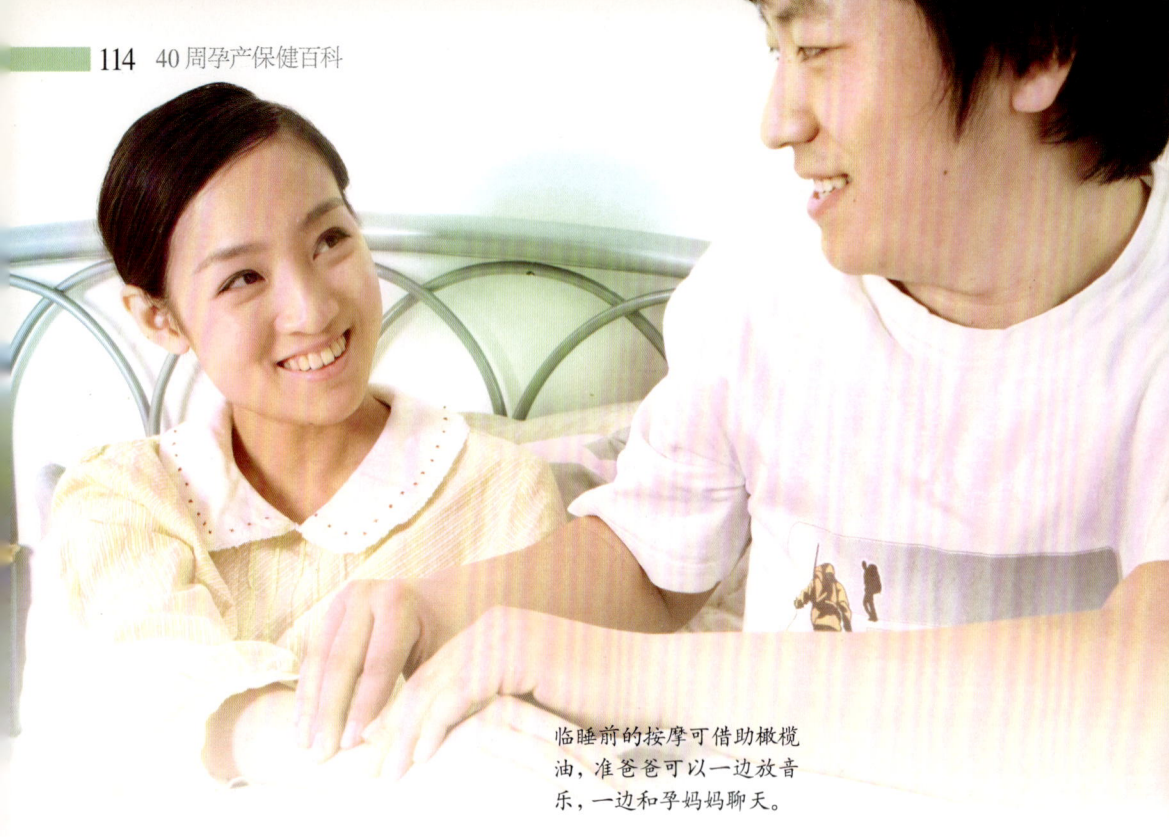

临睡前的按摩可借助橄榄油，准爸爸可以一边放音乐，一边和孕妈妈聊天。

1 什么时候"做爱做的事"

孕早期：胎盘尚未发育完善，是流产的高发期。性高潮时强烈的子宫收缩，有使妊娠中断的危险，所以应避免房事。

孕中期：胎盘已经形成，妊娠较稳定，性器官分泌物也增多了，是高性感的时期。此时虽可以进行性生活，但应当有所节制。尽量选择比较舒服省力的姿势，同时要考虑腹部免受压迫，并兼顾性生活前爱抚部位的接触。

孕晚期：孕晚期3个月一般应禁止性生活。此时胎宝宝已经成熟，子宫已经下降，子宫口逐渐张开。如果这时进行性生活，羊水感染的可能性较大。

2 孕期性生活要选择舒服的体位

女上男下：孕中期的性生活选择此种姿势比较理想。

侧卧式：男方侧卧，女方仰卧，同时将双腿搭在男方双腿上。这样可面对面做爱，而且使腹部免受压迫。

男上女下式：男方在上面，但应注意双手支撑，以免对女方腹部造成压迫，这种姿势可一直运用到腹部隆起过大为止。

坐入式：女方面对面坐在男方双腿之上（适合腹部不太大的时期）。此姿势男方阴茎插入较深，双方快感明显。当腹部变大时，女方可转过身体用坐姿后入式。

后入式：女方四肢俯卧，男方采取跪姿后入式。此姿势不仅不会压迫腹部，而且不影响男方对女方的爱抚。

3 现在补钙很重要

现在孕妈妈必须加强补钙了，因为胎宝宝通过胎盘从孕妈妈体内获得钙，而这个月胎宝宝开始形成骨骼、牙齿、五官和四肢，大脑也开始形成和发育，对钙质的摄取极为迫切。

如果钙质供给不及时，孕妈妈血钙会降低，从而导致骨钙溶解来弥补血钙的不足，这对孕妈妈的健康极其不利。因此，孕妈妈除了保证蛋白质、维生素、碳水化合物、矿物质的基本供给，还要特别注意补充含钙食物。

妊娠期间每天需要大约1200毫克的钙质。为了配合胎宝宝骨骼发育的需要，应当多吃含钙较多且易吸收的食物如小鱼、虾皮、牛奶、奶制品、芝麻酱、鸡蛋、豆腐、海带等。

其中，乳制品里含有大量的钙，孕妈妈每天喝两杯牛奶（约500毫升），就能获得足够的钙质，同时要多晒太阳，以促进钙的吸收。

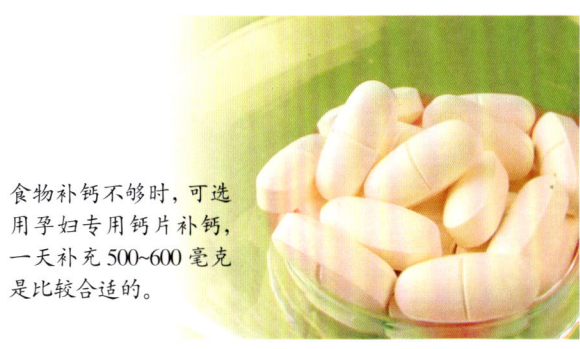

食物补钙不够时，可选用孕妇专用钙片补钙，一天补充500~600毫克是比较合适的。

4 食物补钙不够时可用钙片

如果仅从食物中摄取满足不了钙质的需求（最突出的表现就是腿部抽筋现象越来越频繁了），或对于年轻、骨质还在发育的孕妈妈，或有乳糖不耐症的人来说，额外补充钙片比较重要。咨询医生，选择服用一些适合孕期服用的钙剂。切不可盲目乱补或补钙过量，否则会产生很多难以预见的危害。

市面上的钙片一般每片含柠檬酸钙或碳酸钙200~500毫克，一天补充500~600毫克是比较适合的。最好在进食时吃，吸收比较好，而类固醇、菠菜、麦麸等则会影响钙质的吸收，最好避免与钙片同时服用。

5 孕妈妈不宜吃的水果

怀孕之后,大家都叮咛孕妈妈多吃水果,而此时不是所有水果都可以照单全收,因为平时觉得多吃无妨的东西,可能对孕妈妈和腹中的宝宝不利。

山楂:山楂酸酸甜甜,可口消食,但它会引起宫缩,引发流产,即使是山楂制品也不例外,为防万一还是少吃为妙。如果想吃酸就选择西红柿、杨梅、樱桃、橘子、葡萄、苹果等新鲜水果吧。

荔枝、桂圆:从中医角度来说,怀孕之后,体质一般偏热,阴血往往不足。荔枝、桂圆是热性水果,过量食用容易产生便秘、口舌生疮等上火症状。有先兆流产的孕妈妈更应谨慎。

6 可以吃但不宜多吃的水果

西瓜:适量吃西瓜可以利尿,但吃太多容易造成脱水,吃多了还容易造成妊娠糖尿病。胎动不安和胎漏下血的孕妈妈要忌吃。

柑橘:柑橘性温味甘,补阳益气,过量食用反于身体无补,容易引起燥热而使人上火,发生口腔炎、牙周炎、咽喉炎等。孕妈妈每天吃柑橘不应超过3个,总重量在250克以内。

柿子:柿子性寒,有清热润肺、生津止渴等功效,其营养及药用价值均适宜孕期适量食用。尤其是妊娠高血压疾病的孕妈妈可以"一吃两得"。但柿子吃多了会引起大便干燥。以饭后吃一个为宜。

猕猴桃:猕猴桃营养丰富,但其性寒,脾胃虚寒者应慎食,经常性腹泻和尿频者更不宜食用。饭后1个小时食用比较好,不宜空腹吃。先兆性流产现象的孕妈妈千万别吃猕猴桃。

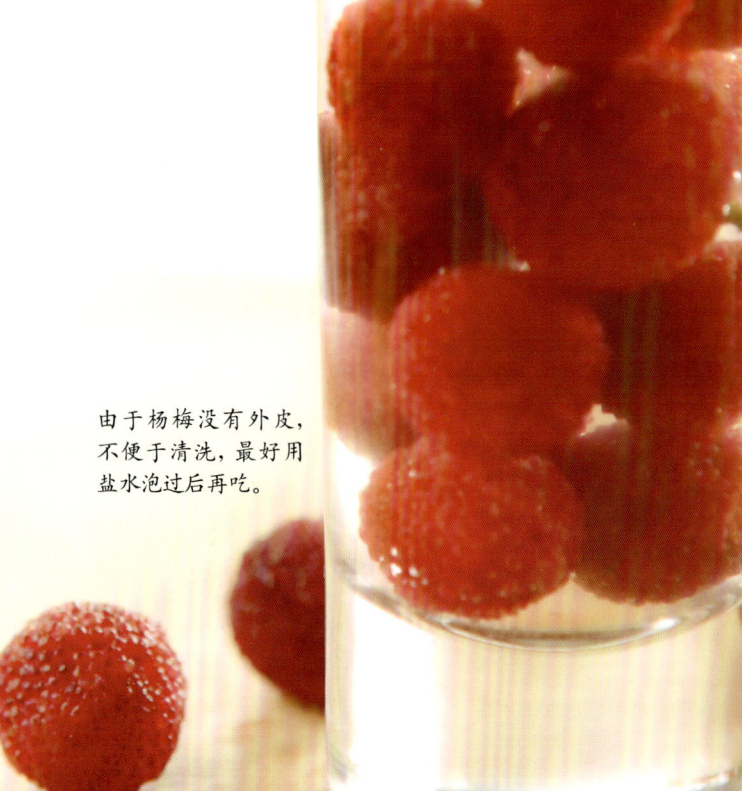

由于杨梅没有外皮,不便于清洗,最好用盐水泡过后再吃。

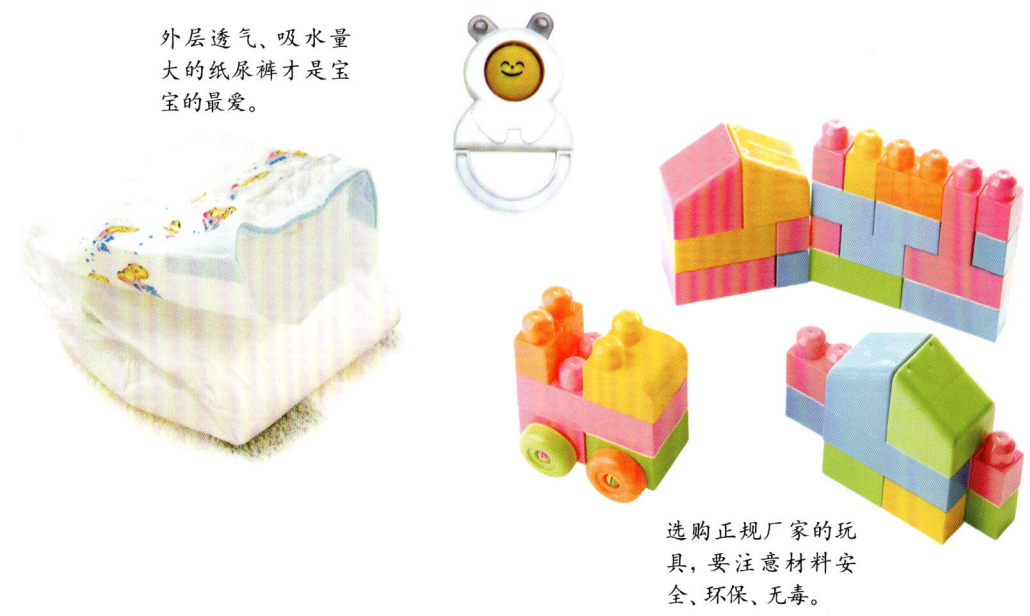

外层透气、吸水量大的纸尿裤才是宝宝的最爱。

选购正规厂家的玩具,要注意材料安全、环保、无毒。

7 泡孕妈妈论坛

孕妈妈不能长时间用电脑,可是习惯了网络生活的孕妈妈又怎么舍得彻底告别网络?一句话:适度即可。

"孕妈妈论坛"是孕妈妈的好帮手,孕妈妈的一切问题在这里都会得到解答,一切心情都会得到共鸣,一切有趣的体验都会有人拍手响应。在这里,孕妈妈永远不会孤独,真有点世界大同、天下孕妈妈是一家的亲切感。

泡"孕妈妈论坛",可干的事情很多,除了孕情咨询、心事宣泄、广交朋友,孕妈妈还可以买孕妈妈用品、婴儿用品,卖孕妈妈的闲置物品,约人产检,甚至约上预产期临近的网友同去某家医院生孩子。

8 开间妇婴网店

因为怀孕,也因为即将出世的孩子,不想再过朝九晚五、身不由己的日子,却又害怕辞职后闲得无聊、家庭经济出现问题。怎么办?开一家网上妇婴用品店,让怀孕成为事业的新起点。

孕妈妈可以先从网上购物来体验网店业务,先做买家,再当卖家。进货时先从自己需要的物品入手,从满足身边朋友的需求入手,逐渐扩大经营范围,免得过于劳累、压力过大。到自己熟悉的孕妈妈论坛去卖东西,良好的信誉将口口相传。

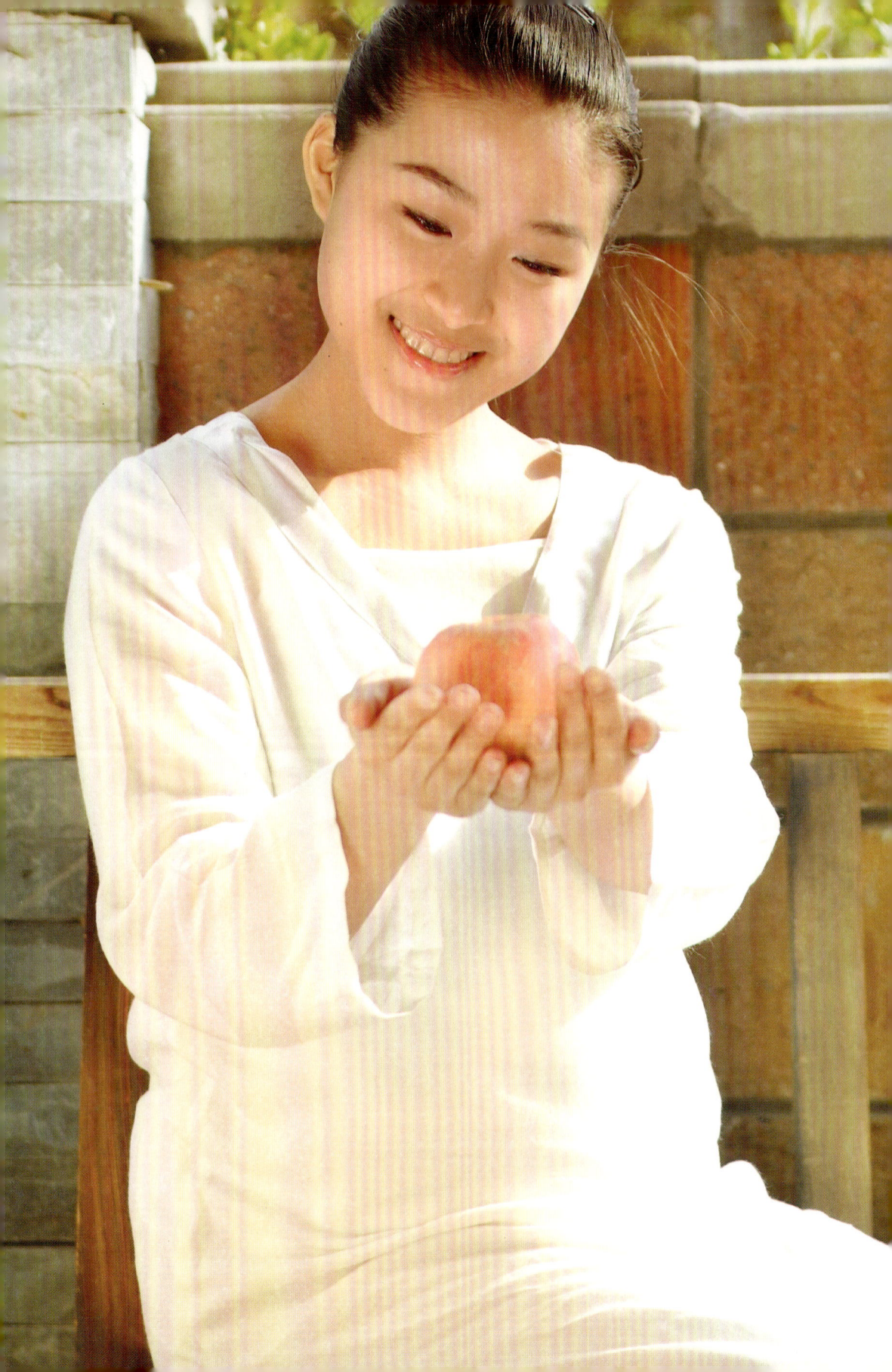

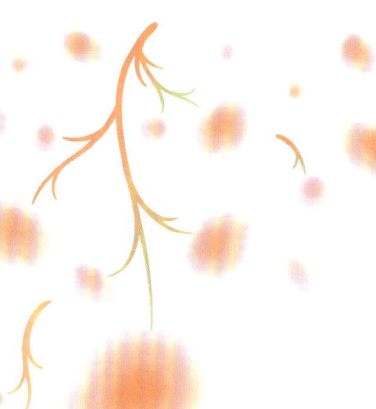
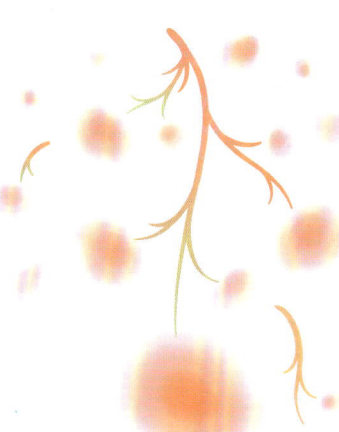

孕5月

孕妈也美丽

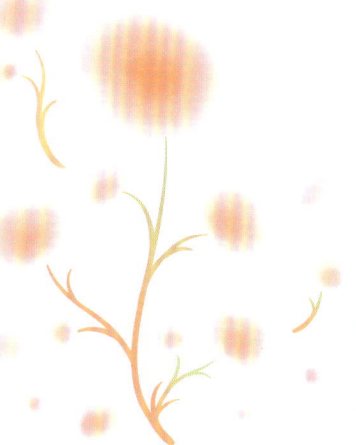
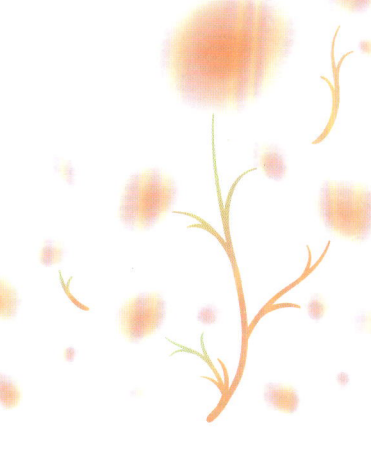

第 17 周　宝贝尿尿了

胎宝宝现在练习把羊水吞下去，他的肾脏开始生产出尿液，所以他一天要在妈妈的肚子里尿好几次，而大多数的排泄物是孕妈妈通过胎盘处理的。

💚 胎宝宝的变化

这个星期他已有一只梨子那么大，循环系统、尿道等也开始工作。他的肺正在发育得更强壮，以利于将来适应子宫外的空气。从16周到19周，胎宝宝的听力形成，此时的他就像一个小小"窃听者"，能听得到妈妈的心跳声、血流声、肠鸣声和说话的声音。

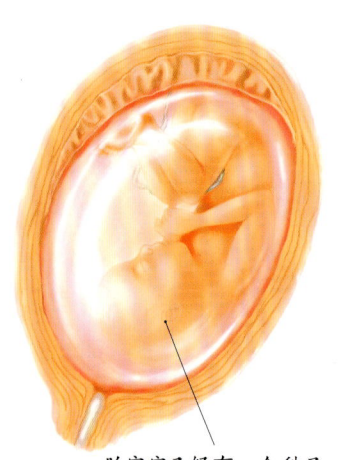

胎宝宝已经有一个梨子那么大了，他可以听到妈妈的声音了，还能做"翻滚"的高难度动作。

💚 孕妈妈的改变

现在孕妈妈的体重增加了 2~5 千克。在孕期，母体的营养、疾病、服用的药物，以及情绪变化所产生的内分泌改变都构成了新肌体生长的化学环境；子宫内的温度、压力，母体的身体姿势和运动，以及体内外的声音等构成了胎宝宝生长的物理环境，所有这些直接和间接的刺激都会对胎宝宝的生理、心理发育产生有利或有害的影响。

💚 子宫的变化

子宫在迅速地增大，子宫两边的韧带和骨盆也在生长变化以适应胎宝宝的成长。有时孕妈妈会感到有一阵阵的剧痛，这种疼痛是因为腹部韧带抻拉的原因。这些感觉是正常的，但是如果持续几天一直疼痛的话，就应该咨询医生。

由于小腹突出更加明显，孕妈妈必须穿上有弹性的衣服或宽松的孕妇装，才会觉得舒适。

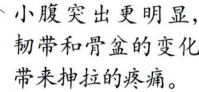

小腹突出更明显，韧带和骨盆的变化带来抻拉的疼痛。

孕妈妈情绪调适

感觉到胎宝宝的胎动了吗？他是不是很淘气。一些孕妈妈早在第 16 周就能够感觉到"第一次胎动"，但大多数孕妈妈可能要等到第 18 周以后才会感觉到。如果这是第一胎，不必太着急，孕妈妈可能要到 20 周左右才能感觉到宝宝的胎动。

开始给胎宝宝记成长日记了吗？每天散步时、睡觉前，轻轻作一下腹部按摩，和宝宝打个招呼吧。比如"宝贝，我爱你"、"你知道吗？我是你的妈妈"、"外面的天气真好！阳光明媚"等，如果准爸爸也能参加进来就更好了。每天晚上临睡前，准爸爸可以把手放在孕妈妈的腹部说："我是你的爸爸呀！你今天长了那么多。"准爸爸的爱抚，对于情绪不稳定的孕妈妈来说，是一件非常快乐的事。

欢迎你，宝贝

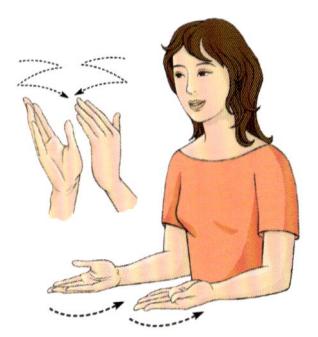 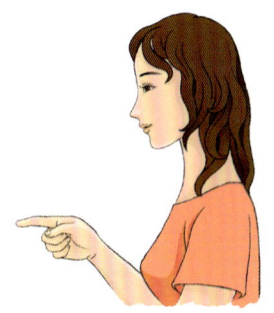 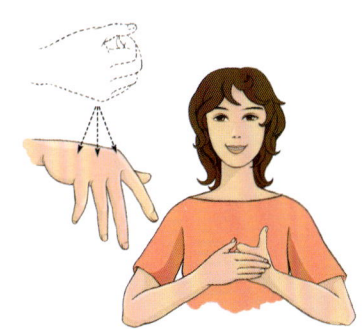

本周备忘录

孕妈妈保持体重增长在合理范围内：体重的增长应在合理范围内，如果体重增加情况和其他感觉正常，孕妈妈可以继续按照上个月的食谱吃。如果有问题应适当调整，加强营养。有条件的话在家中准备体重计，每星期称一次体重。孕中期每周体重增加以不超过 500 克为宜。

坚持胎教：胎宝宝最爱听妈妈温柔的说话声和歌声，因此孕中期是进行胎教的最佳时期。现在你可以和丈夫一起对胎宝宝进行胎教，有意识地与他对话沟通，适当地抚摸腹部，为他做做体操，同时聊聊天。孕妈妈可以试着给胎宝宝唱歌、朗诵。胎宝宝出生后听到同样的歌曲或诗歌就会有一种安全、祥和的感觉，从而安静下来。同时对开发胎宝宝的语言中枢非常有益。

别忘记按摩牙龈：孕妈妈要早晚刷牙，进食后漱口，在家中可以洗净手指伸入口内按摩牙龈，保持口腔健康。

1 补充维生素的最佳来源

只要饮食均衡，胎宝宝所需要的维生素一般都能从孕妈妈的食物中获取，盲目服用各种补剂只会对胎宝宝造成损害。

B 族维生素

含有 B 族维生素的食品有糙米、玉米面、小米、水果等，这些食品中含维生素 B_1 较多。

维生素 C

维生素 C 属于水溶性维生素，在新鲜水果、蔬菜、豆类中含量较多，尤其是西红柿、柑橘、辣椒、草莓、葡萄中含量最多。

维生素 E

维生素 E 广泛分布在木本植物的果实、种子以及谷物胚芽中。含维生素 E 的食品有黄豆、花生、芝麻、青豌豆、鸡蛋、肉类等。

维生素 K

食物中胡萝卜、白菜、西红柿、肝、鱼、蛋、豆酱等含维生素 K 都很丰富。

2 推荐 3 款营养果蔬汁

鲜柠檬汁

鲜柠檬500克去皮、核，切小块，加250克白糖浸渍4小时，榨汁饮用。

营养提示：开胃、止吐。

菠菜柳橙汁

菠菜用开水焯过，柳橙（带皮）、胡萝卜与苹果切碎，按照 1:1 的比例加水榨汁。

营养提示：润肠通便，预防贫血。

胡萝卜苹果汁

圆白菜、胡萝卜、苹果，混合榨汁，早晚各一杯。

营养提示：含丰富的钾、钙、镁、铁和维生素，具有维持盐分平衡的功能，还可防治妊娠高血压。

血糖过高的孕妈妈，用青苹果代替红苹果，可以减少这款果汁的糖分含量。

3 警惕腹痛

腹痛是来自身体的信号。对于孕妈妈而言,有的腹痛是生理性的,有的腹痛是病理性的。对于会经常遭遇腹痛的孕中期,孕妈妈该如何对待呢?

生理性腹痛

一般发生在孕期4~5个月的时候。因为腹部增大迅速,刺激肋骨下缘,引起肋骨钝痛或因耻骨联合松弛分离而疼痛。这些情况属于正常的生理反应,不需要特殊治疗,孕妈妈只要注意休息即可。也可以通过左侧卧位来缓解疼痛。有的时候因为胎宝宝在子宫里运动剧烈,也会"踢"痛孕妈妈,这也不需要担心。

病理性腹痛

急性阑尾炎：一般人患急性阑尾炎时腹部压痛在右下腹,而孕妈妈因为宝宝的存在,右腹部的压痛随妊娠月份的增加而逐步上移。

晚期流产：晚期流产主要是指孕12周以后出现腹痛并伴有阴道流血的现象。先是有一阵阵子宫收缩的腹痛,然后胎盘剥离出血,发现这种情况应马上送医院治疗。

卵巢囊肿扭转：因为子宫及附属器官进入到腹腔,引发囊肿扭转,此时动脉血仍可进入囊肿,但静脉血却无法离开囊肿,因而使囊肿肿胀,甚至坏死。孕妈妈会感觉间歇性的一侧下腹痛,同时伴有恶心、呕吐和虚脱,应马上送医院。

严重的子宫扭转：怀孕时,因子宫、卵巢病变引起子宫扭转超过90°的现象,有可能引起急性腹痛,严重时还可引起孕妈妈休克或胎宝宝窘迫等情况。轻者可用卧床休息、服止痛药及改变孕妈妈姿势来加以改善；如果严重只得通过剖腹探查来矫正,若胎宝宝成熟,亦可同时进行剖宫生产。

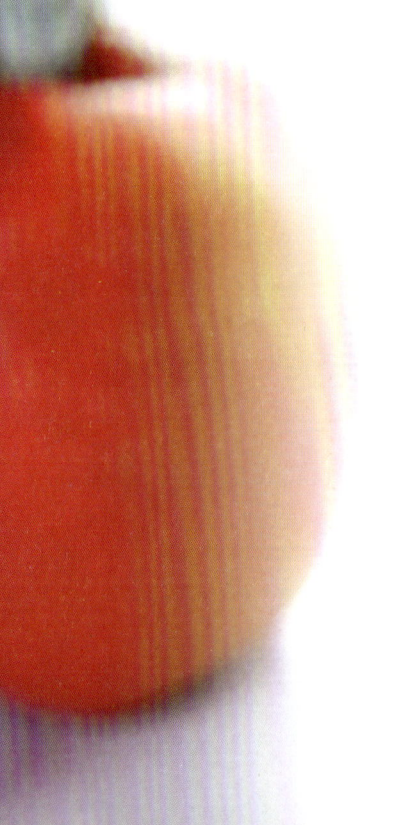

小贴士

怀孕期间绝大多数的卵巢肿瘤都是良性的,恶性只占2%~5%。无论如何,如果怀孕时发现有卵巢瘤,请与妇科医生保持密切联系,一旦有绞痛、腹部不适、腹部异常膨大、腹水等情况发生,应尽快就医。

第18周 有指纹了

胎宝宝肺里的空气囊正在形成中,手指、脚趾上的肉垫正在形成,而且他已经有属于自己的指纹了。他的心脏现在已经足够大,用听诊器就可听到他的心跳了。

♥ 胎宝宝的变化

现在胎宝宝开始频繁地胎动了,在这一周,他原来偏向两侧的眼睛开始向前集中。面部发育得更像人的样子,开始有最早的面部表情,还能皱眉、斜眼、做鬼脸。他的皮肤是半透明的,可以清楚地看见皮下血管,也能够看见全身开始长硬的骨骼。

♥ 孕妈妈的改变

有些孕妈妈会出现鼻塞、鼻黏膜充血和鼻出血,这种情况与孕期内分泌变化有关,这时切忌自己滥用滴鼻液和抗过敏药物,可以适量食用冷血凉血的食品或中药。不治疗,这种现象也会逐渐减轻。如果发生严重的鼻出血,应考虑是否发生妊娠高血压综合征,最好请教医生。

♥ 子宫的变化

孕妈妈现在可以在肚脐下方两根手指的位置摸到子宫,它大约和一颗香瓜差不多大。子宫在不断地长大,孕妈妈的身体重心也在发生变化。而且随着胎宝宝一天天地长大,子宫压迫到直肠,直肠的静脉会鼓起来,有可能诱发痔疮。

胎宝宝小于5个月时,听胎心通常在脐下,腹中线的两侧。

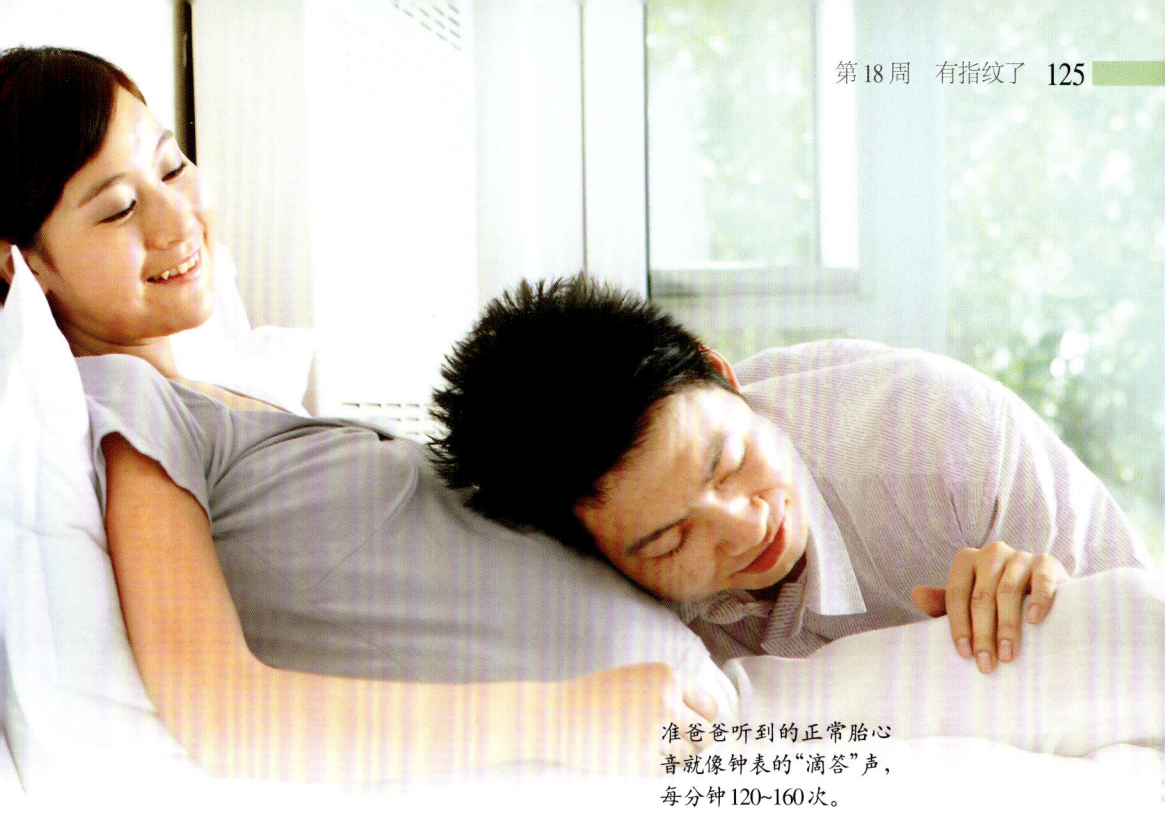

准爸爸听到的正常胎心音就像钟表的"滴答"声,每分钟120~160次。

💚 孕妈妈情绪调适

刚出现胎动时好像肠子在蠕动,而且胎动不很活跃,孕妈妈不一定每天都能感觉到,不必由于有一天没有感到胎动就惊慌失措。胎动的感觉对每个孕妈妈来说都是不相同的。有的孕妈妈把它比做冒气泡,有的说像小翅膀在扇动,还有的甚至把它描绘成爆米花爆开的感觉……去享受宝宝这些最初最微妙的小动作吧,用不了多久,它们就会变成真正的拳打脚踢了。

孕妈妈对胎动的兴奋感受会让准爸爸非常羡慕,他现在一定心痒难耐,因为他体会不到胎宝宝在身体内的运动,但是他可以通过抚摸你的腹部,把耳朵贴在你腹部听听宝宝的心跳,来感觉胎宝宝的存在和运动。你们可以一起问候你们的宝宝,给他唱歌、讲故事。爸爸妈妈的声音对胎宝宝来说是世间最美的音乐。

本周备忘录

泡脚去疲劳:孕妈妈晚上入睡前泡泡脚,可以驱除疲劳,促进睡眠。水温以40℃为宜。

注意铅污染:积聚在孕妈妈骨骼中的铅会溶入血液,并通过胎盘血液循环影响胎宝宝的大脑发育,导致智障、癫痫的发生;此外还会影响牙胚的发育,使幼儿易患龋齿。避免铅污染应注意做到:不用印刷品(尤其是报纸)包裹食物;不用带漆的筷子和容器;尽量少到车流量大的地方去,减少吸入汽车尾气。

鞋底要防滑:孕妈妈选择鞋子的时候,要考虑大小是否合适,鞋底有无防滑纹,不穿硬底的鞋子。选择下午5点左右买鞋是个合适的时间,这时候脚部是一天里最胀的时候。

1 孕期要警惕口腔疾病

怀孕后血液中雌激素和孕激素水平上升，牙龈处于充血状态，牙龈浮肿、脆软、牙齿之间的龈乳头呈紫红色突起，轻轻一碰，就会出血，医学上称作"妊娠期牙龈炎"。

孕期的饮食结构发生了改变，进食碳水化合物的数量增加了，为细菌繁殖提供了基础，而细菌代谢产生的酸使牙齿表面被腐蚀而形成龋齿。

饮食次数增加使大量的食物残渣存留在口腔中，同样为细菌繁殖提供了场所。孕吐反应反流的胃酸也会腐蚀牙齿表面。

有些孕妈妈不太注意刷牙，或是刷牙时间太短，或是刷得不彻底，既没有口腔保健意识，也没有及时到口腔科检查。

2 推荐护牙小方法

孕妈妈要掌握"三三刷牙法"，即每天刷3次、饭后3分钟之内刷、每次刷牙不少于3分钟。

根据个人爱好买一瓶漱口水，现在的漱口水口味很多，在饭后、孕吐以后、睡觉之前含漱3~5分钟，可以起到很好的清洁作用。

可以买一些棉签或者用纱布缠绕在手指上蘸牙膏或盐水、漱口水擦拭牙体，清洁效果要更好些。

到了孕中期，孕妈妈最好到医院去做一次口腔检查或者处理，在整个孕期，孕4~7个月去口腔科做检查处理是最理想的。对于容易感染龋齿的孕妈妈，可以适当采用一些局部使用的氟化物，如氟化物漱口液、氟化物涂膜等。使用不含蔗糖的口香糖清洁牙齿，如木糖醇口香糖。

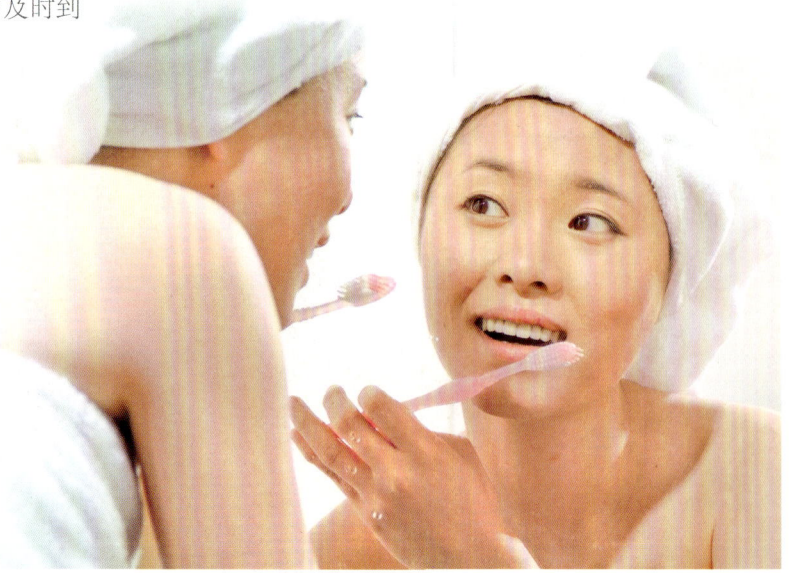

三餐后要彻底刷牙，注意用柔软的磨毛牙刷，有细菌感染时，还可在牙刷上蘸盐。

3 改善腰酸背痛

为什么孕妈妈那么容易腰酸背痛呢？主要因为肚子日益增大，骨盆前倾使腰椎的弧度变大，造成腰酸背痛。另一方面，在孕晚期全身的韧带为了生产变松，不良姿势也容易损伤关节或产生腰酸背痛现象。虽然这是普遍现象，却是可以预防和缓解的。除了使用托腹带外，日常生活的保健也很重要。

＊避免久坐或久站，只要坐或站了一段时间，就应该变换姿势。

＊适度地锻炼腰、腹、背等部位的肌肉。但是从孕7月起，做任何运动都要避免长时间采取躺姿，因为这样会压迫孕妈妈腹部的大血管，造成血液循环不良。

＊站立时骨盆稍后倾，抬起上半身，肩稍向后落下，同时避免长时间站立。

＊坐时后腰要舒服地靠在椅背上，上半身伸直，不要长时间坐无靠背的椅子。

＊行走时全身放松，穿平底鞋。

＊采用蜷曲侧卧式睡姿，使用上文提到过的侧睡枕。仰卧时将枕头垫于膝关节下。

＊每天的站立时间在4~5小时，可以用护腰带，会起到很好的效果。

＊多晒太阳、保证摄入充足的钙，增加骨骼的强度。

＊晚上洗澡时，用稍热的水冲洗腰背部，可以减轻腰酸背痛的情况。

4 推荐补益腰肾的美食

杜仲腰花

原料：炙杜仲12克，猪腰子250克，料酒25毫升，葱段、酱油、醋、豆粉、蒜瓣、姜片、盐、白糖、花椒各适量。

做法：

1. 猪腰子对剖两半后去腰臊筋膜，切成腰花。

2. 炙杜仲放锅内加清水适量，熬成药液150毫升。

3. 用一半药液加料酒、豆粉和盐，拌入腰花内，再加白糖及其余调料混匀待用。

4. 油锅烧至至八成热，花椒炝锅，投入腰花、葱段、姜片、蒜瓣快炒，翻炒至熟，即可。

营养提示：味鲜肉嫩，补肝肾，降血压，适合孕妈妈补益腰肾。

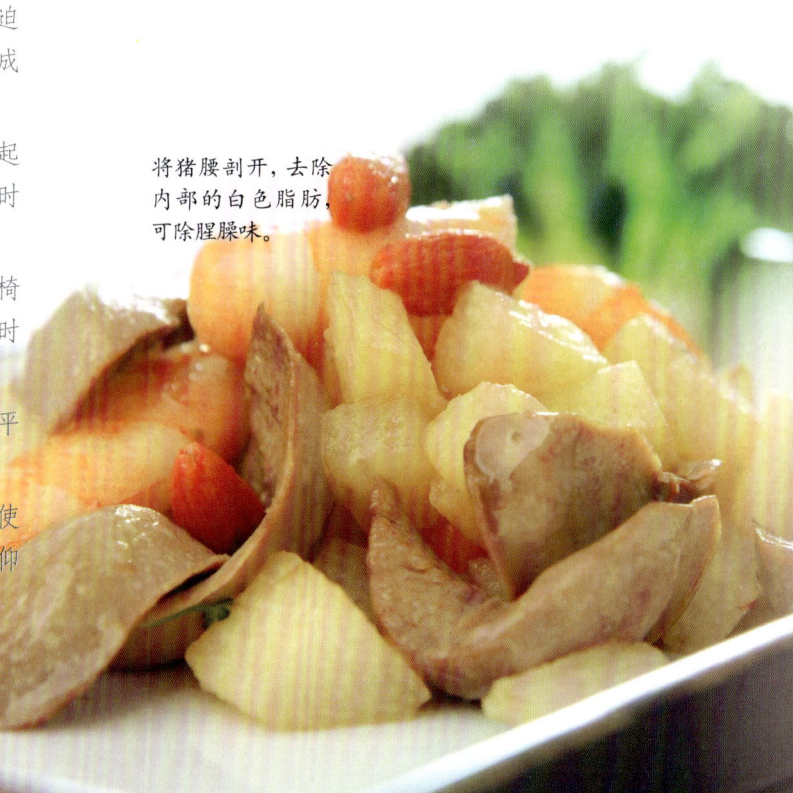

将猪腰剖开，去除内部的白色脂肪，可除腥臊味。

5 孕妈妈的鞋一定要合适

怀孕之后激素的分泌会使关节及韧带松弛，许多孕妈妈到了中后期会出现足底筋膜炎，痛感会更加敏锐。再加上腰酸背痛，选穿合适的鞋子是必不可少的。选购孕妈妈穿的鞋要注意留出孕妈妈脚部浮肿、变肥变大的富余，才能买到合适的鞋。

可以防震的

走路时脚底要承受来自地面的冲击，所以鞋底的设计就很重要，比如鞋底带气垫的气垫运动鞋，就可以很好地吸收走路或运动时脚部对地面所产生的作用力与反作用力，以降低伤害，也就是说可以"吸震"。

富有弹性的

良好的弹性来自高质量的鞋底、鞋面材料，它可以给足部活动以弹性的空间，否则如果双脚被缺乏弹性的材料束缚，会造成摩擦、脚趾变形等问题。所以买鞋时可以轻微弯曲鞋底，拉拉鞋面材质，看看弹性如何。

透气性好的

在孕晚期，孕妈妈的脚长时间地处于肿胀的状态，将鞋子撑得满满的，鞋子不透气，容易滋生细菌，引发脚气等疾病，应选择真皮或透气的材质。

款式方便的

怀孕时的鞋子款式并不单纯只是符合个人对美的喜好，还必须因肿胀的脚而决定，比如不适合穿窄细线条的鞋或尖头鞋等。另外，穿着方便的款式也是重要因素，比如用方便的粘贴设计取代鞋带，或是简单拉链，一拉即可。某些可以伸缩的松紧带鞋也可以选择。

可以防滑的

鞋底及鞋内里有防滑设计，并且耐磨度要好。超市里出售的防滑鞋垫，也可以起到一定的作用。

稳定性高的

选择稳定性高的鞋子，注意足跟是否适度被包覆、足弓垫是否支持脚弓处、大拇指弯曲点是否刚好为鞋的曲折点、前端要留出1~1.5厘米的富余。

小贴士

孕妈妈的修养、兴趣、爱好以及与准爸爸的融洽关系，都能影响到胎宝宝生存的环境，孕妈妈丰富的生活、美满的爱情、满意的事业以及良好的情趣，都会使胎宝宝的外环境稳定，从而让胎宝宝在未出生时就有一种幸福感。

6 心情愉悦很重要

保持愉悦的心情是情商胎教的重要功课。如果孕妈妈心情舒畅，胎宝宝的情感、个性、智慧和能力等方面就是良好的。出生后的宝宝的直觉力、想象力、空间感、创造力都比较好。

胎教与未来的幼儿教育一样，不能只灌输知识，而要培养宝宝在未来人生中的一种健康心态。如果孕妈妈平时要忙于工作，也不必刻意花时间进行专门的情商胎教，只要在平时的生活中保持平和愉悦的心态就好。夫妻双方要配合，给肚子里的胎宝宝创造一个良好的氛围，让胎宝宝生活在充满爱与信任的世界里。

7 给胎宝宝一个充满爱和信任的环境

早晨起来后，对胎宝宝说一声"早上好"，告诉宝宝早晨已经到来了。打开窗帘，太阳升起来了，这时可以告诉宝宝："今天是一个晴朗的好天气。"总之，可以把生活中的一切都对胎宝宝叙述。为什么洗脸、刷牙，肥皂为什么起泡沫等。一切有益的东西都可以跟胎宝宝说。

宝宝，刚刚你轻轻地踢了一下我，这是我们的小秘密。

第19周 有性别了

胎宝宝的皮肤表面分泌出胎脂,为皮肤铸成一道壁垒,可以在子宫里保护自己的皮肤。如果是男宝宝,他的生殖器已经可以看出来;如果是女宝宝,她的子宫和阴道也已经长好了。

💚 胎宝宝的变化

在孕中期做B超时,孕妈妈可以根据B超图画出胎宝宝的大致模样,当孕妈妈与准爸爸一起去做这项检查时,他可以看到胎宝宝在踢腿、屈身、伸腰、滚动以及吸吮他的大拇指。现在可以清晰地分辨胎宝宝的性别了。

💚 孕妈妈的改变

孕妈妈可以感觉到胎宝宝在不停地运动,做一些翻滚的动作。有时他的运动太剧烈,让孕妈妈晚上睡不着觉。在以后的10周里胎动将非常频繁,直到孕后期子宫被撑满为止。孕妈妈的腰身也会变粗,动作也开始笨拙了。孕妈妈该为自己准备孕妇装了,一身合体的孕妇服会把孕妈妈的孕期装点得分外精神。注意自己的乳房,孕妈妈会发现乳晕和乳头的颜色加深了,而且乳房越来越大。这很正常,是在为哺育你的宝宝作准备。

💚 子宫的变化

现在在肚脐下方约1.8厘米的地方,孕妈妈很容易就能摸到自己的子宫。子宫重约320克。从现在开始宫底每周大约升高1厘米。

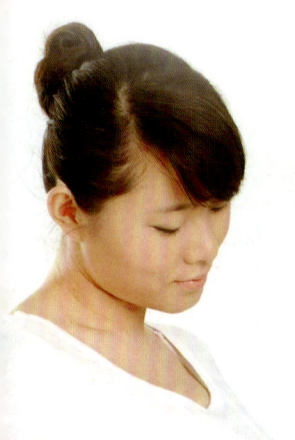

下摆宽松的素色娃娃衫既可以避免压迫腹部,又能为孕妈妈增添一份美丽。

💚 孕妈妈情绪调适

由于身体会越来越笨重，因此孕妈妈不但要休息好，还要学会主动放松。下面的放松方法最好每天能做1~2次，每次15分钟，但要在饭前或饭后1小时进行。

平躺在床上或铺了垫子的地板上，闭上双眼，深吸气，屏气并慢慢数到5，然后呼气。放松全身肌肉：依次放松脚趾、脚背、脚跟、脚踝、小腿、膝关节、大腿、髋关节、骨盆、腹肌及腹部脏器、臀肌、腰背肌肉、胸腔器官、肩膀、手臂、左（右）手、颈部、头部。

给身体放松时应保持深呼吸，并尽可能地把呼吸放慢而且要匀速。把精力集中在呼吸运动上，倾听自己的呼吸，还可自言自语"吸气、屏气、呼气"，这样可消除紧张不安及焦虑的情绪。

还可以闭上双眼，随着自己的意愿自由联想，如可爱孩子的笑脸、蔚蓝天空上的朵朵白云等，都会使孕妈妈感到平静和安详。工作之余可以采用坐姿放松，背挺直、肩下垂，尽量放松眼部和前额的肌肉。

以上方法都有助于精神的放松。

用MP3听音乐，声音在40~50分贝，这个和我们平时讲电话的声音差不多，但每次不要超过20分钟。

本周备忘录

进行乳房保养：进行乳房保养包括选用合适的胸罩，一些扁平乳头、凹陷乳头的孕妈妈，可以每天用手向外牵拉乳头，也可以使用乳头纠正工具进行矫治。另外还需要做乳房保健按摩操，从乳房的四周向中心轻轻按摩。适时地开始乳房、乳头的保养按摩，可使乳头坚韧、挺起，利于宝宝吸吮和乳房美观。

不留长指甲：孕期以卫生和安全起见，孕妈妈最好剪短指甲，不留长指甲，更不要涂抹指甲油。使用橄榄油护理指甲天然又滋润。

手套不可少：孕妈妈外出时可以戴手套，以避免接触有害细菌。做家务时，如接触洗涤剂，宜带上防护的塑胶手套。

1 及时更换内衣

孕期的内衣比外衣来得更为重要，因为它直接关系到身体的卫生和舒适、身材的保持和产后的恢复。随着孕期的深入，为骄傲的肚子选几件合适的胸罩、内裤、托腹裤，给自己最贴身的呵护吧！

胸罩

怀孕以后，由于体内孕激素水平增高，乳腺组织内的腺泡和腺管不断增生，乳房的皮下脂肪渐渐沉积，使乳房的外形有了很大的变化。孕妈妈要及时更换适合自己的胸罩。

选购原则：选择型号合适、肩带较宽、柔软舒适的棉制胸罩。

建议选购数量：以4~5件为宜。

托腹裤

托腹裤是将托腹带的设计加在内裤上，同时具有托腹和内裤的功能，有些还另具有调节功能，可以预防并减轻腰酸背痛。

选购原则：购买适合自己的托腹裤。

建议选购数量：以2~3件为宜。

内裤

孕妇内裤的布料为棉质，可吸汗、较舒适，可依腹围、臀围的大小变化来挑选，款式分为高腰、低腰两种，底部多了一层棉布，较透气且可吸收阴道分泌物或渗漏的尿液。

选购原则：依腹围大小来选择。孕妇内裤需依怀孕时腹围大小的改变来选购，也可购买纽扣式的内裤，可适用于整个怀孕期。

建议选购数量：4~5条。

弹性裤袜

和一般裤袜不同，孕妇裤袜在小腿、脚踝部位都有弹性设计，有托腹、修饰及减轻腿部疲劳的功能，并能加强修饰效果。

选购原则：根据所搭配的服装选购不同颜色的弹性裤袜。要选择弹性较强的裤袜，以穿着舒适为原则，不要太紧。

建议选购数量：购买2~3双。

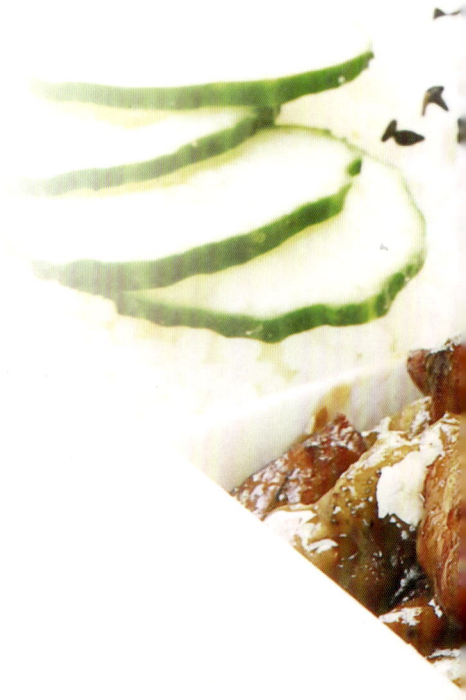

2 职场孕妈妈，工作、应酬两不误

怀孕之后如何在工作中把握平衡，让自己忙而有序又从容不迫呢？注意以下的孕期职场生活细节，让你怀孕、工作两不误。

在工作中

工作随时自我调适：孕期办公室健身操、午休小憩、换双平跟鞋、换把舒适的座椅、避免整天一个姿势对着电脑，这些都能让孕期工作舒服些。

不让产检和产假打乱工作：提前了解请假程序并提前安排好交接的工作，在休产假前，让工作交接的人了解自己的工作脉络与流程，并提前进入工作状态，万一早产，可轻松离开。

不要经常加班：应量力而行，不要经常加班、熬夜，要尽量减少工作量并且善用上班时间完成工作，避免将工作带回家中。

孕期工作餐：对待工作餐要挑三拣四，避免吃到对胎宝宝不利的食物，从营养的角度降低对口味的要求。一顿饭做到米饭、鱼、肉、蔬菜都有，同类食物有好几种。

需要应酬时

选择舒适得体的孕妇职业装：进入怀孕中期后，拜见客户时选择孕妇职业装，既符合职业身份又不妨碍工作，也不会显得身材很臃肿。对于孕妈妈的孕期形象会有所加分！

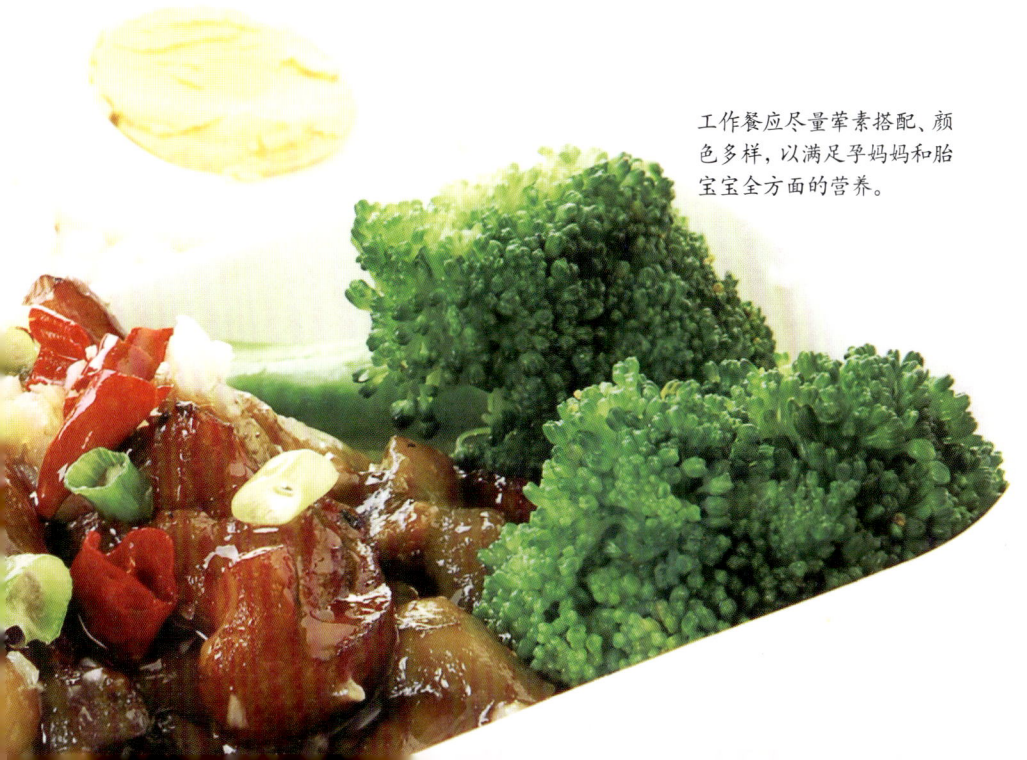

工作餐应尽量荤素搭配、颜色多样，以满足孕妈妈和胎宝宝全方面的营养。

第 20 周　大脑快速发育

从本周起,胎宝宝的大脑每月增重 90 克,大脑里已有上百亿个神经细胞,它们将逐渐联结起来。女宝宝阴道开始出现凹陷,男宝宝的阴囊还是空的,因为睾丸还没有下来。

❤ 胎宝宝的变化

从孕 20 周起,胎宝宝的视网膜就形成了,开始对光线有感应,能感觉到妈妈腹壁外的亮光。这时孕妈妈可以用手电照射腹部进行胎教,他对强光的反应会很大。

胎宝宝的身长已经达到 25 厘米,体重达到 450 克。他的感觉器官进入成长的关键时期,大脑开始划分专门的区域进行嗅觉、味觉、听觉、视觉以及触觉的发育。如果是女孩,她的卵巢里现在大约有 600 万个卵子,在她出生时卵子的数目将减少到 100 万。

❤ 孕妈妈的改变

健康地进入孕中期,孕妈妈一定很欣慰吧,腹部已经逐步适应了不断增大的子宫,现在是准爸爸帮助孕妈妈每周测量宫高的时候了。宫高是指从下腹耻骨联合的上沿至子宫底间的长度,从现在开始,每周的宫高都应增加 1 厘米,如果持续 2 周没有变化,就应请医生做检查。孕晚期胎头进入骨盆后,宫高的上升速度会减慢。

❤ 子宫的变化

此时,子宫约在肚脐的位置,子宫的顶部将以每周 1 厘米的速度向胸腔方向生长。在以后的 10 周里,胎宝宝的运动将非常频繁,直到孕后期把子宫撑满为止。

进行语言胎教时,如果一时想不到说什么,不妨拿个玩具来和宝宝进行模拟对话。

孕妈妈情绪调适

在孕中期通过心理调试，孕妈妈会逐渐适应妊娠并达到心理平衡。由于恶心等反应消失，孕妈妈的身体已进入一个相对比较稳定的时期，自我感觉良好是这个时期的主要特征。

此时孕妈妈的精神处于最佳状态，胎动出现，胎心可被听到，使孕妈妈感受到新生命的存在，胎宝宝作为身体的一部分而变得具体了。增强了做母亲的正向感觉，孕妈妈开始对胎宝宝生长和发育的过程感兴趣，孕妈妈可以和准爸爸分享这幸福的感觉，你们也可以借此开始了解自己的宝宝。与其他孕妈妈交谈，或翻阅有关书籍，或为孩子的出生作些准备。

"宝宝，你好吗？
我是爸爸。"

本周备忘录

适当运动：现在孕妈妈应该适当地增加运动，运动可以增加孕妈妈的心肺功能，适应血液循环和呼吸系统不断增加的负荷。轻度的柔软体操能增强肌肉的收缩力，改善腰酸背痛等症状。而且充分的全身性的放松运动，可以使你身心愉快。

补充维生素 A 和脂质：继续补充维生素 A，有利于宝宝视网膜发育。但是不要过量，除非医生建议，不要采取药物补充，应以食补为好。脂质是脑及神经系统的主要成分，应适度摄入脂肪，吃一些鱼肉及核桃、腰果等，这有利于宝宝大脑的发育。

出门记得戴遮阳帽：面部出现蝴蝶形妊娠斑的孕妈妈，外出时应戴遮阳帽，防晒是阻止妊娠斑加深加重的必要措施。

1 时尚孕妈妈穿衣经

担心怀孕之后就要告别"美丽"二字?那是因为不知道孕期的女人也有别样的风采。掌握孕期衣着搭配技巧,孕妈妈同样可以美得很特别。

其实,专门的孕妇装只有在怀孕中后期才用得着,之前长达五六个月的时间,完全可以用宽松的时装来代替,休闲裤、运动外套都很实用。那种不强调腰身、裙摆稍长的裙子也是时尚孕妈妈的必备,像娃娃裙、帐篷式印花长衫和短裙,都可以代替孕妇裙一直穿到孕中后期,大大的肚子为时装平添可爱。更重要的是,等生完宝宝,它仍然是一条时髦的裙子。

2 孕妈妈不同场合舒适穿

上班:选择较正式的洋装或套装,或是以长裤搭配俏丽的上衣。先准备一些不可少的基本款,例如:容易搭配的单件上衣、衬衫、黑、白裤装,以及不可或缺的背心裙、变化多端的一件式短洋装或长洋装。再搭配购买合适的服装,以少量衣服,变出多种穿法。

居家、休闲:可选择针织类、棉绒类休闲套装,永远不会过时的牛仔布系列服装,或是以运动服加以变化的孕妇装。宽松的短裤和T恤是比较舒服的休闲装扮。无袖连衣裙是夏季最好的选择,内穿T恤外配罩衫都可以。

宴会:一般人参加宴会的机会应该不是太多,可只购买一件较有质感的服装,再搭配一条项链或披肩,也能营造出宴会的效果。

睡衣:市面上有为孕妈妈设计的睡衣,宽松的腰围设计,能让孕妈妈睡觉时更为舒服。

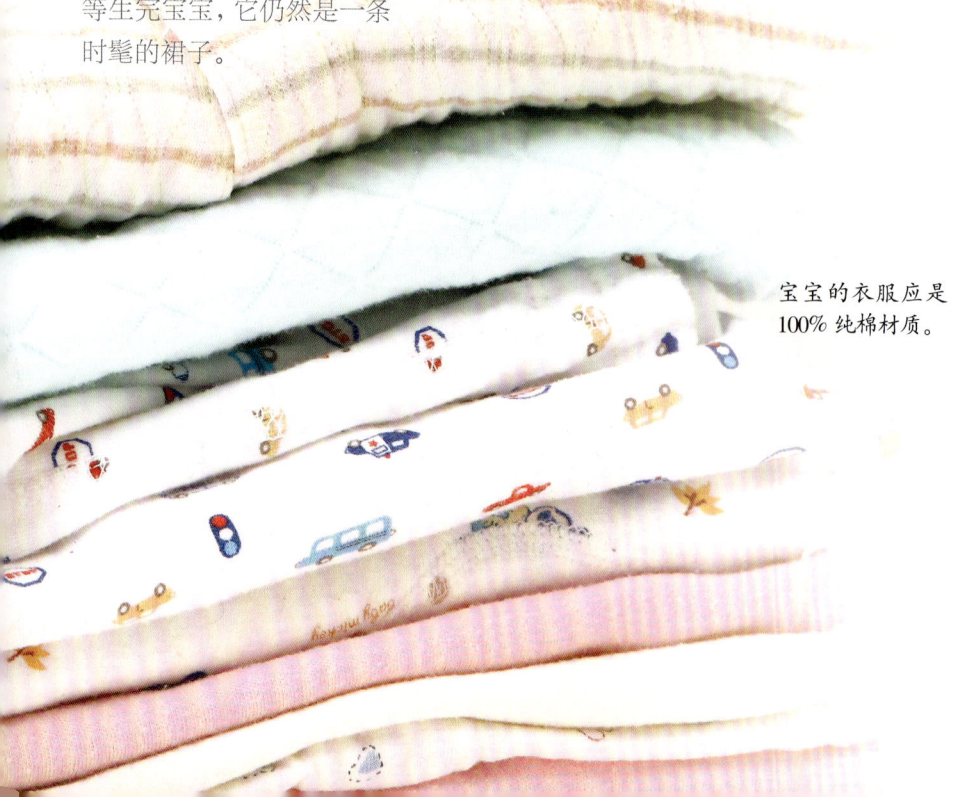

宝宝的衣服应是100%纯棉材质。

3 失眠，绝对不能用安眠药

怀孕的最初阶段，孕妈妈常处于瞌睡状态，但到5~6个月后则可能出现失眠状态，由"睡不醒"转为"睡不着"。这一睡眠的周期性变化，与怀孕后内分泌的周期性变化有关。

有些孕妈妈为了免受失眠的困扰，会选择服用安眠药，这是绝对禁止的事情。因为大多数具有镇静、抗焦虑和催眠作用的药物对胎宝宝或新生儿都会产生不利影响。如巴比妥、苯巴比妥、氟安定、硝基安定、氟硝安定和三唑仑，这些药物均不适合孕期使用。如果睡眠质量差到忍无可忍，孕期可以适当选用安神的中药。但一定要在医生的指导下服用，同时注意短期应用，不可连续应用超过一周。

适当的运动可以帮助睡眠：坚持散步、做孕妇体操等，好身体容易有好睡眠。

睡前少喝水：晚饭时到入睡前控制水分的摄取，可减少半夜起床方便的次数。

调节心理，学会精神放松：睡前喝些牛奶，或是和准爸爸在轻松的状态下聊聊天，都有利于睡眠。

4 适合你的助眠小方法

遭遇睡眠困扰的孕妈妈不妨用下面的方法找回自己的安睡体验！

给胎宝宝做一个枕头：将一个大枕头的一侧拆开，裁剪成弯月形，并将其中的填充物絮成内侧低、外侧高，最后缝合即可。当孕妈妈侧睡时，将弯月形的肚枕垫在膨凸的腹部下面，能够缓解腹部左、右下坠的不适，给腹部一定的支撑，可有效缓解在妊娠期的睡眠困扰。双胞胎和大胎的孕妈妈使用效果更好。

养成正确的睡姿习惯：左侧睡可避免胎宝宝压迫孕妈妈的腹部大血管，使血液自下肢向心脏回流顺畅，减少心脏负担，保证睡眠质量。

睡前一杯温牛奶，和宝宝聊聊天，有利于睡眠。

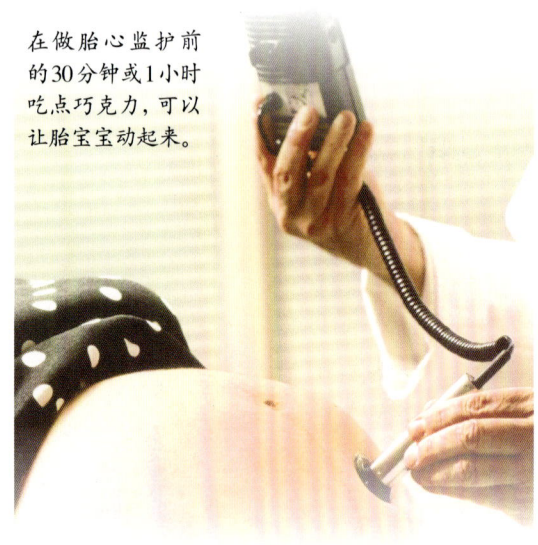

在做胎心监护前的30分钟或1小时吃点巧克力,可以让胎宝宝动起来。

5 家庭胎心监护

胎心监护很重要

胎心监护是通过监测胎动和胎心率来反映胎宝宝在母体内的状况。除了去医院孕检时要做胎心监护,平时自己在家也可以通过家庭胎心监护,来掌握胎宝宝的健康情况。因为在漫长的孕期中,有可能会出现胎盘脐带或孕妈妈自身原因导致胎宝宝宫内缺氧,产前胎心监护的目的是检测胎宝宝的正常发育情况,在胎宝宝缺氧早期发现并纠正。

怎么做家庭胎心监护

家用胎心监护仪器:留心孕检时医生听胎心的位置,在家中自己用家用胎心监护仪找到胎心的位置,重复听一次。注意由于胎宝宝随时移动,胎心的位置也会随之变化。胎宝宝小于5个月时,听胎心通常在脐下,腹中线的两侧,孕6~8个月时,胎心位置会随之上移。胎动一般是胎宝宝的手脚在动,所以孕妈妈感觉右面肚皮胎动频繁,胎心一般在左面。孕晚期时,胎位基本固定,观察医生听胎心的位置即可。

家用胎心听诊器:主要是在大锥形的双输口听头顶面的两个输口各接有胶管,胶管另一端各接有一只耳塞,双输口听头侧面装有一只电子计时器。极大地方便了孕妈妈随时自我听胎心。

准爸爸亲耳听:妊娠6个月后,准爸爸用耳朵在孕妈妈腹部就可以听到胎宝宝的心音了,听到的正常胎心音就像钟表的"滴答"声,每分钟120~160次。

注意事项

* 在做监护30分钟至1小时前吃一些食物,比如巧克力。

* 最好选择一天当中胎动最为频繁的时间进行。

* 选择一个舒服的姿势进行监护,避免平卧位。

6 准爸爸参与胎教的方法

5个月的胎宝宝感觉器官发育迅速,从这个月开始有了味觉、听觉,并逐渐开始发育视觉。所以这个月开始可以全方位地对宝宝进行胎教,准爸爸也要参与。

* 和孕妈妈一起胎教,每天跟胎宝宝打招呼、说话,如每天早晨起床时可以说:"宝宝,早上好!我们起床了!"晚上下班时:"宝宝,爸爸回来了!"也可以在胎宝宝胎动频繁时"抚摸"宝宝,并告诉他:"我是爸爸"。与孕妈妈分享胎动的幸福感受。

* 帮助孕妈妈给宝宝放胎教音乐,也可以哼些欢快的歌曲给胎宝宝听。

* 协助妻子做好孕期的自我监护工作:如量体重(以免体重增加不足或增加过多)、数胎动等。

* 保持居家环境的安静,让孕妈妈远离强烈的噪音,以免造成胎宝宝的不安。

> **小贴士**
>
> 孕中期相对来讲是孕妈妈最感舒适的阶段,如果孕妈妈身体情况允许,准爸爸可以安排一次短期的旅行,选择一个山清水秀的目的地,以舒缓孕妈妈的情绪;同时,让胎宝宝多听听自然之声,这也是环境胎教的一部分。

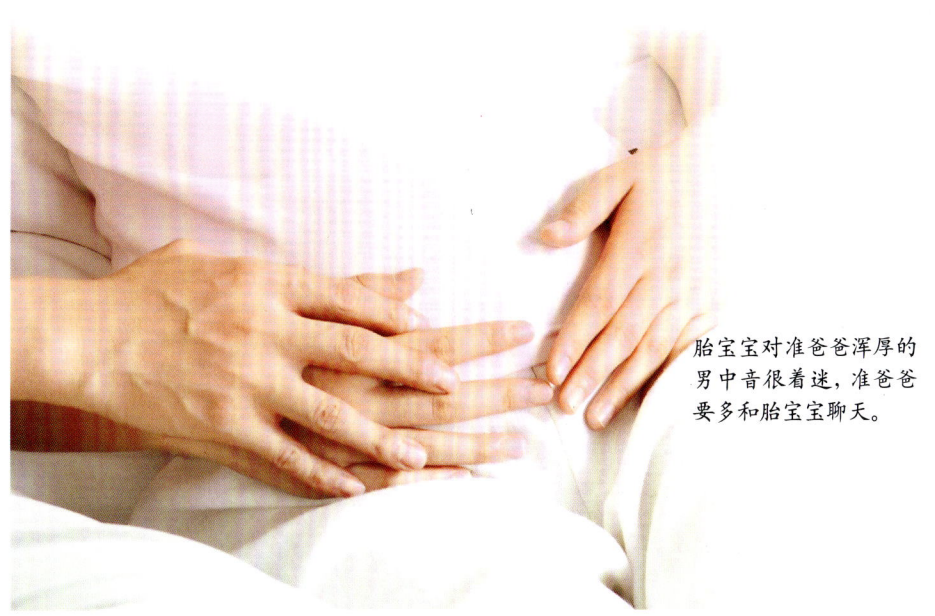

胎宝宝对准爸爸浑厚的男中音很着迷,准爸爸要多和胎宝宝聊天。

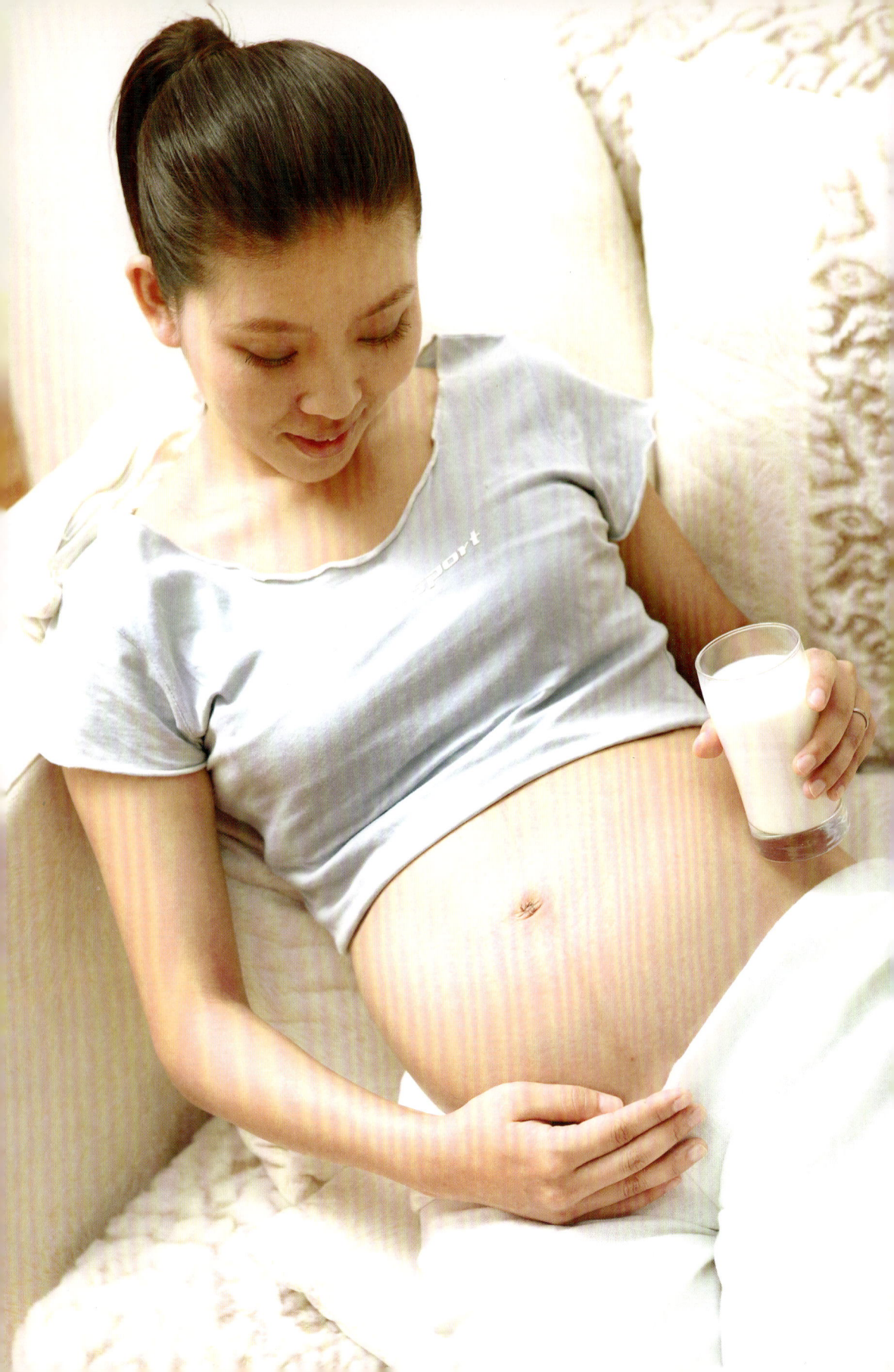

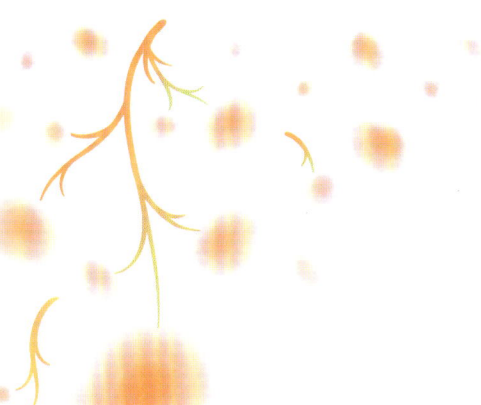
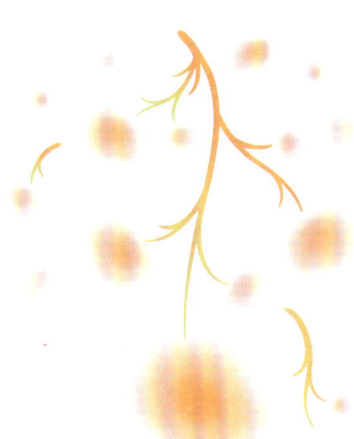

孕6月
幸福的大肚子

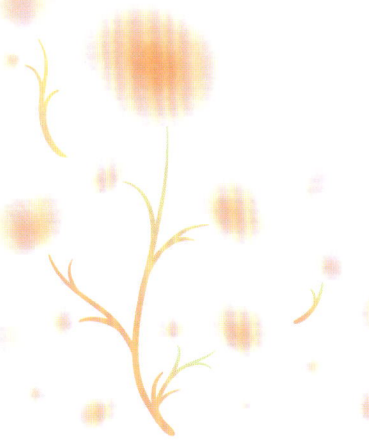
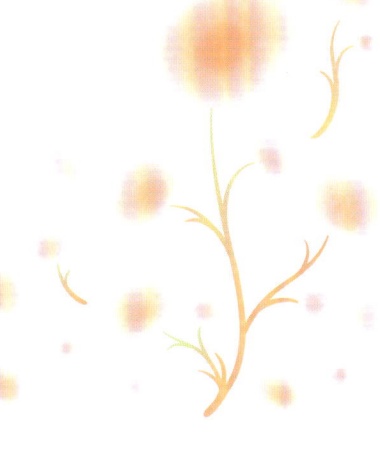

第 21 周　会吮手指了

胎宝宝的味蕾和细小的牙齿正在形成中。他会吮手指了，慢慢完善吮吸反应，到他出生时，吮吸动作就会完美无缺了，吮吸动作是宝宝吃母乳不可或缺的能力。

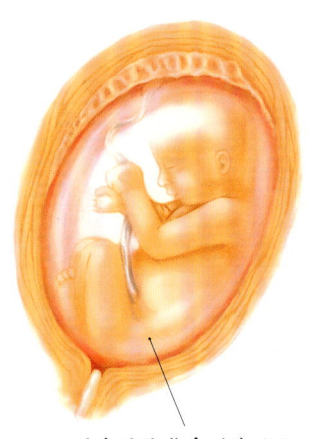

子宫收缩或受到外界压迫，胎宝宝会猛踢子宫壁，把这种信息传递给孕妈妈。

💚 胎宝宝的变化

胎宝宝已经 21 周了，这时他的体重正在不断增加。这个小家伙现在看上去变得滑溜溜的，他的身上覆盖了一层白色的、滑腻的物质，这就是胎脂。它可以保护胎宝宝的皮肤，以免在羊水的长期浸泡下受到损害。不少宝宝在出生时身上都还残留着这些白色的胎脂。

💚 孕妈妈的改变

从怀孕到现在，孕妈妈的体重增加了 4~6 千克，已经完全失去了腰部的曲线，周围的人能够一眼就看出你怀孕了。这时你可能常常会觉得呼吸急促，特别是上楼梯的时候，走不了几级台阶就会气喘吁吁的。这是因为日益增大的子宫压迫了肺部，而且随着子宫的增大，这种状况将更加明显。

💚 子宫的变化

现在，孕妈妈可以在肚脐下方约 1 厘米处摸到子宫。产检时，医生由耻骨联合开始量子宫的大小，长度约 21 厘米。

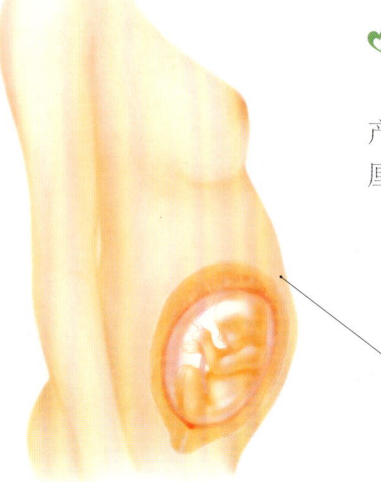

腰部的曲线已经失去，周围的人能够一眼就看出你怀孕了。

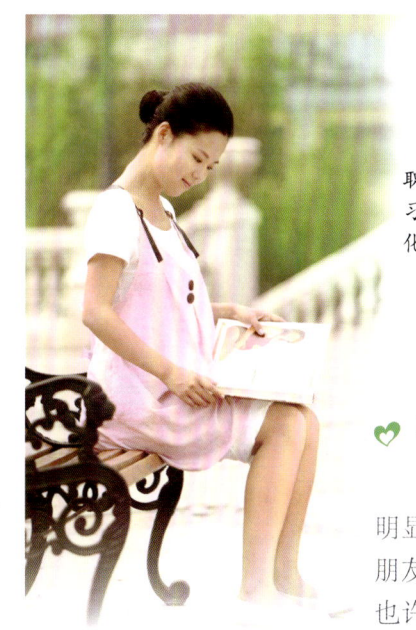

职场孕妈妈在工作之余,学习孕产知识,了解身体的变化,让工作生活两不误。

💚 孕妈妈情绪调适

随着你的腹部一天天隆起,"大肚子"的体征越来越明显,怀孕这一事实已无法掩饰,你可以大大方方地接受朋友们的祝福和家人的照顾,享受孕妈妈的幸福生活。你也许会感觉到来自工作的竞争压力或被照顾的同时带来的冷落,并因此害怕会丢掉工作或失去晋升的机会。即使真的是这样也没什么大不了,做任何事情都会有得有失。可爱的宝宝才是最重要,不要担心,现在很多管理者都已经意识到做了妈妈的女性处理事务会更果敢、更成熟、更干练。

本周备忘录

预防缺铁性贫血:此时胎宝宝要靠吸收铁质来制造血液中的红细胞,如果铁摄入不足,会出现贫血现象。为防止缺铁性贫血的发生,孕妈妈应多吃富含铁质的食物,如瘦肉、鸡蛋、动物肝、鱼、含铁较多的蔬菜及强化铁质的谷类食品。如果有必要,可在医生的指导下补充铁剂。

采用侧卧位睡姿:增大的子宫使孕妈妈必须采用侧卧位睡眠,尤以左侧卧为好。不过,单一的左侧卧会使心脏受压,所以适当的左右交替是必要的。

如果不爱吃肉:如果在孕期一看见肉就觉得恶心,那就用鸡蛋作为蛋白质的摄取来源吧!除了优质蛋白,鸡蛋还含有人体所需的各种氨基酸,吃法多样,是孕期和产后的优质营养品。

1 加强补铁

孕妈妈体内的各种营养会源源不断地送到胎宝宝的身体里,使母子更紧密地连在一起。从这时开始,胎宝宝的器官组织开始迅速生长发育,孕妈妈和胎宝宝都需要增加蛋白质和维生素的供给,特别是对B族维生素的需要量增加。这个阶段还应强调铁的摄入量。

铁是一种重要的矿物质,它是用来生产血红蛋白(红细胞的组成部分)的,而血红蛋白的功能是确保把氧运送到全身各处的组织细胞。孕妈妈摄入铁不仅仅是为了自身需要和防治缺铁性贫血,而且还要将部分铁贮藏在组织中,以备胎宝宝需要时摄取。

铁质缺乏引起的贫血在怀孕期非常普遍,究其原因主要是食物中缺乏铁质、慢性失血及怀孕中铁质需要增加。怀孕时由于胎宝宝需由母体吸取铁质,孕妈妈本身铁质储藏量就少,再加上血液的稀释,孕妈妈如果不多摄食含铁多的食物,就很容易罹患缺铁性贫血。

2 补铁美食推荐

多吃一些富含铁的食物,如肝脏(羊肝、猪肝)、动物血、豆制品、糯米、芹菜、海带、紫菜、黑木耳、鸡蛋等。

补血羹:把红枣和带红衣的花生一起煮烂,连汤一起喝。

紫米粥:将紫米、带红衣的花生、红小豆、红枣一起煮烂,连汤一起喝。

3 孕期胀气不用太担心

孕早期的激素分泌改变,孕中期因为子宫压迫使肠蠕动减缓,孕晚期由于子宫上升压迫到腹部上方,包括胃、十二指肠的部位,这些是孕期胀气的主要原因。到了孕34~36周,随着子宫逐渐下降,孕妈妈胀气的感觉会随之消失。

缓解措施:少量多餐,多吃蔬菜水果等高膳食纤维食物和适当粗粮,促进肠胃蠕动;适当运动,补充足量水分,养成每天排便的习惯;避免食用如油炸食物、汽水、糯米、泡面等易产气食物;从右下腹开始,以轻柔力道做顺时针方向按摩,每次10~20圈,一天2~3次,可帮助舒缓腹胀感。

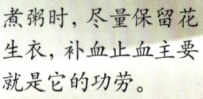

煮粥时,尽量保留花生衣,补血止血主要就是它的功劳。

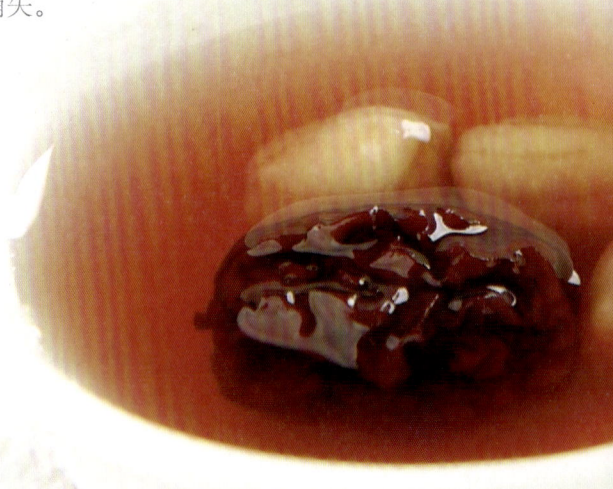

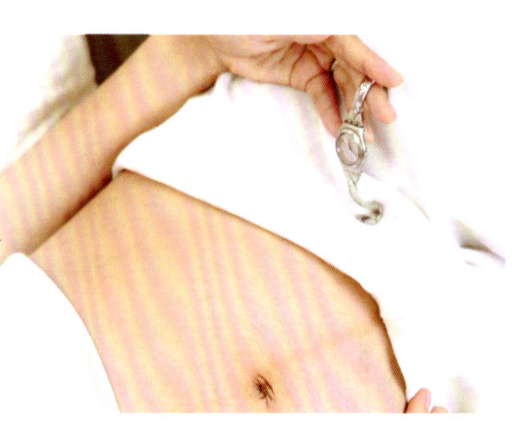

测胎心时以1分钟为计量单位，正常为120~160次，过快或过慢均属不正常。

4 胎动多少才健康

孕妈妈每天自我测量3小时的胎动，分别在早上、中午、晚上各测1小时。将3次测得胎动的总数乘以4，作为胎宝宝12小时的运动记录。如果每小时少于3次，则要把测量的时间延长至6或12小时。

一般来讲，每12小时胎动30~40次以上，就表明胎宝宝很健康。

5 在家测胎动的3种方法

在医院则可以利用胎心监测器记录宝宝的心跳，但对于每个孕妈妈来说，天天跑医院也不大现实，所以自测宝宝的胎动次数，既简单又必要。

方法一：计算达到某个胎动次数所需要的时间，以10次为标准

孕妈妈早上起床后就开始测量胎动，达到10次后，就不再算了。孕妈妈可以照常地上班、做家务。有些孕妈妈1小时就有可能达到10次；也有可能到晚上才有10次。如果到了晚上都没有10次胎动的话，建议孕妈妈马上去医院检查。

方法二：累计每天的胎动次数

这是最简单的计算方法，孕妈妈可以做一个简单的表格，每天早上8点开始记录，每感觉到一次胎动，就在表格里做个记号，累计10次后，就说明胎宝宝一切正常，不用再做记录。如果从早8点到晚8点，胎动次数都没有达到10次的话，建议尽快去医院检查。

方法三：晚饭后的测量

胎宝宝一般在晚上更加活跃。孕妈妈在晚饭后7点至11点，测量宝宝的胎动次数，看看出现10次胎动所需要的时间。如果超过3小时，胎动的次数达不到10次的话，就需要尽快去医院检查。

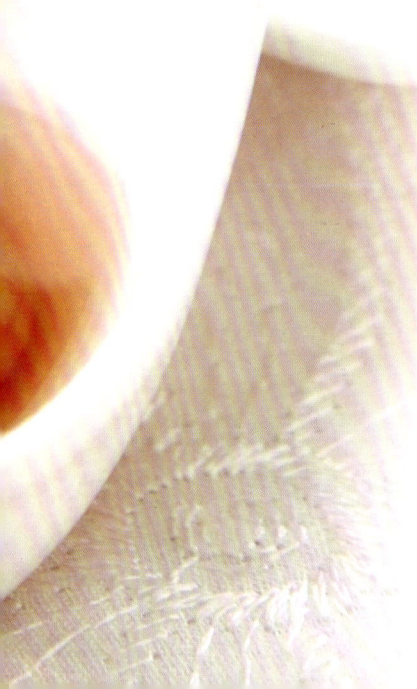

第 22 周　长指甲了

胎宝宝的皮肤依然是皱皱的、红红的,要等体重增加到一定的程度时才能把皮肤撑起来。他已经有了汗腺,指甲正在生长中,眼睛已经发育,眉毛和眼睑已经可以清晰地被分辨出来。

💚 胎宝宝的变化

这一周胎宝宝眉毛和眼睑已经充分发育,小手指上也已长出了娇嫩的指甲。胎宝宝已经可以听到你的声音,如果你为他讲故事、唱歌、播放音乐或者跟他聊天,他都能听得见。

💚 孕妈妈的改变

这个阶段你感到身体舒服了许多,相对而言现在是整个孕期里最为轻松的时候。很多孕妈妈这个时期会出现牙龈出血的现象,这是因为孕激素使你的牙龈变得肿胀,即使你刷牙时动作很轻,也有可能导致出血。

💚 子宫的变化

子宫在平脐的位置,从耻骨算起约 22 厘米。随着子宫的增大,孕妈妈身体的重心发生了变化,突出的腹部使重心前移,为了保持平衡,孕妈妈不得不挺起肚子走路。

宝宝,这首歌好听吗?

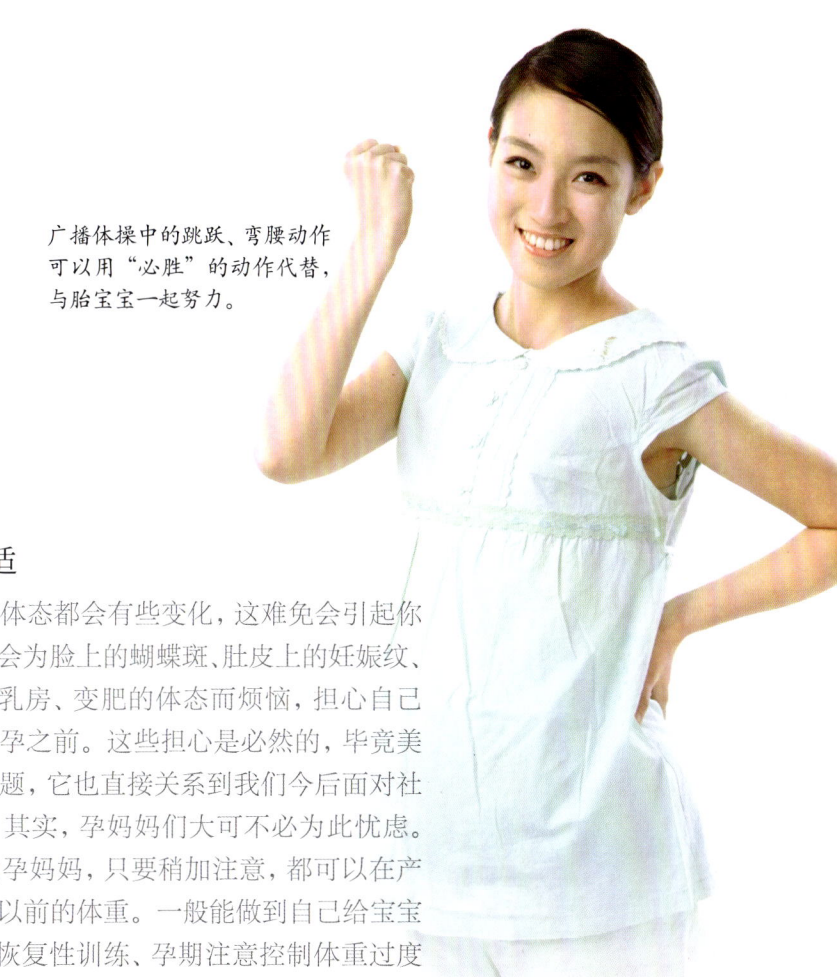

广播体操中的跳跃、弯腰动作可以用"必胜"的动作代替，与胎宝宝一起努力。

💚 孕妈妈情绪调适

现在你的容貌和体态都会有些变化，这难免会引起你的担心。很多孕妈妈会为脸上的蝴蝶斑、肚皮上的妊娠纹、变大的骨盆、变形的乳房、变肥的体态而烦恼，担心自己是不是还能恢复到怀孕之前。这些担心是必然的，毕竟美丽是女性最关心的话题，它也直接关系到我们今后面对社会和家庭的自信心。其实，孕妈妈们大可不必为此忧虑。据统计，大约80%的孕妈妈，只要稍加注意，都可以在产后2年内逐渐恢复到以前的体重。一般能做到自己给宝宝哺乳、产后及时进行恢复性训练、孕期注意控制体重过度增长的孕妈妈，都能够恢复得比较好。

本周备忘录

皮肤瘙痒别轻视：孕中后期出现的局部甚至全身瘙痒，如果同时伴随皮肤、巩膜发黄，除了孕期新陈代谢的原因外，还有可能是妊娠期肝内胆汁淤积症，孕妈妈不应疏忽大意，要及时到医院检查。

留意指甲是否变薄：如果孕妈妈发现指甲变薄易断，同时伴有疲劳、头晕、脸色苍白、心悸、胸口疼痛的症状，要考虑是否贫血，并记得及时去看医生。

做广播体操：孕妈妈可以每天早上定时做做广播体操，既能起到一定的锻炼作用，又能够帮助养成规律作息。广播体操简单易学，对于其中不适合孕期的跳跃、弯腰动作可以用其他动作替换。

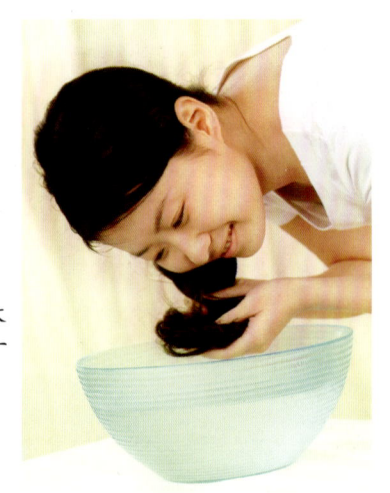

如果孕期发质没有太大的变化，可以用孕前一直使用的洗发水。

1 孕妈妈要选对洗发用品

孕期由于体内激素水平的变化，孕妈妈会感觉头发有所变化：油性发质的孕妈妈头发会比平时更油一些，而本来干性发质的孕妈妈头发看起来会格外油黑发亮。为了防止刺激头皮、影响胎宝宝，孕妈妈要选择适合自己发质且性质比较温和的洗发水。

怀孕前用什么品牌的洗发水，如果发质没有因为激素变化而发生太大的改变，最好继续沿用。突然换用其他品牌的洗发水，特别是以前从未使用过的品牌，皮肤可能会不适应，或发生过敏现象。

有些孕妈妈在怀孕时头发会变得又干又脆，那是因为头发缺乏蛋白质，如果使用能给头发补充蛋白质的洗发水和护发素，情况将得以改善。

头发比较油的孕妈妈，清洁头发可稍勤一些，让自己清清爽爽的。

2 洗头发后湿发要及时弄干

孕妈妈洗头发之后要及时把湿发弄干，避免着凉而引起感冒。电吹风吹出的热风含有微量的石棉纤维，可以通过孕妈妈的呼吸道和皮肤进入血液，经胎盘血而进入胎宝宝体内，对胎宝宝有不利影响，所以能不用就不要用电吹风。必须使用吹风机时，只要调到冷风挡，不要用吹风机紧贴着头皮吹头发，也是不要紧的。

干发帽、干发巾是孕妈妈的好帮手。戴上吸水性强、透气性佳的干发帽，很快就可以弄干头发。淋浴后也能马上睡觉，还能防感冒。挑选干发帽、干发巾要选择抑菌又卫生、质地柔软的产品。

3 不会发胖的营养食品

绿叶蔬菜

绿叶菜是叶酸和锌的良好来源,圆白菜是很好的钙的来源。喜欢吃沙拉的孕妈妈,把原料创新一下,多加入一些深颜色的蔬菜,如莴笋、紫甘蓝等,一定会提高沙拉的营养价值,因为颜色越深的蔬菜往往意味着它的抗氧化成分含量越高。你也可以随时在汤里或是饺子馅里加入一些新鲜的蔬菜。

低脂酸奶

酸奶富含钙和蛋白质,即便是患有乳糖不耐症的孕妈妈,也还是易于吸收的,而且酸奶有助于胃肠健康。

麦片

麦片不仅可以让孕妈妈一上午都精力充沛,还能降低体内胆固醇的水平。不要选择那些口味香甜、精加工过的麦片,最好是天然的,没有任何糖类或其他添加成分在里面。可以按照自己的口味和喜好在煮好的麦片粥里加一些果仁、葡萄干或是蜂蜜。

瘦肉

铁在人体血液转运氧气和红细胞合成的过程中起着不可替代的作用。孕期你的血液总量会增加,以保证能够通过血液供给胎宝宝足够的营养,因此孕期对于铁的需要就会成倍地增加。如果体内储存的铁不足,孕妈妈会感到疲劳,此时通过饮食补充足够的铁就变得尤为重要。瘦肉中的铁是供给这一需求的主要来源之一,也是最易于被人体吸收的。

豆制品

对于那些坚持素食的孕妈妈来说,豆制品是一种再好不过的健康食品。它可以为孕妈妈提供很多孕期所需的营养,例如优质的蛋白质。

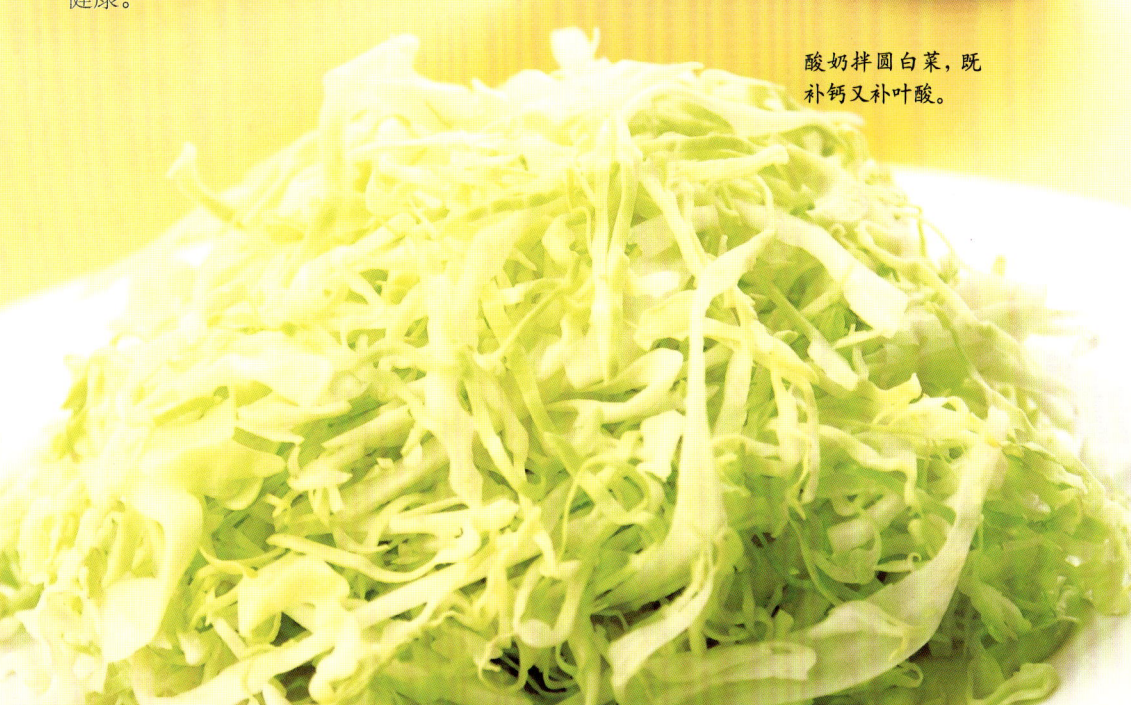

酸奶拌圆白菜,既补钙又补叶酸。

4 学会测量宫高和腹围

数据代表的意义

现在胎宝宝在肚子里面是怎样的状况呢？这是每个孕妈妈都关心的问题。测量宫高和腹围，是最直接地获得胎宝宝生长数据的方式。宫高和腹围的增长是有一定规律和标准的，产检每次都要测量宫高及腹围以估计胎宝宝的发育情况。孕晚期通过测量宫高和腹围，还可以估计胎宝宝的体重。自己在家测量宫高和腹围，再对照以下的表格，也能够估算胎宝宝的发育是否在正常范围以内。

宫高和腹围的测量方法和标准

宫高的测量：从下腹耻骨联合处至子宫底间的长度为宫高。

腹围的测量：通过测量平脐部环腰腹部的长度即可得到。

（注意：如果连续2周宫高没有变化，孕妈妈须立即去医院检查。）

(1) 宫高（宫高正常标准表 单位：厘米）

妊娠周数	下限	上限	标准
满20周	15.3	21.4	18
满24周	22	25.1	24
满28周	22.4	29	26
满32周	25.3	32	29

(2) 腹围（腹围正常标准表 单位：厘米）

妊娠周数	下限	上限	标准
满20周	76	89	82
满24周	80	91	85
满28周	82	94	87
满32周	84	95	89

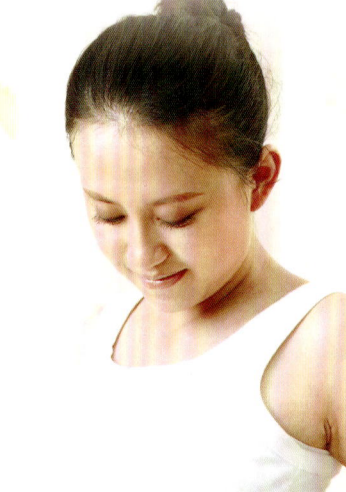

孕妈妈可以在家自测腹围，但通常自测不到或测不准宫高。需要借助医生的专业手法。

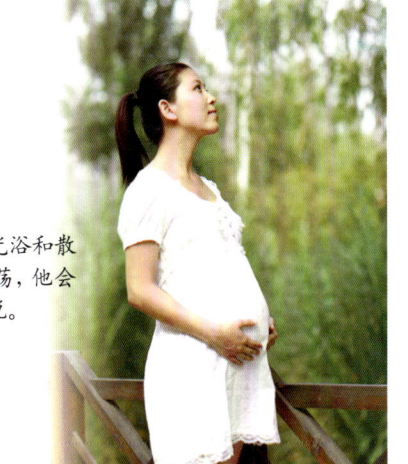

让胎宝宝享受阳光浴和散步带来的轻微震荡,他会和孕妈妈一样愉悦。

5 怎样能使胎宝宝快乐

胎宝宝在妈妈的子宫中度过大约266天的时间。这段时间里,他不仅每天通过脐带从妈妈那里获得营养和氧气健康成长,还能够准确地感受到孕妈妈的心理变化。那么,孕妈妈应该怎样做,才能将最美好的感觉传递给肚子里的小宝贝呢?

哼唱喜欢的歌

唱歌会使整个人放松、消除紧张,孕妈妈放松,胎宝宝自然就自在了。

在阳光下散步

散步是最能让人放松的运动。在天气好、空气清新的时候散步不只是一种享受,还能让肚里的胎宝宝享受太阳浴和轻微震荡带来的按摩效果,他会和孕妈妈一样心情愉快。

听着轻柔的音乐入眠

睡觉的时候听轻柔的音乐不但能让心情更加舒畅,而且也能够让孕妈妈心绪平静,安心入眠。

欣赏大自然的美

多到大自然中去欣赏美丽的景色,美对孕妈妈和胎宝宝都有积极的作用和熏陶。孕妈妈在大自然中感受到这一切,将感受传递给胎宝宝,就使得胎宝宝也能受到大自然的陶冶。

> **小贴士**
>
> 追求美本身就是很好的胎教,不但可以优化孕期的精神生活,而且还能让腹中的胎宝宝得到美学的最初熏陶,有利于胎宝宝大脑的均衡发育。在怀孕期间不仅要保持精神焕发,穿着整洁,举止得体,体现自己的外在美,还要适当丰富自己的精神生活,来增加情趣,丰富内涵,陶冶情操,提高自己的内在美。

第23周 又红又皱的"小老头"

胎宝宝的视网膜已形成,具备微弱的视觉。他的胰腺及激素的分泌正在稳定地发育,牙龈下面乳牙的牙胚也开始发育了。

💚 胎宝宝的变化

23周的胎宝宝看起来已经很像一个缩小的婴儿了。但由于皮下脂肪尚未产生,他的皮肤是红红的,而且皱巴巴的,样子像个小老头。皮肤的褶是为了给皮下脂肪的生长留有余地。他的嘴唇、眉毛和眼睫毛已清晰可见,视网膜也已形成,具备了微弱的视觉。胰腺及激素的分泌正处于稳定的发育过程中。此时在牙龈下面,乳牙的牙胚也开始发育了。

💚 孕妈妈的改变

这个阶段孕妈妈的体重在稳定增加,大约每周增重300克左右,一共已增重5~8千克。腹部的变化虽缓慢进行,但此时孕妈妈的外观已经是圆滚滚的了。孕妈妈还会发现阴道分泌物增加,这也是正常的,不用担心。此时泌尿道平滑肌松弛,膀胱感染的危险性增高,要注意个人卫生。

💚 子宫的变化

子宫已经扩展到脐上约3.8厘米的位置,耻骨联合上方约23厘米。

身体变笨重了,洗澡时间就缩短一些,但一定要做清清爽爽的孕妈妈!

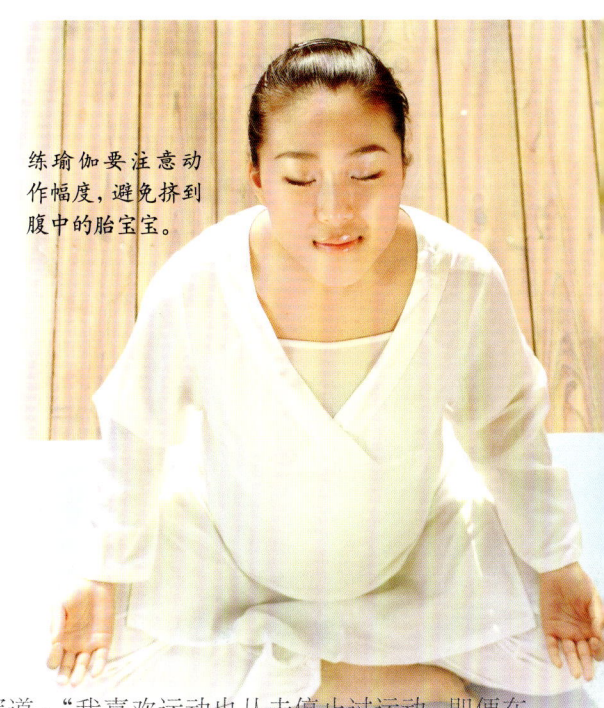

练瑜伽要注意动作幅度,避免挤到腹中的胎宝宝。

💚 孕妈妈情绪调适

曾有一位孕妈妈在她的日记中这样写道:"我喜欢运动也从未停止过运动,即便在我怀孕期间。我经常做的是一天两次,每次一小时的户外散步。还有,一位妇女教我的一种能够训练你在分娩时可以恰到好处地去使劲的运动方式。同时,我每天都在坚持练瑜伽,我并没有尝试控制体重,我只是想着去做一些对体质有帮助的事。""瑜伽功能够平衡我的体力,它不仅能够让我沉浸在幸福和平静之中,而且还能够直接连接和影响着体内的孩子。我心里时常充满了感激之情,我现在不仅得到了很好的休息,而且身心轻松。""噢,我的天,我的体形依然如故,我的身体却在变得更加成熟!"

本周备忘录

和胎宝宝做游戏:这时的胎动次数有所增加,并更加明显。孕妈妈现在可以试试和腹中的胎宝宝做做游戏,当他把你的肚皮顶起一个小鼓包时,你可以一边跟他说话,一边用手摸摸他,轻轻推一下,看他有什么反应。经常这样做,胎宝宝会发现这是个有趣的游戏,会和你玩得很起劲的。

补钙:孕妈妈要多补充些钙质,为胎宝宝将来能长出一口好牙打下基础。早餐和加餐可适量饮用酸奶和牛奶。中餐和晚餐要多选用豆类或豆制品,一般来讲摄取100克左右豆制品,就可摄取到100毫克的钙。同时,多选用乳酪、海米、芝麻或芝麻酱、西蓝花及羽衣甘蓝等,保证钙的摄取量至少达到每天1000毫克。

自己做豆浆吧:都知道喝豆浆对身体好,如果不放心在外面购买的豆浆质量,就买回豆浆机自己做豆浆!用添加不同原料的自磨豆浆改善胃口,也是孕期的一个饮食窍门。

1 体重增长缓慢，可以喝孕妇配方奶

虽然已经进入 23 孕周了，但有些孕妈妈还没怎么胖，肚子也比周围的孕妈妈们要小一点。这可能跟她们孕早期妊娠反应比较强烈有关。对于由此引起的体重增长缓慢的孕妈妈来说，可以通过每天摄入 1~2 杯孕妇配方奶来补充营养。

如果血色素偏低，配方奶粉里添加的铁剂能够有效帮助预防贫血；而且这个时期胎宝宝发育快，需要的能量也多，饮食加上配方奶粉更能满足胎宝宝发育的需要。有些孕妈妈怕长得太胖，不敢喝配方奶，但配方奶粉一般属于高蛋白低脂肪，只要按量服用，就不必担心体重问题了。

2 喝孕妇配方奶的注意事项

不是每个孕妈妈都需要喝配方奶粉，特别是那些饮食均衡，体重等各项指标在正常值范围内的孕妈妈们，否则可能造成胎宝宝营养过剩，出现巨大儿，孕妈妈本身也有可能因为摄入热量过多而导致肥胖。

喝配方奶时首先要控制量，不能既喝孕妇奶粉，又喝其他牛奶、酸奶，或者吃大量奶酪等奶制品，这样会增加肾脏负担，影响肾功能。其次，挑选的时候要看厂家、挑口味、看保质期，最好选择大厂家的品牌孕妇配方奶粉。

当然，回家后别忘记在奶粉桶盖上贴一张小条：开盖后保质期仅 3 周。

> **小贴士**
>
> 孕妇配方奶粉是在牛奶的基础上，进一步添加孕期所需要的营养素制成的。这些营养素包括叶酸、铁、钙、DHA 等，可以满足孕妈妈们在孕期的营养需要。

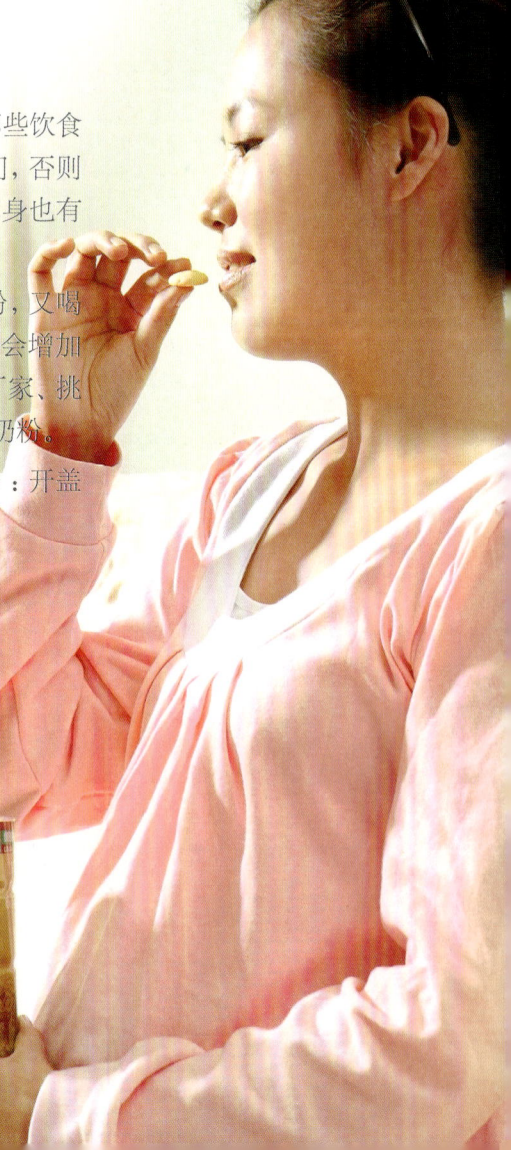

由于体内营养素摄入量不同，孕妈妈最好在营养专家或医生的指导下吃一些孕妇专用奶制品。

3 清洗乳房，先软化乳痂

从孕6个月起，很多孕妈妈的乳房开始有些许乳汁分泌出来，并在乳头上结成痂，所以每天要对乳房做好护理。

用橄榄油将乳痂软化，再用温的清水（不用香皂）清洁干净。用热毛巾进行热敷，每次20~30分钟，每天3~4次。将拇指同其他四指分开，握住乳房，从根部向顶部轻推，将乳房的各个方向都做一遍，挤压乳晕和乳头挤出初乳，每天这样做，保证乳腺管畅通。手指涂上橄榄油，捏住乳头轻捻，滋润乳头的皮肤，防止哺乳时发生被宝宝咬破的现象。

4 乳头凹陷怎么纠正

先天形成的乳头凹陷很可能会影响乳汁的顺畅排出，要在孕期及时纠正。

在妊娠晚期（孕36周以后），孕妈妈可一手扶住乳房，另一手用拇指和食指夹住乳头往外慢慢牵拉。但是注意不要用力过度，反复牵拉就可以纠正这种异常现象了。

5 乳房按摩有方法

从孕中期开始，乳腺真正发达起来。持续按摩乳房有利于乳房的血液循环，使分娩后排乳通畅。每天有规律地按摩一次，也可以在洗澡或睡觉前进行两三分钟的按摩。

动作要有节奏，乳房的上下左右都要照顾到。用拇指和食指轻轻按摩乳头，直到乳头突出来。按摩的力度以不感觉疼痛为宜，一旦在按摩时感到腹部抽搐，应立即停止。

方法1：由外向里。用右手覆在左侧腋窝附近，然后从左向右循环按摩乳房。另一侧乳房相反。

方法2：由下向上。用右手由下向上轻轻按摩左侧乳房；再用左手由下向上轻轻按摩右侧乳房。

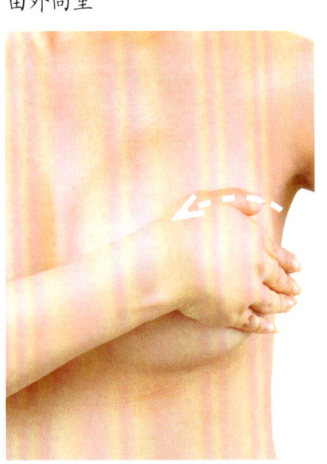

由外向里

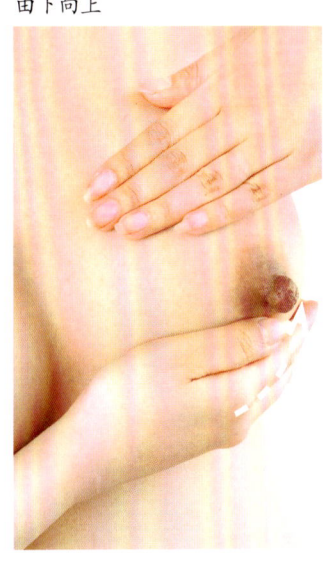

由下向上

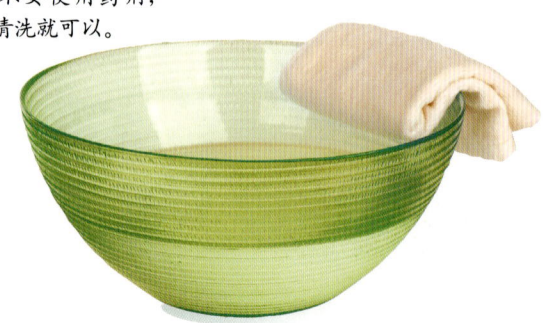

孕妈妈要注意保持外阴部清洁，但尽量不要使用药剂，只用温开水清洗就可以。

6 预防阴道炎的 8 种方法

孕期由于阴道内的分泌物增多，孕妈妈非常容易感染阴道炎。感染滴虫性阴道炎容易引起流产、胎宝宝发育畸形，霉菌性阴道炎会导致新生儿患鹅口疮、肛门周围念珠菌性皮炎等疾病。为了孕妈妈和胎宝宝的健康，预防阴道炎意义重大。

1. 内裤、浴巾应保持清洁，必要时采取 5~10 分钟的煮沸消毒。最好每天将换下的内裤用 60℃以上的热水浸泡或煮沸消毒。

2. 孕期性生活应使用安全套，防止夫妻交叉感染、反复感染。必要时，准爸爸也需要到医院做检查，积极配合治疗。

3. 加强锻炼，提高自身免疫力。

4. 少吃甜食。吃糖较多会导致血糖或尿糖偏高，阴道内糖原增加，酸度增高，酵母菌大量繁殖，容易引发阴道炎。

5. 拒绝过度清洗。使用碱性香皂、浴液，甚至高锰酸钾、酒精等药品进行私处清洁会破坏女性身体作为天然屏障的弱酸性环境，还会引起病菌逆行感染，引发阴道炎。没有病症的情况下用清水清洁即可。

6. 不要用卫生护垫。阴道细菌都是厌氧菌，在没有氧气的情况下就会泛滥。长期使用卫生护垫，加上湿润的阴道环境，更加剧了细菌的繁殖速度。孕妈妈应选择穿棉质内裤，有利私处的"通风透气"。

7. 不要光顾不正规的游泳场所、洗浴场所，或去不正规的医疗单位做器械检查，避免发生间接感染。

8. 灭滴灵是治疗滴虫性阴道炎的首选药物，但在怀孕 20 周之前不宜使用。怀孕 20 周后，可在医生的指导下口服灭滴灵，每次 200 毫克，每天 3 次，7 天为一个疗程，以阴道分泌物显微镜下检查 3 次未见滴虫为治愈。

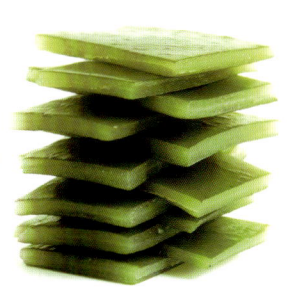

鲜海带是碘元素的最佳食物来源。

7 轻松赶走孕期腿抽筋

越到孕中后期,孕妈妈睡觉时越容易发生抽筋现象,冷不丁地小腿或脚趾就生疼,感觉苦不堪言。

腿抽筋的原因

孕中晚期,孕妈妈的钙需求量明显增加,以满足母体的钙储备需求和胎宝宝的骨骼生长需要。当孕妈妈的钙摄入量不足时,就会发生抽筋、腰酸背痛等症状。妊娠期腹内压力的增加,会使血液循环不畅,也是造成腿抽筋的原因。着凉也可能是造成抽筋的原因,所以孕妈妈要注意保暖。

缓解抽筋小方法

＊适当进行户外活动,多进行日光浴。

＊饮食要多样化,多吃海带、芝麻、豆腐等含钙丰富的食物。另外,每天喝一杯奶也是不可少的。

＊睡觉时调整好睡姿,采用最舒服的侧卧位。"伸懒腰"时注意两脚不要伸得过直,并且注意下肢的保暖。

＊睡前把生姜切片加水煮开,待温度降到脚可以承受时用来泡脚,最好能泡到小腿肚以上,可促进血液循环,安神助眠。

＊用湿热的毛巾热敷小腿,也可以使全身血管扩张,减少抽筋,有助于睡眠。

8 胎宝宝宫内发育迟缓怎么办

胎宝宝宫内发育迟缓叫做胎盘功能不良综合征,或胎宝宝营养不良综合征,会增加胎宝宝的死亡率,还会影响儿童期及青春期的体格和智力发育。

一旦诊断胎宝宝宫内发育迟缓,应及时治疗,小于32周开始治疗效果很好,超过36周治疗则效果较差。

如果是母体因素引起的,应针对病因治疗,如治疗母体并发症。营养不良的孕妈妈要及时补充营养素,如氨基酸、脂肪、维生素及微量元素等。

如果是胎盘因素引起的,应配合医生积极治疗,改善胎盘微循环。

如果是胎宝宝因素引起的,如染色体异常、胎宝宝畸形等严重疾病,则应及早做产前诊断,终止妊娠。

第 24 周　继续练习呼吸

胎宝宝不断用吞咽羊水来练习呼吸动作。他的呼吸系统正在持续地发育着，肺里的细胞开始分泌表面活性物质，这样可以防止肺泡相互粘连，同时也能促进肺泡在分娩时扩张。

💚 胎宝宝的变化

24 周时的胎宝宝大约已有 820 克，30 厘米长。除了听力有所发展外，呼吸系统也正在发育。尽管他还在不断吞咽羊水，但是通常并不会排出大便，那得等到出生以后了。如果此时孕妈妈出现早产，提前出生的宝宝在医生精心的照料下也可能存活下来，只是存活的可能性较小。

💚 孕妈妈的改变

孕妈妈的体重每天都在增加，所以孕妈妈可能会因为肌肉疼、脚酸、胃灼热、易疲劳和晕眩而感到痛苦。可能孕妈妈还会发现原来凹进去的肚脐开始变得向外突出，不要紧，这是正常的，等分娩之后它自然会恢复原样。由于子宫增大压迫周围血管，也许会导致痔疮的发生。另外，这周孕妈妈的乳房明显增大，会有明显的肿胀感。

💚 子宫的变化

子宫现在在肚脐上 4.0~5.1 厘米的位置，从耻骨联合量起，约有 24 厘米。

现在你会觉得自己变得笨拙起来，身体重心前移。

💚 孕妈妈情绪调适

如果你的身体状况允许,坚持适度的锻炼是非常好的放松自己的办法。户外散步、做各类动作舒缓的体操(包括瑜伽、孕妇分娩体操等)、游泳、跳慢舞等都是适合孕妈妈的运动方式。需要说明的是,如果白天上班的时候,需要经常站着工作,那晚间最好的运动是游泳或垫上体操。如果白天需要经常坐着工作,晚间就可以安排散步或瑜伽。这样可以保证身体的每部分肌肉都得到舒展和放松。

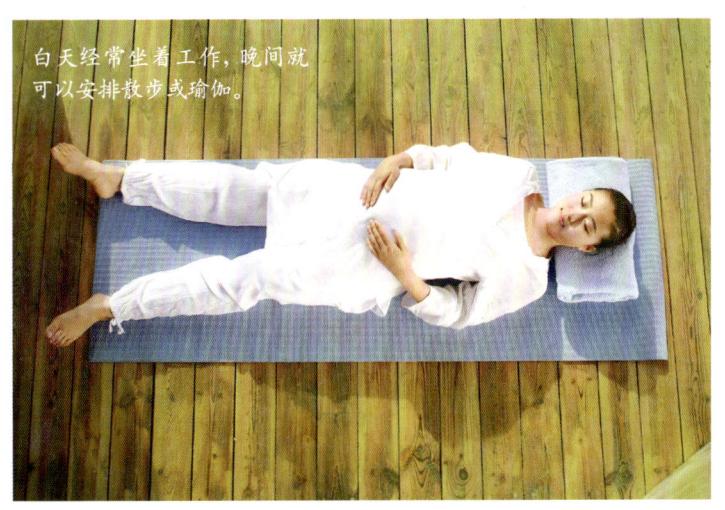

白天经常坐着工作,晚间就可以安排散步或瑜伽。

本周备忘录

缓解便秘:如果发生便秘现象后,要注意饮食调节,多吃一些润肠通便的食品,如各种粗粮、蔬菜、黑芝麻、香蕉、蜂蜜等。也应该注意适当运动,促进肠蠕动,利于消化。不要自己随便服用泻药。

不做"大油田":保持均衡营养,饮食上多摄取含油脂、动物蛋白和维生素的食物,颜色鲜艳的蔬果可以让你的肤色更加漂亮。用刺激性小的洁面产品清洁皮肤。

过度清洁不可取:沐浴时间不要太久,否则容易造成肌肤脱水,这个时候婴儿香皂更适合。

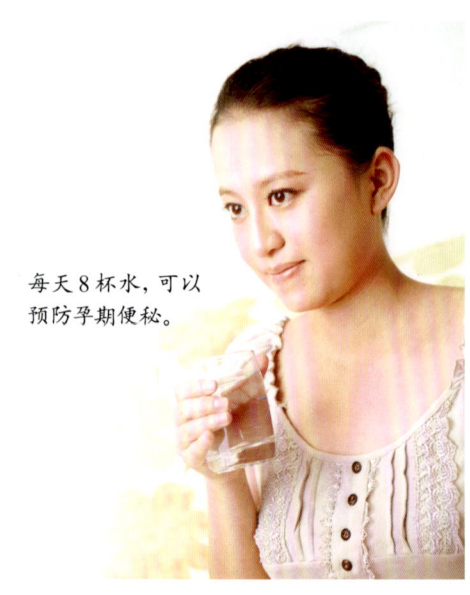

每天8杯水,可以预防孕期便秘。

1 提升职场孕妈妈舒适度的6个小诀窍

对于肚子日益增大的孕妈妈来说,以前在办公室轻松的办公方式,现在可不那么轻松了。不妨用一点小窍门来提升你的办公舒适指数吧!

不要逞强

如果同事小心地照料你,不要介意。在你的生命里,这是一个非常特殊的时期,所以不必感到害羞而拒绝别人的帮助。

自我减压

如果在工作场所不能自己调节压力,尝试一些办法去对付它,如深呼吸、舒展肢体、近距离散步等。

调整座椅的高度

在计算机前工作不会损害胎宝宝的发育,但孕妈妈更容易受腕管综合征的影响,因此须采取措施把你的桌椅调整得尽可能舒适。

把脚放舒服

可以在办公桌底下放个鞋盒作搁脚凳,并放双拖鞋。穿舒适柔软的平跟鞋,减少脚部压力。工作一段时间后要适当地做伸展运动,抬腿并适当按摩小腿部以缓解压力。

多喝水

在办公桌上准备一个大水杯,随时填满它。

不要憋尿

如果想去洗手间,就尽快去,不要憋着。

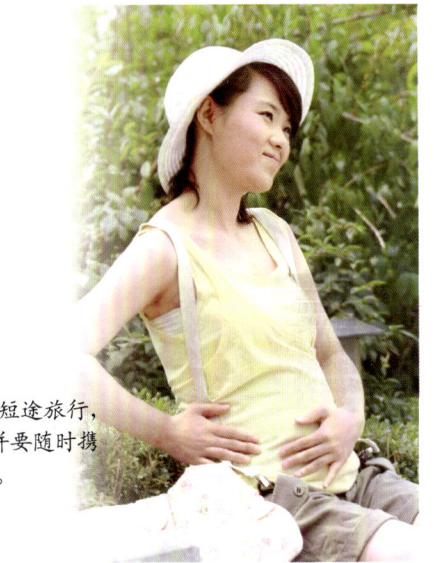

孕中期以后的短途旅行，要注意防晒，并要随时携带好产检资料。

2 孕中期出行要选择适宜的交通工具

选择适宜的交通工具。孕妈妈不宜乘坐颠簸较大、时间较长的长途公共汽车，如果有可能，尽量坐火车或飞机。晕车会引起呕吐，应携带几个塑料袋以备呕吐。坐长途客车的话，如果觉得车内有明显的呛鼻尾气，不要再乘坐这辆车。如果是乘坐私家车长途旅行，最好一两个小时停车一次，下车步行活动活动，有助于血液循环。

注意保暖。随身带件衣服，避免因为车厢或者飞机内外的温差大而着凉。

3 孕妈妈出行安全细节

出远门前最好先咨询产科医生，随身携带产前检查手册、保健卡、备用药等，如果出门时正赶上做孕检，应及时在当地医院检查，便于掌握健康情况。回到家后再到指定医院检查一次，并把在外地的检查结果告诉产科医生。

随时注意身体变化，留意任何不适状况，只要有必要就去看医生。

怀孕期间乘飞机最好穿专门的护腿长袜和平底拖鞋，有助于保持血液循环畅通，舒缓静脉肿胀。

旅行路程过长，尽可能站起来在过道里走动，保持血液循环畅通。坐或站着时，多活动活动腿。如果座位旁边是空位，可以脱掉鞋子把脚放上去。

避免吃生冷、不洁或没吃过的食物，要吃新鲜食物，多喝开水，多吃水果以防便秘。

注意保暖，带上围巾、帽子、雨伞、托腹带、纸内裤应急。

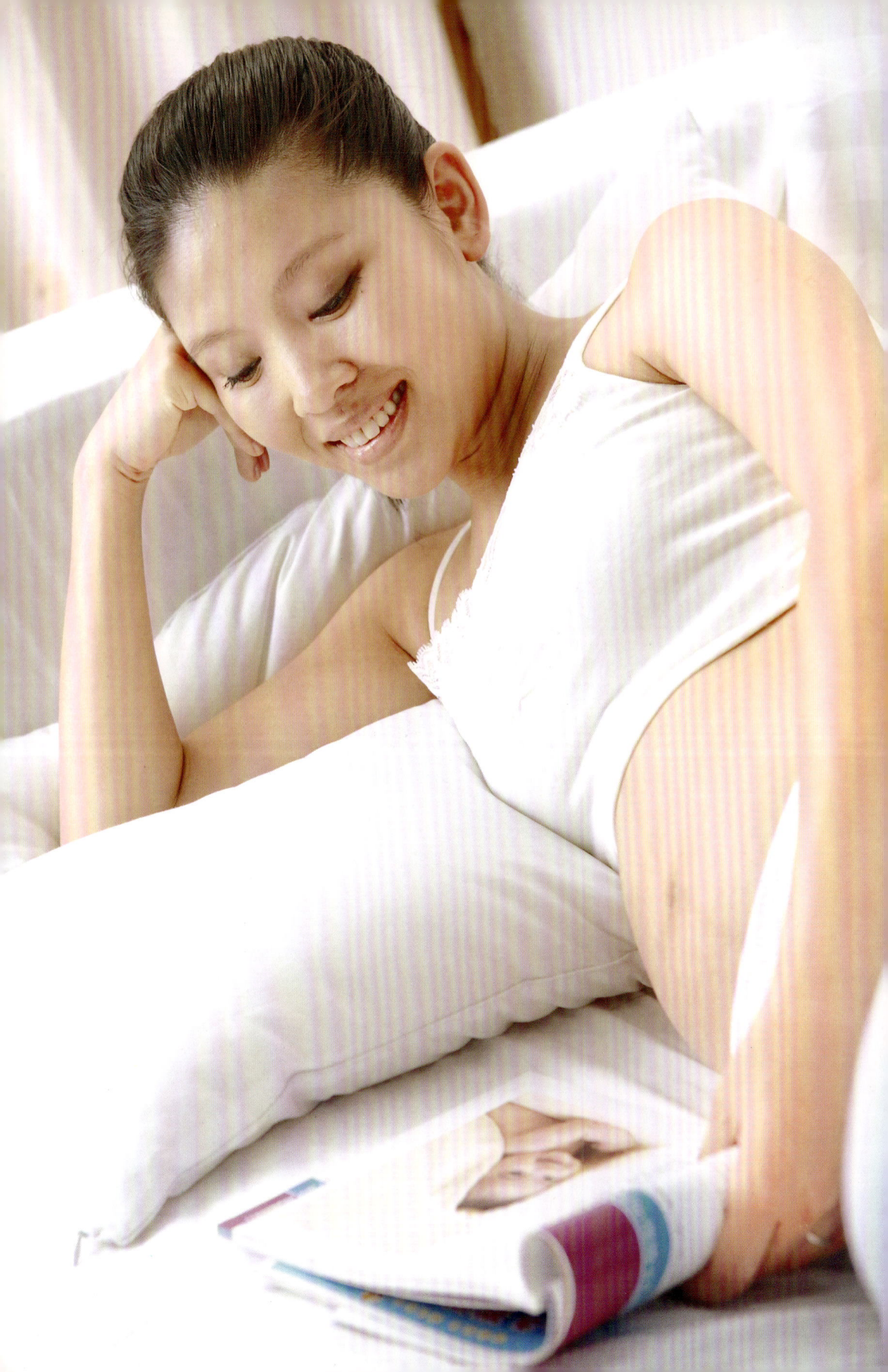

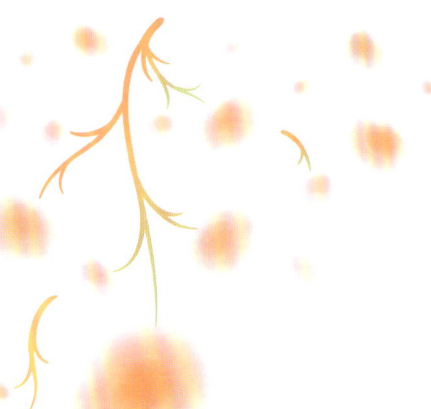
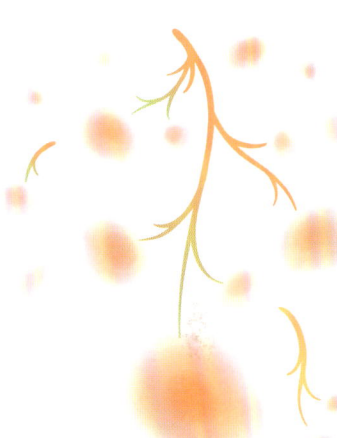

孕7月

孕期不适别担心

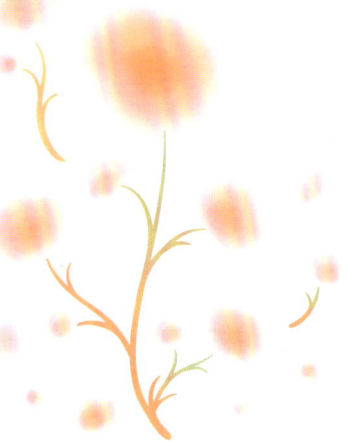
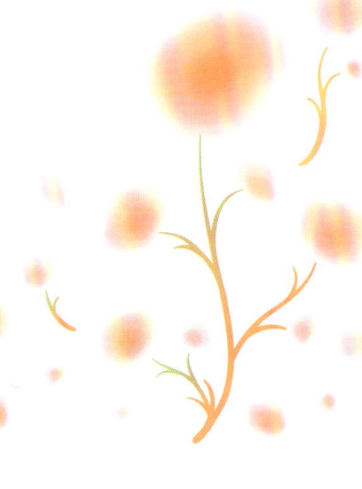

第 25 周 又长大了

小身体在妈妈的子宫中已经占据了相当大的空间。脐带变得厚而有弹性，它的外层是一种结实的胶状物质，可避免脐带在窄小的空间缠绕打结，胎盘和宝宝之间的血流就可以畅通无阻了。

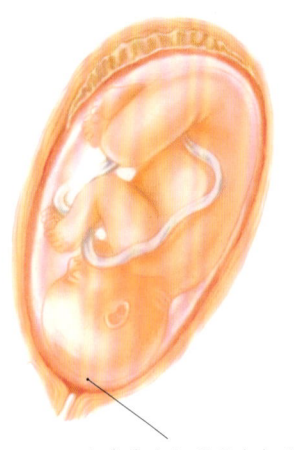

小身体占据了子宫相当大的空间，皮肤很薄，几乎没有皮下脂肪。大脑的发育进入另一个高峰期。

♥ 胎宝宝的变化

此时胎宝宝体重稳定增加，皮肤很薄而且有不少皱纹，几乎没有皮下脂肪，全身覆盖着一层细细的绒毛。其身体在孕妈妈的子宫中已经占据了相当大的空间，开始充满整个子宫。

♥ 孕妈妈的改变

这时腹部和乳房上的妊娠纹会更加明显，暗红的颜色也逐渐加重，好像皮肤要被撑裂了似的。不用担心，产后这些妊娠纹会逐渐变淡。现在孕妈妈可能会感到有些疲惫，由于腹部越来越沉重，为保持平衡，需要腰部肌肉持续向后用力，腰腿痛因而更加明显。孕妈妈也许会感到眼睛不适，怕光、发干、发涩，这是比较典型的孕期反应，可以使用一些消除眼部疲劳，保持眼睛湿润的保健眼药水，以缓解不适。

♥ 子宫的变化

孕妈妈的子宫又变大了不少，从侧面看，肚子大得更明显了。这时候，从耻骨联合量到子宫底的长度约25厘米。

子宫高度约在肚脐上方，大小约等于一只足球。

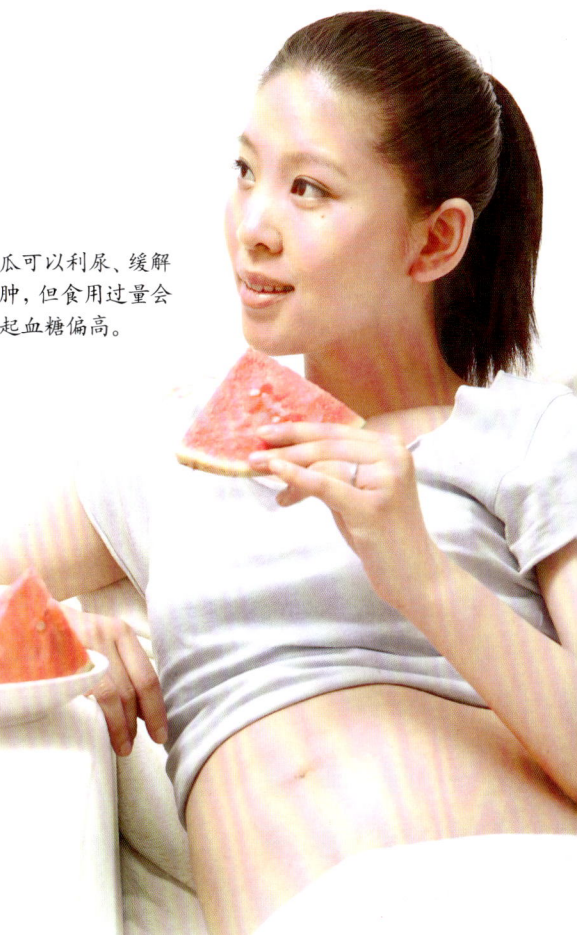

西瓜可以利尿、缓解水肿，但食用过量会引起血糖偏高。

孕妈妈情绪调适

据统计，10%的孕期忧郁症患者会导致产后抑郁症，因此要注意调整自己的心态。缓解坏心情有很多实用的办法：比如倾诉、唱歌、运动、哭泣、吵架（理智的吵架）、咨询等都是很好的宣泄方法。让房间充满快乐的色彩，比如金色的阳光；吃自己喜欢的坚果、饼干、蔬菜片等零食；静静地冥想（想美好的事物）；记心情日记；深呼吸及温水浴等。这些都是转移自己注意力、使精神放松的好方法，你都可以尝试。吃自己喜欢的零食可以使孕妈妈心情愉快。

本周备忘录

不要用小概率思考问题：因为太担心胎宝宝，很多孕妈妈喜欢用小概率的思考方式来对待问题，一点很小的事情，就担心会给胎宝宝的未来造成巨大影响。如果孕检医生告诉你没有问题，就不需要将小概率放大。

先抓紧扶手：无论是坐电梯还是上下楼梯，在迈出脚步的同时先确定扶手的稳当，牢固的扶手能够给孕妈妈提供更多的安全保障。

坚持刷牙：这是为了避免发生更严重的蛀牙而必须采取的预防措施。选择防酸牙膏、含氟牙膏，自己用舌尖按摩牙龈，每日用一次牙线彻底清除藏在牙缝内的牙垢，用软毛刷或选择刷头小的儿童牙刷，都可以减轻出血症状。

1 西红柿可对抗妊娠纹

各类新鲜水果、蔬菜含有丰富的维生素 C，具有消退色素的作用。其代表有：西红柿、柠檬、猕猴桃、土豆、圆白菜、菜花。瓜菜中的冬瓜、丝瓜，豆类中的黄豆，孕妈妈也要多多享用，它们也具有非同一般的美白功效。谷皮中的维生素 E，能有效抑制过氧化脂质产生，从而起到干扰黑色素沉淀的作用。适量吃些糙米，补充营养的同时又能预防斑点的生成。

对抗妊娠纹火力最强的"武器"就是西红柿，它含有的番茄红素的抗氧化能力是维生素 C 的 20 倍。西蓝花则含有丰富的维生素 A、维生素 C 和胡萝卜素，能增强皮肤的抗损伤能力，有助于保持皮肤弹性。牛奶有改善皮肤细胞活性，延缓皮肤衰老，增强皮肤张力，刺激皮肤新陈代谢，保持皮肤润泽细嫩的作用。

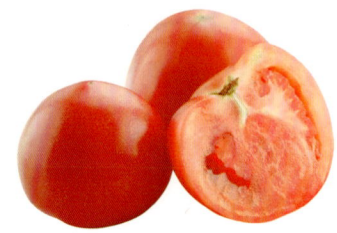

生吃西红柿能更多地吸收番茄红素和维生素 C，可更大发挥祛斑效力。

2 消除妊娠纹的美食

黄豆猪蹄煲

原料：猪蹄2只，黄豆、调味料各适量。

做法：猪蹄清洗干净，开水焯去血水，放冷水中中火炖40分钟，然后加入黄豆与调味料，转小火炖1小时即可。

营养提示：黄豆中所富含的维生素 E 能够破坏自由基的化学活性，不仅能抑制皮肤衰老，更能增加皮肤弹性，防止色素沉着于皮肤。猪皮中含有大量的胶原蛋白质，常食能增强细胞生理代谢机能，有效地改善机体生理功能和皮肤组织细胞的储水功能，使细胞保持湿润状态，能有效对抗妊娠纹。

这道菜不仅能消除妊娠斑，还是产后催乳的经典菜。

3 妊娠水肿不要轻视

妊娠期孕妈妈常发生下肢水肿，一部分是由于胎宝宝发育、子宫增大而压迫下肢，使血液回流受影响，这样的水肿经过卧床休息后就可以消退，不需要担心。如果卧床休息后仍不消退，称为妊娠水肿，是不正常的现象，应该引起重视。

妊娠期发生水肿，开始时可能是隐性的，也就是孕妈妈体内水分已经增加，但不表现水肿，而是表现体重增加过多、过快，如果孕妈妈的体重每周增长超过500克以上，就要考虑是否是妊娠水肿了。这种水肿一般由踝部开始，以致腿看起来像萝卜一样，逐渐上升至小腿、大腿、腹部至全身，孕妈妈会感觉相当疲惫。妊娠水肿有时是妊娠期全身疾病的一种症状，应引起注意。

4 缓解水肿小方法

无论什么原因引起的妊娠水肿，药物治疗都不能彻底解决问题，必须改善营养，增加饮食中蛋白质的摄入，以提高血浆中白蛋白含量，改变胶体渗透压，才能将组织里的水分带回到血液中。减少食盐及含钠食品的进食量，如少食咸菜，以减少钠潴留。

增加卧床休息时间，改善下肢回流。站立时注意不时地变换姿势，使腿部得到轮流休息。坐着和躺着时，可将脚抬高，以使肾血流量增加，增加尿量，减轻水肿。

经常户外散步，用适当的运动来促进下肢血液循环。

服装要宽松舒适，特别是下装更要宽松一些，鞋子要柔软轻便。食用冬瓜、西瓜、鲫鱼、秋初的老鸭可以消肿，很适合体质燥热、容易水肿的孕妈妈。

5 消肿美食大推荐

眉豆煲猪脬汤

原料：猪脬1个，眉豆、红枣各适量。

做法：

1. 将猪脬（即猪膀胱）放入滚水中煮5分钟，捞起，洗净；眉豆、红枣均洗净，红枣去核。

2. 把适量清水煲滚，放入全部材料煲滚，改小火煲至眉豆熟烂，下盐调味即可。

营养提示：眉豆有利水作用，可以缓解水肿症状。

酒酿蛋包汤圆

原料：汤圆60克，鸡蛋1个，酒酿120克，白砂糖适量。

做法：

1. 在锅中加入1杯半清水，煮沸，放入汤圆；待汤圆煮到开始上浮时加酒酿。

2. 将鸡蛋打入锅中，等再次煮沸后，加入白砂糖，熄火焖2分钟就可以了。

营养提示：不仅利于孕妈妈利水消肿，也适合哺乳妈妈通利乳汁。

用酒酿蛋包汤圆做早餐，能减少钠盐的吸收，汤圆含热量高，孕妈妈最好选择无馅的。

6 孕期护牙小妙方

孕中期容易出现牙齿问题，但是不要着急，牙齿出现问题的时候，除了及时看牙医之外，更要坚持刷牙。这是为了保护牙龈、避免发生更严重的蛀牙而必须采取的预防措施。

＊选择防酸牙膏、含氟牙膏。

＊平时用舌尖按摩牙龈。

＊蔬菜和水果中含的维生素可帮助牙龈恢复健康，防止牙龈流血，排除口腔中过多的黏膜分泌物及废物。因此要多吃蔬菜和水果，如橘子、梨、番石榴、草莓等。

＊用餐后及时漱口，可令口腔保持湿润，还能刺激唾液分泌，减少因鼻塞、口干或口腔内残余食物引起的厌氧细菌造成的口臭。

＊每天用具有杀菌功能的漱口水多漱几次口，漱完口后将漱口水吐掉，千万别把漱口水咽下去。

＊可以尝试用电动牙刷。一方面它清洁牙齿的效果比传统牙刷要好，另一方面还可以按摩牙床，增进牙床的健康。

> **小贴士**
>
> 为了口腔健康，一定要减少吃糖的次数，尤其是午休和晚上睡前不要吃糖。多吃一些芹菜、萝卜等含膳食纤维的蔬菜或水果，对清洁口腔很有利，而且充分的咀嚼可以起到锻炼牙齿、按摩牙龈的作用。

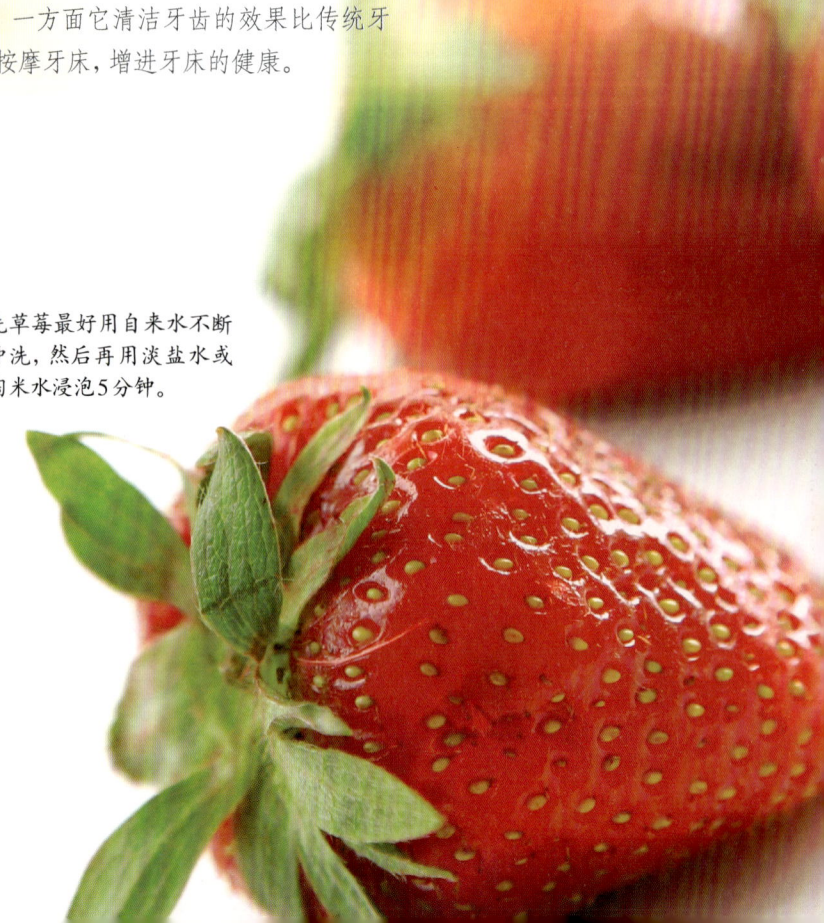

洗草莓最好用自来水不断冲洗，然后再用淡盐水或淘米水浸泡5分钟。

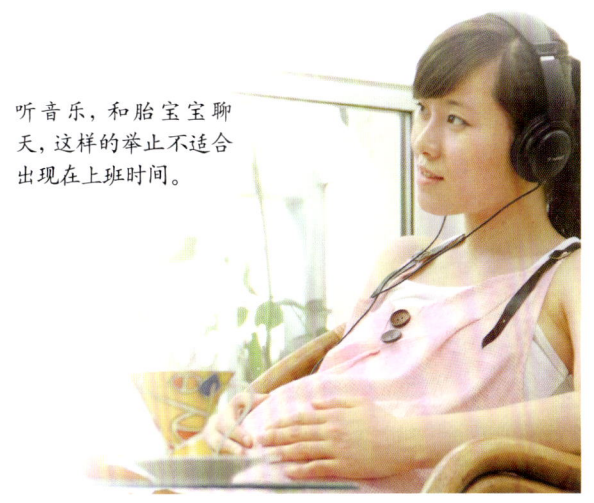

听音乐，和胎宝宝聊天，这样的举止不适合出现在上班时间。

7 为你的职场形象加分

也许以前孕妈妈觉得大肚子的形象是不可思议的，怀了宝宝后在不知不觉间，孕妈妈可能就发现自己成为以前所不屑的那个"大肚子"。职场孕妈妈怎么做才能继续保持得体优雅的形象呢？

一如既往

既然选择继续工作，那么就保持你的工作状态吧。正常出勤，工作的时候不要浏览育儿网站，开会的时候尽量少去洗手间，不要不停地抱怨自己有多累，要知道你的同事不会一直乐于和你讨论有关怀孕的话题。

举止要优雅

在工作中吃东西弄得声响很大，时常在座位上用镜子照妊娠斑，觉得发痒而常常挠挠肚子，微闭着眼睛想象未来宝宝的模样……不要忘记，这样的举止不适合出现在上班时间。

注意控制情绪

感觉情绪有波动，可能最想做的事情就是马上打电话向丈夫倾诉。孕妈妈在工作座位上谈论这些有感而发的话题，无疑会打扰周围同事的工作。

不要找借口

大家都知道要做妈妈的你会比其他同事忙很多，但孩子毕竟只是个人问题，以此为借口请太多假或者推脱应做的工作，对孕妈妈的职场形象可不太好。

第 26 周　看到光了

胎宝宝的大脑对触摸已经有了反应，视觉也有了发展，他的眼睛已经能睁开了。如果用一个打开的手电筒照射孕妈妈的腹部，胎宝宝就会自动把头转向光源处。

💚 胎宝宝的变化

胎宝宝的体重在 1000 克左右，身长约为 32 厘米。这时皮下脂肪开始出现，他全身覆盖着一层细细的绒毛。研究发现，这个时候胎宝宝的大脑对触摸已经有了反应，而且胎宝宝的视觉也有了发展，他的眼睛已经能够睁开了。如果用一个打开的手电筒照射孕妈妈的腹部，胎宝宝就会自动把头转向光亮处，这说明胎宝宝的视觉神经功能已经在起作用了。

💚 孕妈妈的改变

从怀孕到这一周，孕妈妈的体重应该已经增加了大约 10 千克。这期间是孕期糖尿病、贫血高发期，别忘了定期到医院检查身体，应该关注相关的检测指标并根据医生建议进行防治。有的孕妈妈此时开始出现下肢水肿，预防的办法是不要长时间站立或行走，休息或睡觉时要把脚垫高，这样有利于下肢静脉血液回流。

💚 子宫的变化

现在孕妈妈子宫的高度大约已经到了肚脐上 6 厘米的位置，从耻骨联合量起约为 26 厘米。随着腹部的增大，孕妈妈的体态越来越臃肿，行动也越来越笨拙。

胎宝宝不喜欢过强的光线刺激。胎教时，光线不宜太强，时间也不超过 5 分钟。

孕妈妈情绪调适

这时孕妈妈可能会觉得睡眠不安，经常做一些记忆清晰的噩梦，梦见自己在努力逃避什么，甚至梦见自己从很高的地方掉下来，这是孕妈妈在怀孕阶段对即将承担的母亲的重任感到忧虑不安的反应，这是正常的。孕妈妈应该为了胎宝宝的健康发育保持良好的心境，可以向丈夫或亲友诉说自己的内心感受，他们也许能够帮助你放松下来。

本周备忘录

补充营养：在饮食上除了多吃一些含铁丰富的食物外，还应注意多吃一些含维生素C较多的食品，以帮助身体吸收更多的铁质。

预防孕期糖尿病：由于孕期体内分泌的肾上腺皮质等激素能对抗胰岛素，胎盘也会分泌一些抗胰岛素的物质，使胰岛功能失调，因此，要注意预防孕期糖尿病。已经出现尿糖阳性的孕妈妈应在医生的指导下，适当控制饮食或者用药，并加强对胎宝宝的监护。

光照胎教：现在胎宝宝能够辨别明暗了，可以每天定时用手电筒通过腹壁照射胎宝宝头部，反复关闭、开启手电筒，注意胎动的变化是增加还是减少。这个时候对胎宝宝进行光照胎教可以训练胎宝宝的视觉功能，让他出生之后拥有良好的视力。

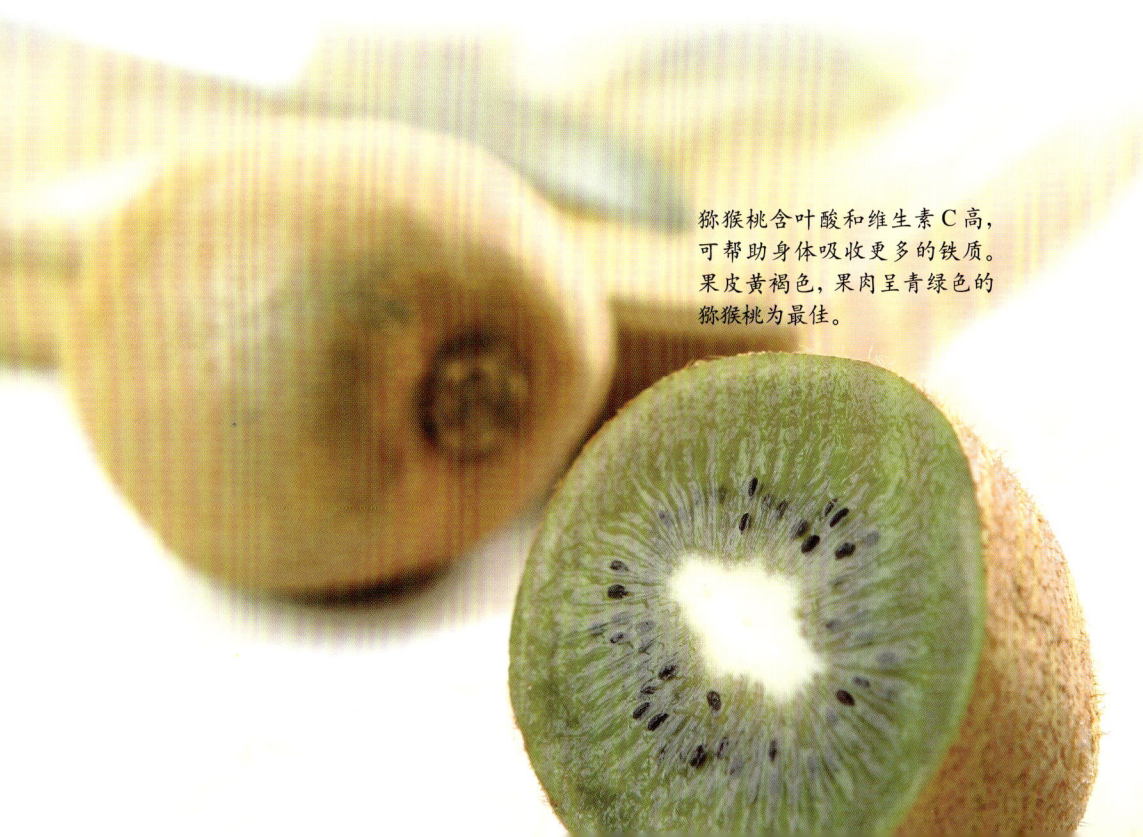

猕猴桃含叶酸和维生素C高，可帮助身体吸收更多的铁质。果皮黄褐色，果肉呈青绿色的猕猴桃为最佳。

1 预防妊娠糖尿病

造成妊娠糖尿病高发的原因主要与孕妈妈过多摄入高糖分的水果有关。尤其是夏天，很多孕妈妈靠水果度日，一天七八个水蜜桃和整个的大西瓜不在话下，殊不知此举"潜伏"着成为"糖妈妈"的危险。

后果很严重

妊娠糖尿病是糖尿病的一种特殊类型，有2%~3%的女性在怀孕期间会发生糖尿病，多见于肥胖和高龄产妇。大约30%的妊娠糖尿病患者在5~10年后转变为慢性糖尿病，而其胎宝宝发生先天畸形的概率比一般孕妇高2~3倍。孕24~28周是筛查妊娠糖尿病的最佳时期。孕妈妈应进行定期血糖测定，及时进行营养咨询。

控制饮食是关键

避免高糖食品，少食多餐，多吃富含膳食纤维的食物，注意维生素、铁、钙的补充。水果的补充最好是在两餐之间，每日最多不能超过200克，尽量选择含糖量低的水果，或以蔬菜代替，如西红柿、黄瓜等，千万不要无限量吃西瓜等高糖分水果。

尽量选择膳食纤维含量高的非精制主食，有利于血糖的控制。用五谷取代白米饭，选用全谷类面包或馒头。烹饪用油以植物油为主，减少油炸、油煎、油酥等食物，以及动物的皮、肥肉等。吃新鲜水果而尽量不要喝果汁饮料，千万不可以把牛奶当水喝。

2 推荐2款美味"降糖菜"

苋菜豆腐汤

原料：嫩豆腐1小块，胡萝卜1根，苋菜50克，葱花、盐各少许，高汤适量。

做法：

1. 嫩豆腐切成小方块，胡萝卜洗净切成细丝，苋菜洗净切段。
2. 将所有材料放入锅中与高汤一起煮，开锅后加盐调味。
3. 起锅后加入葱花即可。

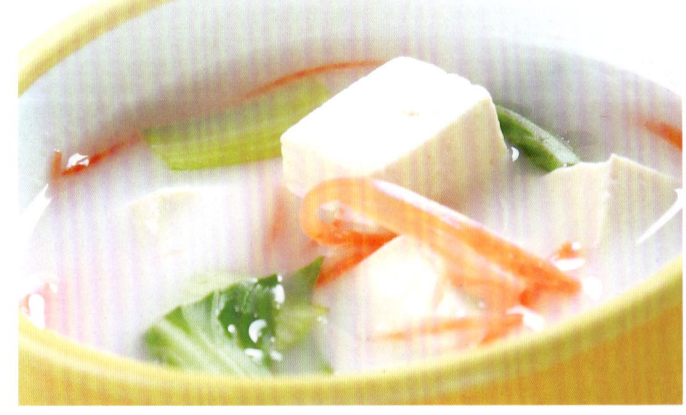

里脊肉炒芦笋

原料：嫩里脊肉150克，青芦笋3根，蒜4瓣，木耳适量，盐、水淀粉各少许。

做法：

1. 木耳洗净切丝，里脊肉切成和芦笋一样粗细、长约3厘米的条状。
2. 油锅烧热，爆香蒜瓣，放入里脊肉、芦笋和木耳炒匀。
3. 加入盐炒熟，用水淀粉勾芡即可。

3 孕妈妈贫血7症状

* 经常感觉疲劳,即使活动不多也会感觉浑身乏力。
* 偶尔会感觉头晕。
* 脸色苍白。
* 指甲变薄,而且容易折断。
* 呼吸困难。
* 心悸。
* 胸口疼痛。

4 贫血对孕妈妈和胎宝宝的8大危害

* 贫血的孕妈妈,妊娠高血压的发生率明显高于正常孕妈妈。
* 容易影响胎宝宝的生长发育,如宫内生长迟缓,容易发生呼吸道和消化道感染。
* 贫血的孕妈妈在分娩时,常常使胎宝宝不能耐受子宫阵阵收缩造成的缺氧状态,容易在宫内发生缺氧。
* 孕妈妈常因贫血而发生宫缩乏力、产程延长、产后出血多等不良后果。
* 在产褥期抵抗力比正常产妇低,容易并发会阴、腹部刀口感染或难以愈合。
* 产后子宫复原慢,恶露常常持续不净,子宫容易滋生细菌感染,引起子宫内膜炎。
* 更容易发生产后感冒及泌尿系统感染等症。
* 严重贫血的孕妈妈,未成熟儿及早产儿的发生率明显高于正常孕妈妈。

5 全方位补铁进行时

多吃富铁食物。如瘦肉、动物肝及血(鸭血、猪血)、蛋类等。豆制品含铁量也较多,肠道的吸收率也较高,要注意摄取。

多吃有助于铁吸收的食物。水果和蔬菜不仅能够补铁,所含的维生素C还可以促进铁在肠道的吸收。

多吃富含叶酸的食物。饮食上注意进食富叶酸食物,如肝脏、肾脏、绿叶蔬菜及鱼、蛋、谷、豆制品、坚果等。在做菜时注意不要温度过高,也不宜烹调时间太久。

按时做产前体检。至少要在妊娠的中期和后期检查两次血色素,多次反复化验血能够及早发现贫血,采取相应措施纠正贫血。

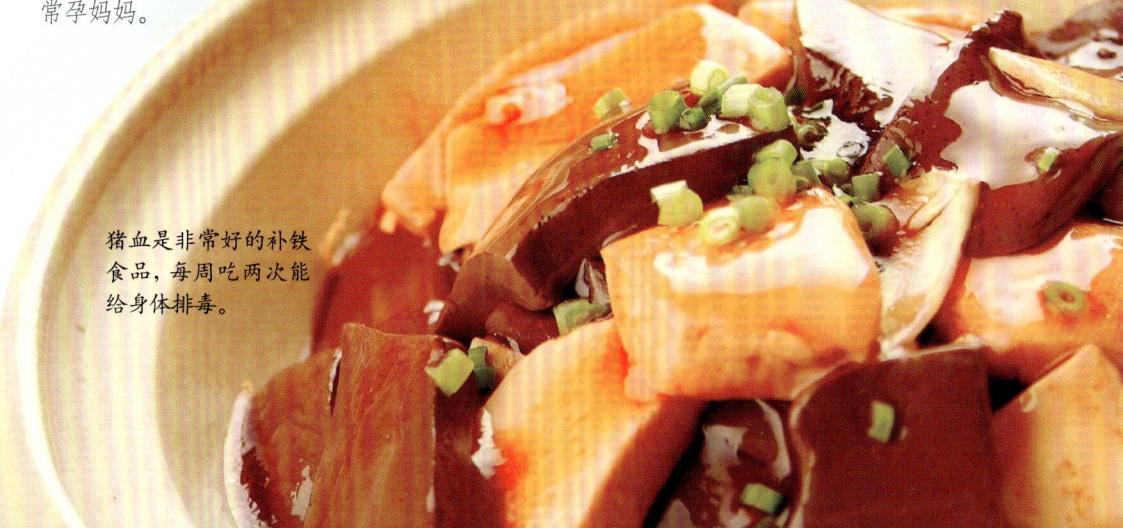

猪血是非常好的补铁食品,每周吃两次能给身体排毒。

第27周　长头发了

很多胎宝宝此时已经长出了头发，并且睫毛完全长出。味蕾已经具备实际的功能，脑功能发育也越来越完善。听觉神经系统已发育完全，对外界的声音刺激的反应更为明显。

💚 胎宝宝的变化

27周的胎宝宝可以看到胎头上长出了短短的胎发。男孩的睾丸尚未降下来，女孩的小阴唇已开始发育。这时胎宝宝的听觉神经系统也已发育完全，对外界声音刺激的反应更为明显。气管和肺部还未发育成熟，但是呼吸动作仍在继续。

💚 孕妈妈的改变

这时孕妈妈也许会由于肠蠕动减慢，直肠周围血管受压，而出现便秘现象。孕妈妈也可能发现乳房偶尔分泌出少量乳汁，这是正常的。这时应该开始做乳房的护理，配戴合适的乳罩，每天坚持擦洗乳头，为今后的母乳喂养作好准备。

💚 子宫的变化

子宫在肚脐以上约7厘米的位置，从耻骨联合量到子宫底部，大约27厘米。许多孕妈妈会感觉自己走起路来一摇一摆的，这是由于子宫位于肚脐和胸腔之间，身体重心发生了变化的缘故。

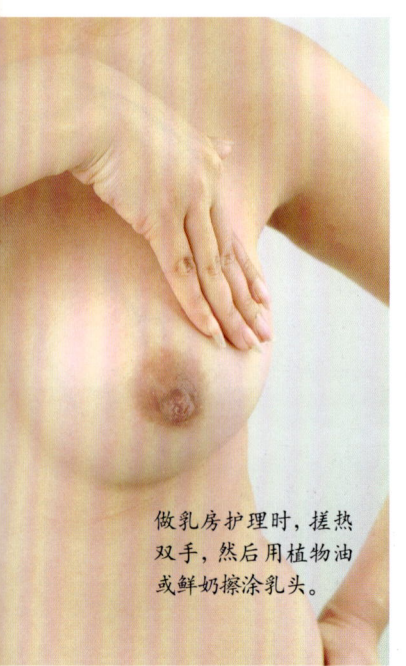

做乳房护理时，搓热双手，然后用植物油或鲜奶擦涂乳头。

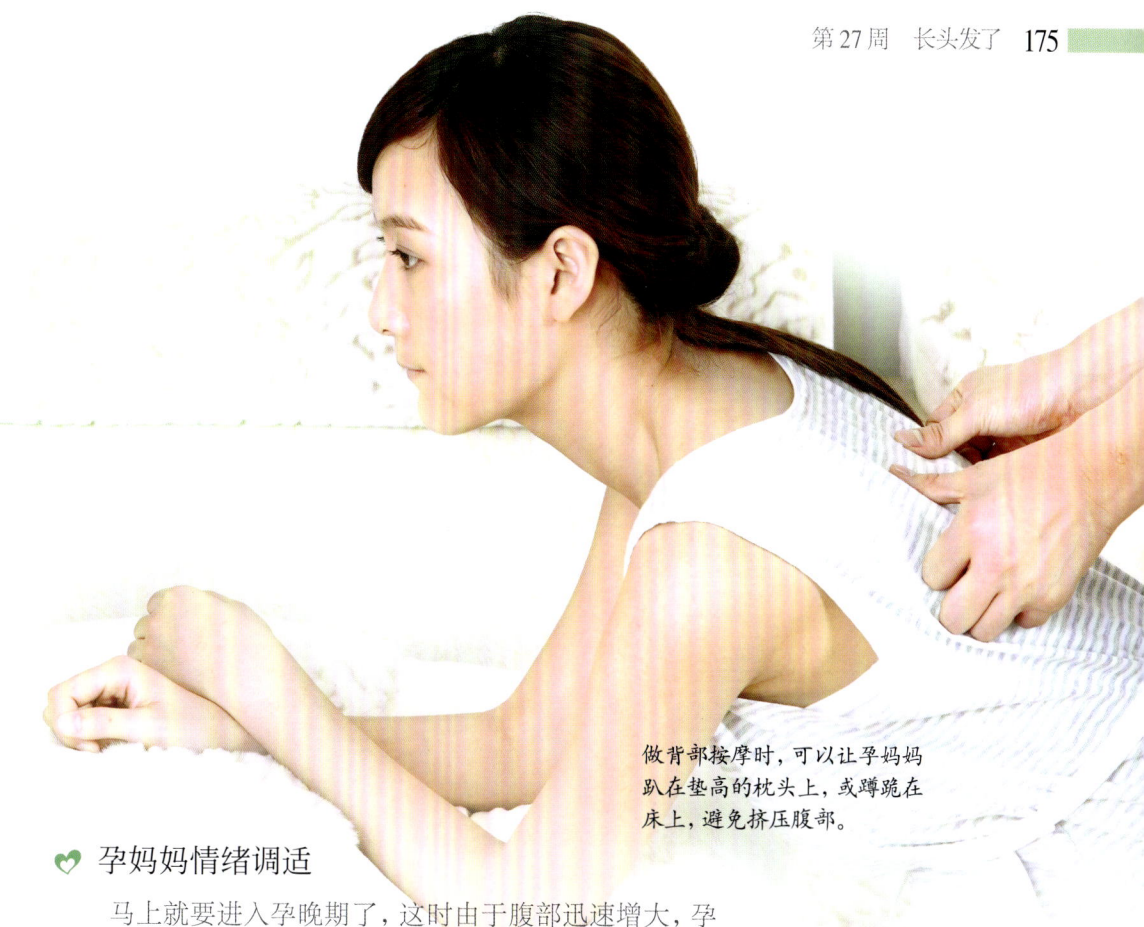

做背部按摩时,可以让孕妈妈趴在垫高的枕头上,或蹲跪在床上,避免挤压腹部。

💚 孕妈妈情绪调适

马上就要进入孕晚期了,这时由于腹部迅速增大,孕妈妈会很容易感到疲劳,同时,脚肿、腿肿、痔疮、静脉曲张等不适也可能困扰着孕妈妈。注意休息,不时变换身体姿势,舒缓的伸展运动、热水浴和按摩,都能帮孕妈妈缓解不适。当然,放松的心情和家人的关心也非常重要。

本周备忘录

补充营养:从现在到分娩,应该增加谷物和豆类的摄入量,因为胎宝宝需要更多的营养。富含膳食纤维的食品中 B 族维生素的含量很高,对胎宝宝大脑的生长发育有重要作用,而且可以预防便秘。比如:全麦面包及其他全麦食品、豆类食品、粗粮等,孕妈妈都可以多吃一些。

学习分娩知识:这时孕妈妈可以通过书籍、录像或参加一些指导课,来了解分娩过程,在知识和精神上开始为分娩作准备,消除对分娩的恐惧。这对将来的顺利分娩是有积极作用的。从现在开始,孕妈妈要从心理上作好宝宝出生的准备,因为宝宝有可能迫不及待地提前出生。

继续做好乳房护理:做乳房护理时,可以用温水擦洗乳头,然后用植物油或鲜牛奶(有很多孕妈妈认为鲜牛奶更有效)擦涂乳头,可以起到防止乳头干裂的作用。

1 蚯蚓状的静脉曲张，不要怕

孕中晚期，很多孕妈妈会发现大腿上出现了紫色的斑块或者沿静脉走向的隆起链，这就是静脉曲张。静脉曲张不会引起长期的循环障碍或凝血，但是影响美观，成为孕妈妈的烦恼。

而且妊娠后盆腔血液回流到下腔静脉的血流量增加，增大的子宫压迫下腔静脉而影响血液回流，也会导致下肢及外阴静脉曲张。轻度静脉曲张不会引起任何症状，当其加重时，会出现沉重感和疲劳感。

2 赶走静脉曲张的 7 个小方法

＊每天进行适度温和的运动，可在附近或公园散步帮助血液循环。

＊保持适当的体重，应控制在医生建议的体重范围之内。

＊不要用手提过重的物品。

＊休息的片刻将双腿抬高，帮助血液回流至心脏。

＊尽量避免长期坐、站或双腿交叉压迫。长期站立或压迫双腿易造成腿部静脉充血，使血液回流困难。建议睡觉时脚部垫着枕头。

＊睡觉时尽量左侧躺，因为左侧躺可以避免压迫到腹部下腔静脉，减少双腿静脉的压力，建议可以用枕头靠着。

＊穿着渐进压力式的医疗级弹性袜。每天晨起时穿好弹性袜再下床，这样可以避免过多的血液堆积于双腿。这种医疗级弹性袜可以在医疗器材店买到。刚开始可以试着穿强度 20~30 毫米汞柱的弹性袜，适应之后可以穿效果较佳的 30~40 毫米汞柱弹性袜。

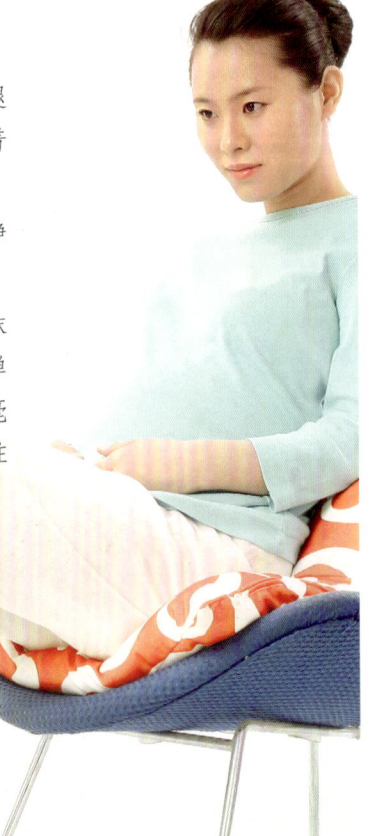

坐着时不要跷腿，在脚下垫个小凳子，可赶走静脉曲张。

3 远离妊娠高血压综合征

妊娠高血压综合征是妊娠期特有而又常出现的疾病，发病时血压过高、伴有水肿，验尿时会发现尿中蛋白含量过高。严重时可导致孕妈妈抽搐、昏迷、心肾功能衰竭，甚至发生母子死亡。

易患人群

* 年轻初产妇及高龄初产妇。
* 体形矮胖者。
* 发病时间一般是在妊娠20周以后，尤其在妊娠32周以后最为多见。
* 营养不良，特别是伴有严重贫血者。
* 患有原发性高血压、慢性肾炎、糖尿病合并妊娠者，其发病率较高，病情可能更为复杂。
* 双胎、羊水过多及葡萄胎的孕妈妈，发病率也较高。
* 冬季与初春寒冷季节和气压升高的条件下，易于发病。
* 有家族史，如孕妈妈的母亲有妊娠高血压综合征病史者，孕妈妈发病的可能性较高。

对母体和胎宝宝的影响

对母体的影响：妊娠高血压综合征易引起胎盘早期剥离、心力衰竭、凝血功能障碍、脑出血、肾功能衰竭及产后血液循环障碍等。而脑出血、心力衰竭及弥散性血管内凝血为妊娠高血压综合征患者死亡的主要原因。

对胎宝宝的影响：重度妊娠高血压综合征是早产、宫内胎宝宝死亡、死产、新生儿窒息和死亡的主要原因。孕妈妈病情越重，对胎宝宝的不良影响也越大。

预防方法

产前检查，做好孕期保健工作。妊娠早期应测量1次血压，作为孕期的基础血压，以后定期检查，尤其是在妊娠36周以后，应每周观察血压及体重的变化、有无蛋白尿及头晕等自觉症状。

加强孕期营养及休息。加强孕中、晚期营养，尤其是蛋白质、多种维生素、叶酸、铁剂的补充，对预防妊娠高血压综合征有一定作用。

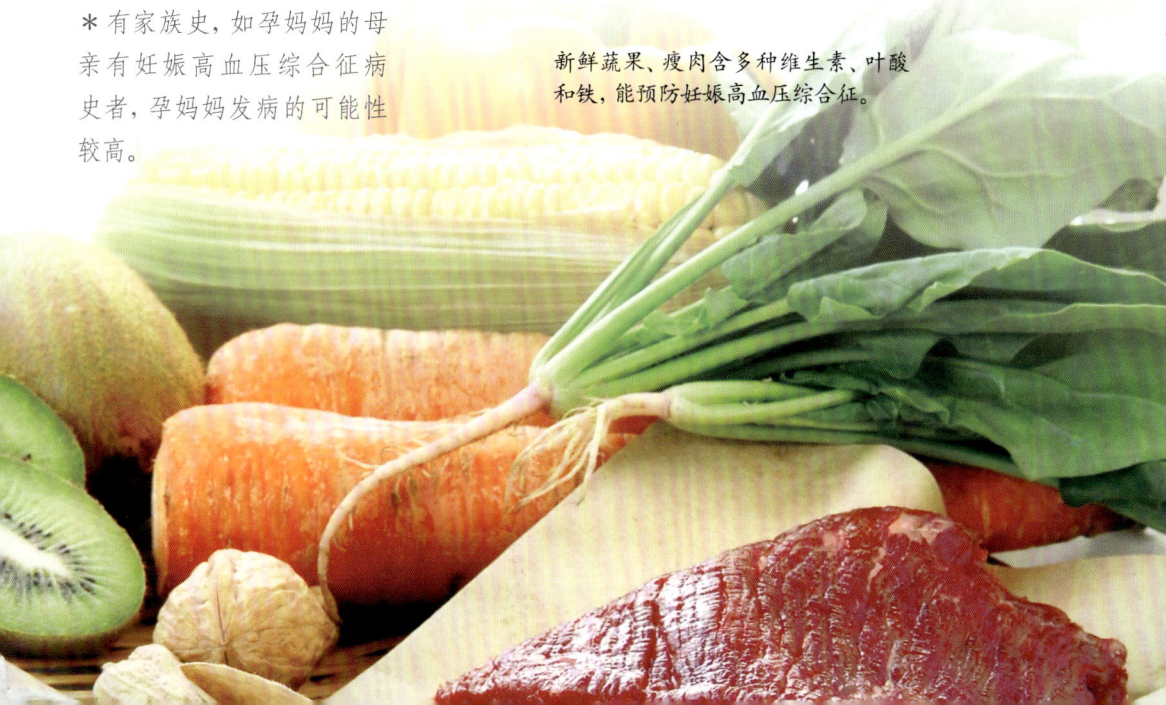

新鲜蔬果、瘦肉含多种维生素、叶酸和铁，能预防妊娠高血压综合征。

4 难言之隐：便秘、痔疮

便秘是很多孕妈妈的难言之隐。怀孕期间，受胎盘激素的影响，肠道肌肉放松，肠蠕动减慢，肠内容物滞留，便秘甚至痔疮都因此出现了。

应对便秘需要：保持大便通畅需要喝足够量的液体，如水、牛奶、果汁；多吃含膳食纤维的食物，如谷物的糠、水果、蔬菜；进行有规律的锻炼，加强肠胃的蠕动，养成每天固定时间上厕所的习惯。

应对痔疮需要：不吃辛辣食物，如胡椒、花椒、生姜、葱、蒜等，不吃油炸食物，少吃不易消化的食物，多吃富含膳食纤维的蔬菜和水果；每天应散步、做孕期体操，保持作息规律；避免长时间坐着，以减轻对局部的压迫；进行有规律的盆底肌锻炼，有利于改善盆部血液循环；如果肛门有异物感、出血和便秘症状加重、排便时疼痛，需要及时就诊。

5 推荐3款解"秘"美食

香蕉蜂蜜粥

原料：香蕉2根，大米100克，蜂蜜适量。

做法：

1. 锅内盛入清水，煮沸后放入淘净的大米，大火煮沸，调至小火煨15分钟。
2. 放入香蕉，煨粥5~10分钟。粥微凉后，加入适量蜂蜜。

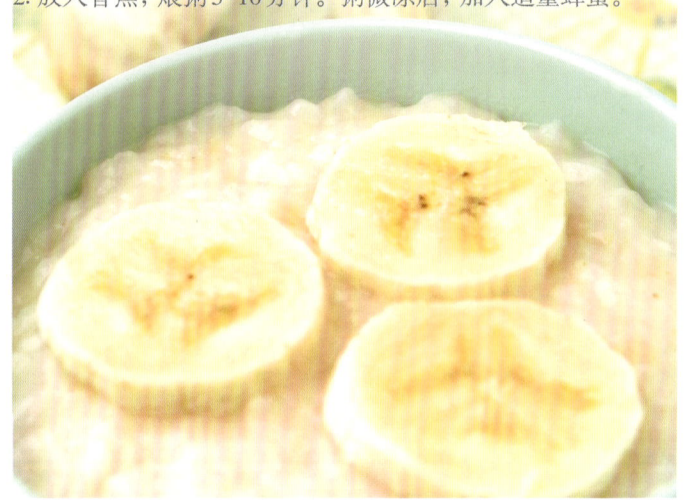

青木瓜沙拉

原料：青木瓜1个，洋葱、胡萝卜、花生仁、沙拉酱、白糖各适量。

做法：

1. 青木瓜、洋葱、胡萝卜都清洗干净，切成细丝。
2. 花生仁略炒，切碎备用。
3. 将原料放在一起，拌入沙拉酱、白糖调味即可。

蜜汁红薯

原料：红薯1~2个，蜂蜜、冰糖各适量。

做法：

1. 先将红薯洗净去皮，切去两头后切成条。
2. 锅内加水，放入冰糖熬成汁，然后放入红薯条和蜂蜜。待烧开后撇去浮沫，用小火焖熟。
3. 等到汤汁黏稠时先把红薯条夹出摆盘中，再浇上原汁即可。

6 准爸爸，4点成就完美老公

孕妈妈的行动有诸多不便了，而且也会受孕期不适的困扰，这时就需要来自准爸爸的安慰和帮助。准爸爸，要做完美先生哟！

勤快点

不管以前是谁主厨，现在准爸爸就拿起菜谱现学现卖吧。当然，洗衣、拖地这些事也应该是准爸爸的分内工作了，不管做得是否达标，只要你尽力了，孕妈妈都会高兴的。

坚强点

不管每次体检是怎样的结果，都要把因担心而哭泣的她搂在怀里说："不要怕，有我呢，会好起来的，又没有确诊"。

宽容点

当她因为一点点小事就乱发脾气时，告诉自己：这不是她的初衷，而是雌激素在起反应。

幽默点

当她为身材完全走样而焦虑不安时，当她为宝宝是否健康担心害怕时，要及时安慰她，并告诉她怀孕时谁都这个样，想方设法地逗她开心。

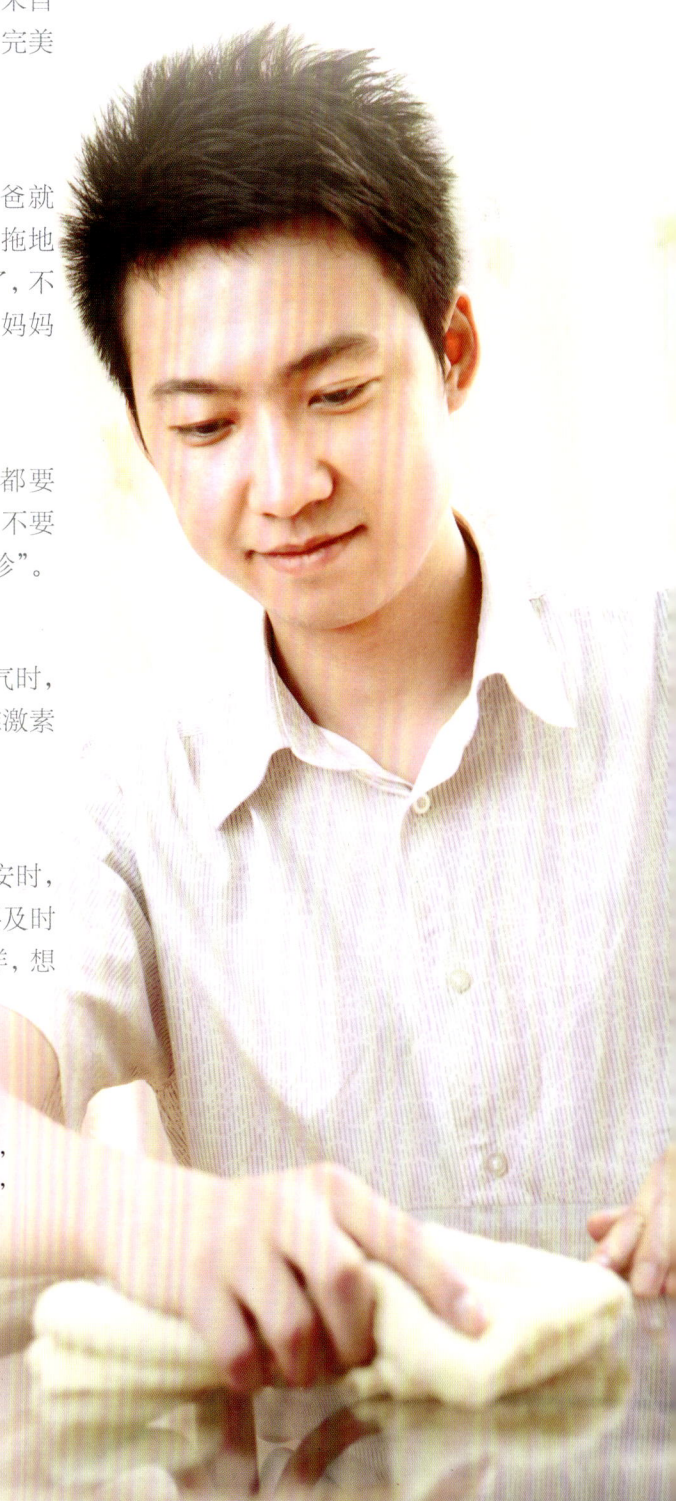

准爸爸要承担一些家务，减轻孕妈妈的体力消耗，保证她有充分的休息。

第 28 周　开始睡觉喽

胎宝宝的眼睛能够自由开合,而且已经形成了自己的睡眠周期。大脑活动很活跃,脑组织也在快速增殖,大脑皮层表面开始出现一些特有的沟回,甚至有了浅浅的记忆。

♥ 胎宝宝的变化

这个月的胎宝宝重达 1200 克,约 26 厘米长。他的眼睛既能睁开也能闭上,而且已形成了自己的睡眠周期。醒着的时候,他会自己嬉戏,会踢踢腿、伸伸腰,甚至会把自己的大拇指或其他手指放到嘴里去吸吮。大脑活动也非常活跃,大脑皮层表面开始出现一些特有的沟回,脑组织快速增殖。

♥ 孕妈妈的改变

这时胎宝宝的生长非常迅速,子宫底已上升到肋骨下缘,顶压膈肌,如果孕妈妈以前还感觉不明显,这时就会明显觉得呼吸有些困难。因为腹部沉重,睡觉时平躺的姿势也会让你有些不舒服了,最好侧卧。你也许会出现脚面或小腿浮肿现象,站立、蹲坐太久或腰带扎得过紧,浮肿就会加重。一般浮肿不伴随高血压和蛋白尿,属于怀孕后的正常现象。如果浮肿逐渐加重,要到医院检查。

♥ 子宫的变化

子宫此时在肚脐以上约 8 厘米的位置。如果从耻骨联合量到子宫底部,约 28 厘米,孕妈妈很难保持良好的睡姿。有时候,孕妈妈会觉得子宫的生长稍稍减缓,有时候,特别是夜里,则会觉得子宫长得很快。

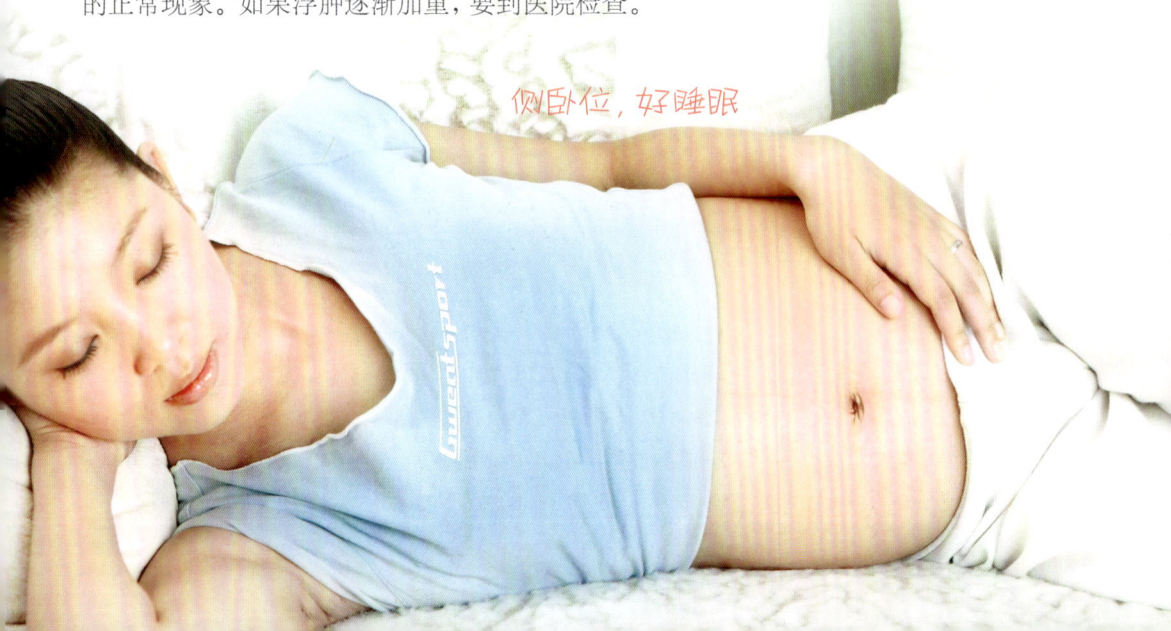

侧卧位,好睡眠

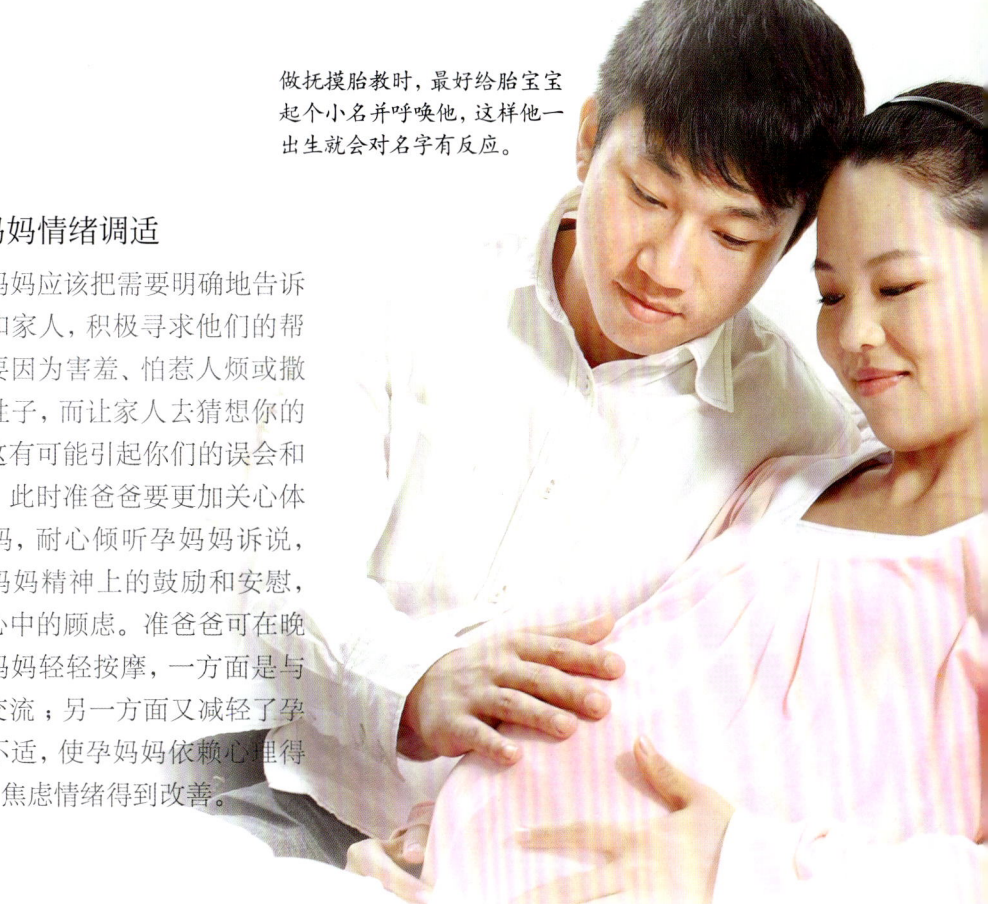

做抚摸胎教时,最好给胎宝宝起个小名并呼唤他,这样他一出生就会对名字有反应。

💚 孕妈妈情绪调适

孕妈妈应该把需要明确地告诉准爸爸和家人,积极寻求他们的帮助。不要因为害羞、怕惹人烦或撒娇使小性子,而让家人去猜想你的需求。这有可能引起你们的误会和不愉快。此时准爸爸要更加关心体贴孕妈妈,耐心倾听孕妈妈诉说,给予孕妈妈精神上的鼓励和安慰,打消她心中的顾虑。准爸爸可在晚间为孕妈妈轻轻按摩,一方面是与胎宝宝交流;另一方面又减轻了孕妈妈的不适,使孕妈妈依赖心理得到满足,焦虑情绪得到改善。

本周备忘录

抚摸胎宝宝:可以坚持和胎宝宝"做游戏",抚摸你的腹部。动作有摸、摇、搓或轻轻拍等,一天3~4次,当能摸出胎头、背部及四肢时,可进行轻轻拍摸。如果他已习惯于这种游戏的话,抚摸或回应他的动作时,他都会有明显反应。

了解母乳喂养:准爸爸可以和孕妈妈一起参加分娩辅导课,一起了解母乳喂养的重要性。因为准爸爸的体贴可以帮助孕妈妈战胜恐惧,准爸爸的支持可以坚定孕妈妈母乳喂养的信心。

随时注意缺氧的问题:在打折热卖的商场里,孕妈妈的神经处于兴奋状态下,注意力高度集中,容易忽略缺氧问题;冬天因为天气冷,门窗紧闭,也容易造成缺氧。孕妈妈一旦感觉到胸闷、头晕、头疼,要马上离开当前环境或者打开门窗,通风透气。

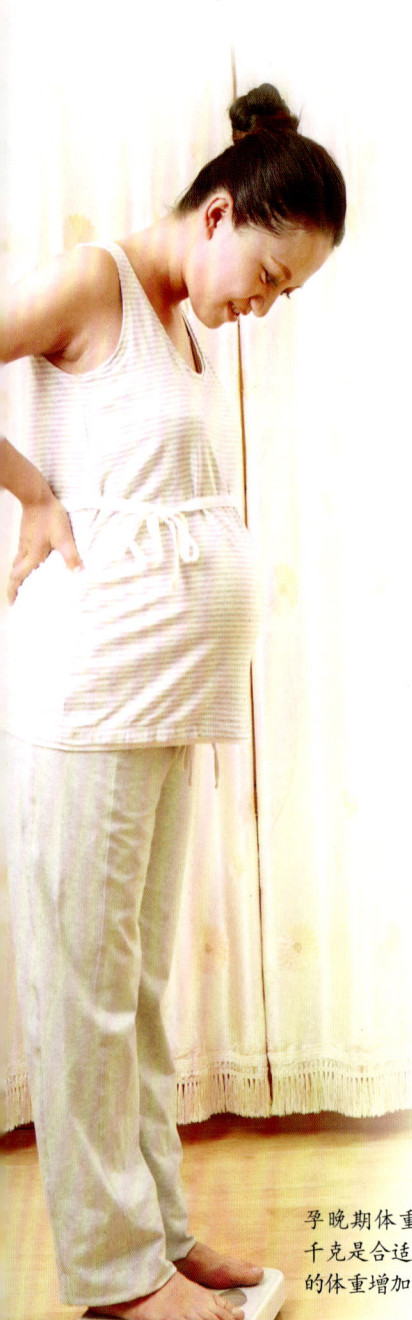

1 避免巨大儿

在婚礼上，人们常常向新人祝福："希望你们明年生个大胖小子。"心愿固然是美好的，但真的是生个越胖越大的孩子就好吗？

什么是巨大儿

在医学上，把体重过大的足月新生儿称为"巨大儿"。新生儿的出生体重等于或大于4000克，就可以称为巨大儿。在20世纪80年代巨大儿仅为3%左右，随着近年来经济的快速发展，物质生活水平越来越高，新生儿的出生平均体重开始增加，巨大儿的发生率也不断上升，到21世纪初已经达到7%~8%。特别是东部沿海地区已经达到10%，个别医院竟达到12.5%。

巨大儿的危害

孕妈妈营养过剩，而又运动不足，极容易增加生巨大儿的概率。另外，一些遗传因素以及如果孕妈妈患有糖尿病或糖耐量减低时，往往也容易生出巨大儿。巨大儿出生时会导致分娩过程延长，最后不得不采用产钳或胎宝宝吸引器助产，甚至剖宫产。对母亲可能造成产道撕裂伤，重者甚至发生子宫和膀胱破裂。而且由于胎宝宝过大，娩出后子宫常常收缩不良，还可能造成产后出血甚至死亡。

谨防巨大儿

科学摄取营养，调整生活节奏，这是降低巨大儿出生率的关键。孕妈妈应随时监控体重，按时检查，多听取医生建议。

坚持运动。孕妈妈参加适当的运动，比如散步、做孕妇操，避免营养过剩。

孕中期遵医嘱做糖尿病筛查。如果发现妊娠期糖尿病，更应该遵从医生对营养摄取的指导，避免胎宝宝增长过快，度过一个安全的孕期。

孕晚期体重每周增加0.3~0.4千克是合适的，整个孕期理想的体重增加值是12千克。

2 弯腰、起身动作不宜剧烈

随着体重不断增加,孕妈妈需要越来越严格地采取孕期自我保护措施。即使去商场购物和操持家务是每天不可或缺的功课,也要根据身体的变化及时调整自己的行动方式。

俯身弯腰

此时胎宝宝的体重会让孕妈妈的脊椎压力增大,并引起背部疼痛。因此要尽可能避免俯身弯腰的动作。如果需要从地面捡拾东西,俯身动作不仅要轻轻向前,还要先屈膝,并把全身的重量分配到膝盖上。

起身

起身须缓慢有序,以免腹腔肌肉过分紧张。仰躺着的孕妈妈要先侧身,肩部前倾,屈膝,然后用肘关节支撑起身体,盘腿,以便腿部从床边移开并坐起来。

站立

选择让身体最舒适的姿势站立,如收缩臀部,让腹腔肌肉支撑脊椎。需长时间站立的孕妈妈,为促进血液循环可尝试把重心从脚趾移到脚跟,从一条腿移到另一条腿。

坐姿

正确的坐姿是要把后背紧靠在椅子背上,必要时还可以在靠肾脏的地方放一个小枕头。

徒步行走

徒步行走可增强腿部肌肉的紧张度,预防静脉曲张,并增强腹腔肌肉。但一旦感觉疲劳,就马上停下来,找身边最近的凳子坐下休息5~10分钟。散步前要选择舒适的鞋,以低跟、掌面宽松为好。

乘坐公交车

乘坐公共汽车时,为了自己的身体和未出生的胎宝宝着想,千万不要不好意思给自己找座位,因为急刹车会使孕妈妈失去平衡和甚至摔倒。另外,要等车完全停稳后才能下车。

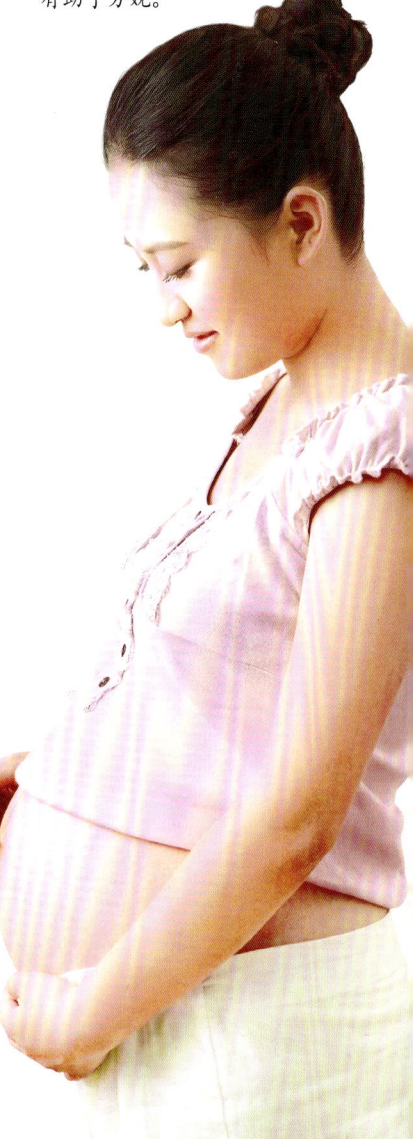

孕妈妈日常站立时,手托住腹部,并随时做提肛运动5~10秒钟后放松,有助于分娩。

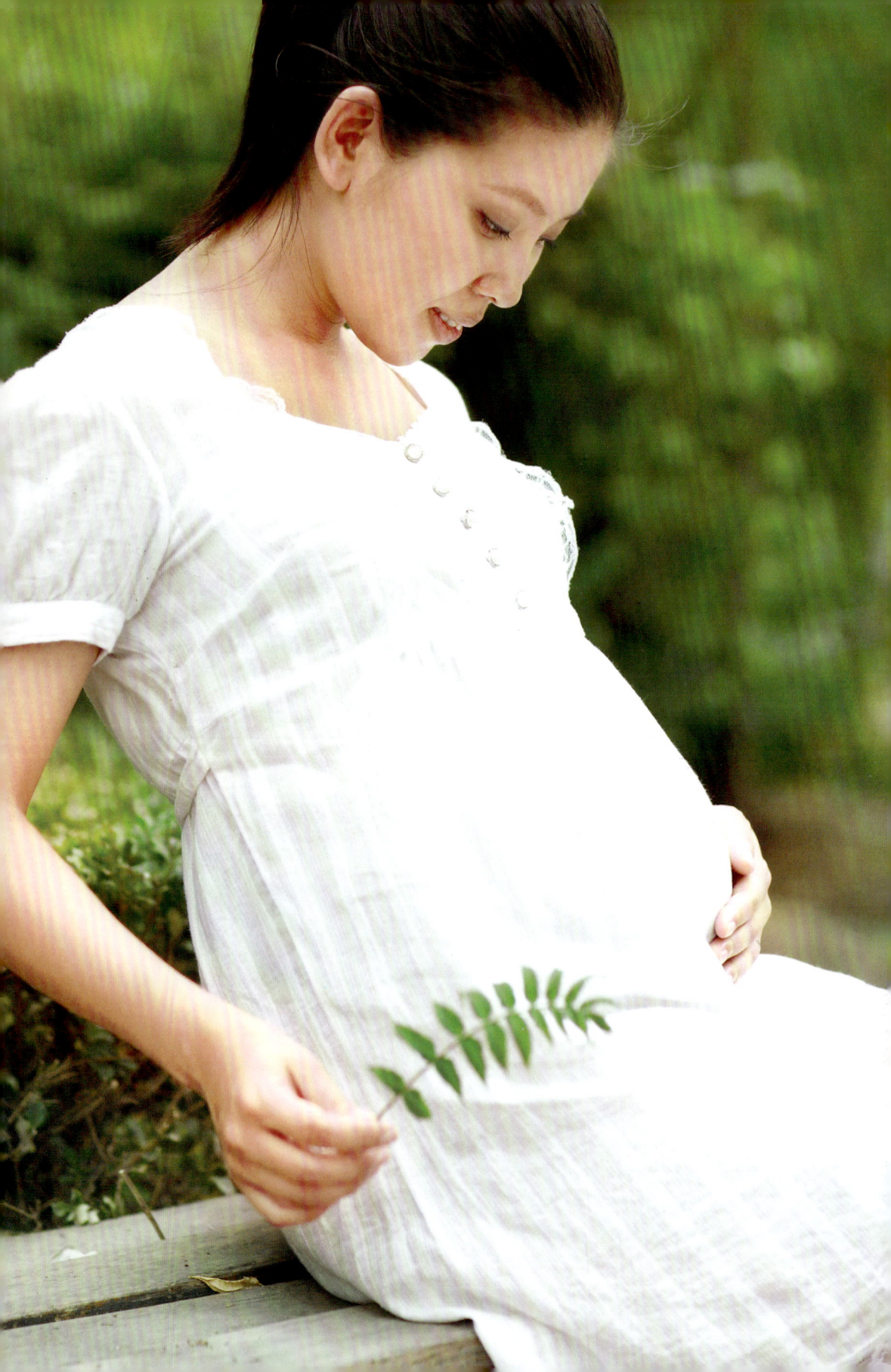

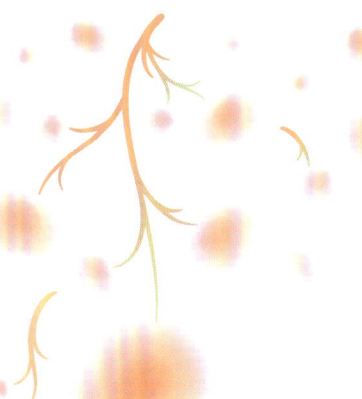
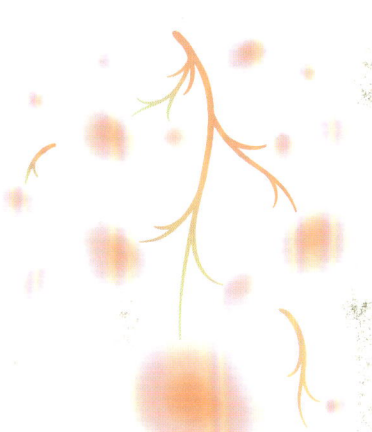

孕8月

带着微笑迎接曙光

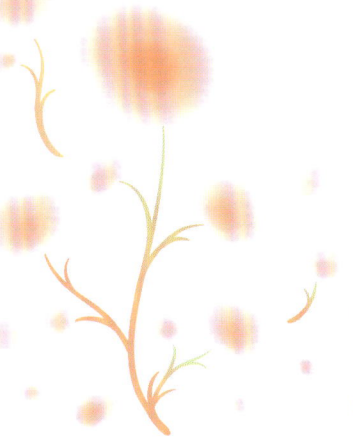
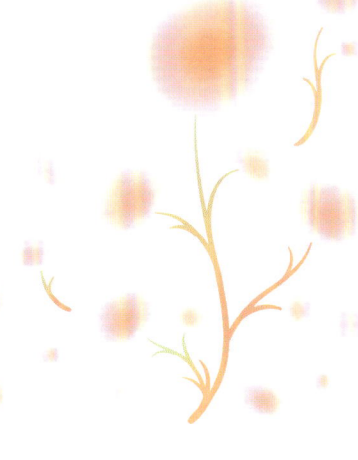

第29周 长胖了一些

胎宝宝的皮下脂肪已初步形成，看上去比原来显得胖一些了。他的大脑长得非常快，沟回越来越多，他的脑能控制呼吸和体温，眼睛能在眼眶里移动。他的头和身体也成比例了。

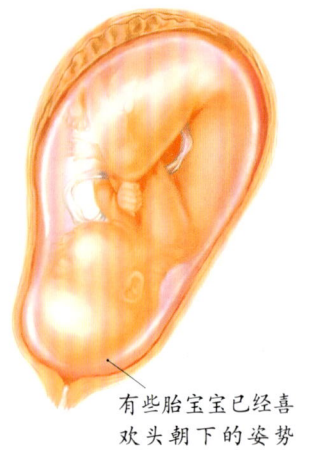

有些胎宝宝已经喜欢头朝下的姿势了，这可是标准的分娩姿势。

❤ 胎宝宝的变化

这时胎宝宝体重大约已有1300克，身长大于35厘米了。此时他还会睁开眼睛并把头转向从妈妈子宫壁外透射进来的光源。现在胎宝宝的皮下脂肪已初步形成，手指甲也已能看得很清楚了。

❤ 孕妈妈的改变

孕29周到孕40周理论上被称为孕晚期。大多数孕妈妈在这一阶段将增重5千克左右。这个阶段也可能更长一些，有些孕妈妈会延长到42周。妊娠超过42周以后，一般都会实行催产，以免胎宝宝过熟，或发生其他危险。不规则的宫缩此时也时有发生，孕妈妈会觉得肚子偶尔会一阵阵地发硬发紧，这是正常的。走路多一些或身体疲劳时更易发生，因此要注意休息，不要走太远的路或长时间站立。

❤ 子宫的变化

子宫高度比肚脐高7.6~10.2厘米，从耻骨联合量起约29厘米。现在子宫所在的位置会对膀胱造成压力，以致出现尿频的现象。孕妈妈这时会觉得肚子偶尔会一阵阵地发硬发紧，这是假宫缩，是这个阶段的正常现象。

孕妈妈的肚子会突然拱起一个大包，很有意思，不是吗？好好享受吧！

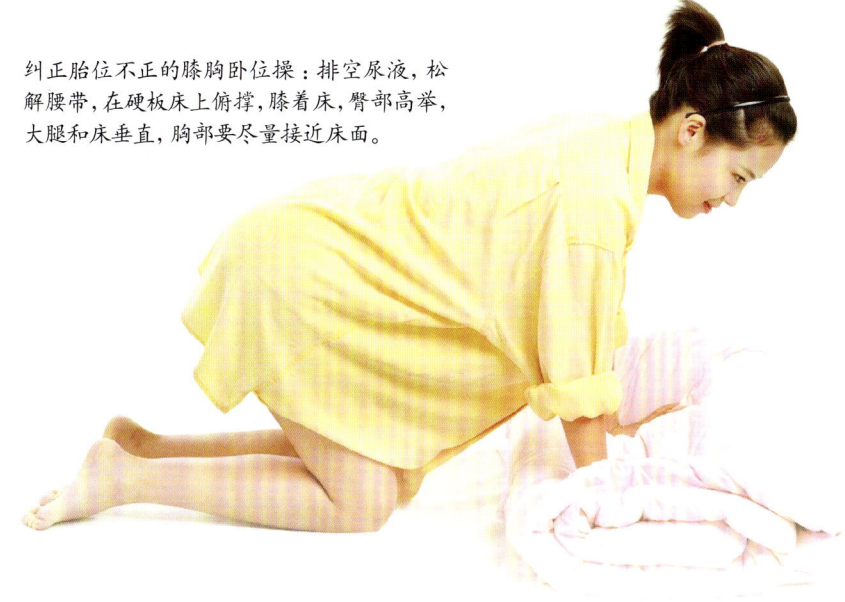

纠正胎位不正的膝胸卧位操：排空尿液，松解腰带，在硬板床上俯撑，膝着床，臀部高举，大腿和床垂直，胸部要尽量接近床面。

孕妈妈情绪调适

这个时期孕妈妈可能会开始为胎宝宝的健康担忧。担心宝宝畸形，怕生个不健康的宝宝。尤其是一些患有妊娠高血压综合征、妊娠合并心脏病等产前并发症的孕妈妈，由于自身健康存在问题，就很怕殃及胎宝宝，因此容易焦虑。孕妈妈首先要树立自信。既然自己在妊娠期营养良好，不涉烟酒，没有病毒感染又没有滥用药物，就不易出现难产或胎宝宝畸形，杞人忧天只会给自己增添烦恼。此外，可以把自己的担心告诉医生，不要怕别人笑自己太傻，请他来帮你分析一下。

本周备忘录

两周做一次体检：孕妈妈很快就需要每两周做一次体检了，最后一个月还需要每周做一次体检。这些检查非常有必要，医生可以根据这些检查对孕妈妈的分娩情况和胎宝宝的健康情况作出正确的判断。可不要因为行动不便而懒于去医院检查。

注意胎位：这时的胎宝宝可以自己在孕妈妈的肚子里变换体位。有时头朝上，有时头朝下，还没有固定下来，大多数胎宝宝最后都会因头部较重，而自然头朝下就位的。如果需要纠正的话，产前体检时医生会给予你适当的指导。孕妈妈只要按照医生的要求去做就可以。

1 关注胎宝宝的胎动

如果突然感觉胎动有变化,可能与外界的因素有直接关系:如胎宝宝处于睡眠状态、孕妈妈使用了镇定剂等药物、孕妈妈出现血糖降低的情况。如果排除了上述因素,孕妈妈就要注意是否发生了下列的情况。

胎动突然减少

考虑:孕妈妈发烧。

孕妈妈的体温如果持续过高,超过38℃的话,会使胎盘、子宫的血流量减少,小家伙也就变得安静许多。所以,为宝宝健康着想,孕妈妈需要尽快去医院,请医生帮助。

怀孕期间,孕妈妈要注意休息,特别要避免感冒;有流行性疾病发生时,要避免去人多的地方。

胎动突然加快

考虑:孕妈妈受剧烈的外伤。

一旦孕妈妈受到严重的外力撞击时,就会引起胎宝宝剧烈的胎动,甚至造成流产、早产等情况。因此孕妈妈要少去人多的地方,以免被撞到,并且要减少大运动量的活动。

胎动突然加剧,随后很快停止运动

考虑:胎盘早期剥离。

这种情况多发生在孕中期以后,有高血压、严重外伤或短时间子宫内压力减少的孕妈妈多容易出现此状况。

胎动会出现短暂的剧烈运动,随后又很快停止

考虑:脐带绕颈或打结。

有上述情况出现时,孕妈妈会感觉到出现急促的胎动,经过一段时间后又突然停止,这就是宝宝发出的异常信号。

一旦出现异常胎动的情况,要立即就诊,以免耽误时间造成遗憾。

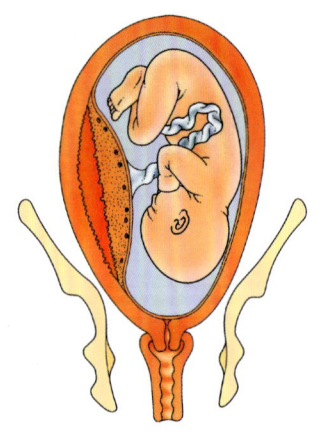

胎盘早剥

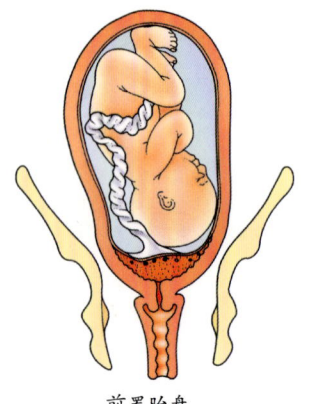

前置胎盘

2 胎宝宝都有什么姿势

从胎宝宝身体的长轴与母体长轴关系来看，有两种产式：两长轴相平行的，是直产式；两长轴相垂直的，称为横产式。

直产式又有头先露和臀先露之分。胎头朝下，最先进入骨盆的，叫做头先露（即头位）；胎宝宝臀部朝下，最先进入骨盆的，叫做臀先露（即臀位）。

足月胎宝宝中头位最多，为正常胎位；臀位很少，横产式（又叫横位）更少。臀位和横位都是异常胎位，不利于分娩。

3 孕期要及时检查胎位

检查胎宝宝在子宫内的位置非常重要。在满7个月以前，由于胎宝宝小，羊水多，胎宝宝在子宫内有比较大的活动范围，胎位易于变动。而满8个月以后，胎宝宝长大，与子宫壁贴近，羊水相对减少，胎位相对比较恒定，如果这时胎位不正，就比较难纠正了，可以遵照医生的合理建议分娩。

4 学会胎位触摸法

孕妈妈摸自己的肚子时，可以通过胎宝宝的胎头位置判断现在的胎位是否正常。正常胎位时，胎宝宝的头可以在下腹的中央即耻骨的联合上方摸到，如果在这个部位摸到圆圆的、较硬、有浮球感的东西就是胎头。

但要是在上腹部摸到胎头，在下腹部摸到宽软的东西，表明胎宝宝是臀位，属于不正常胎位。在侧腹部摸到呈横宽走向的东西为横位，也属于不正常胎位。这两种胎位均需要在医生指导下采取胸膝卧位纠正，每次15~20分钟，早晚各1次。即使胎位纠正过来后还需坚持监测，以防再发生胎位不正。

头位

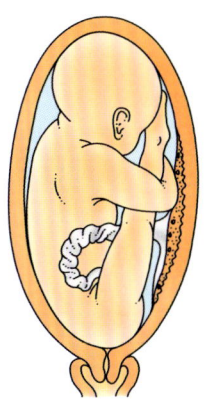

伸腿臀位

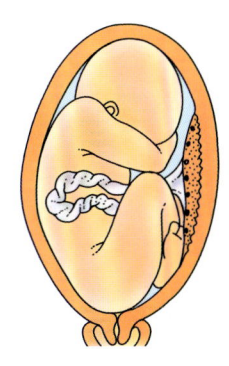

完全臀位

5 提前给宝宝准备一个好名字

有准父母感言:"取一个好名比生孩子还难!"真是这样的,有些准父母眼看宝宝再有几个月就要出世了,可是那个让所有人都满意的姓名还迟迟没有孕育出来——哎呀,这个小家伙还没出生就给我们出难题啦!准父母们是不是正在被这个问题困扰呢?一起来解决它吧!

什么样的名字才是好名字呢?凭一个"姓+名"就组合成独具匠心的名字还真不是那么容易的事。衡量好名字有5个标准:简单易记,语音流畅,笔画均匀,兼顾姓氏,独具韵味。先给宝宝起个可爱的小名儿吧,这样叫起来会更加亲切。

6 给宝宝取名字的7大雷区

生僻字。"王奀","奀"这个字,可能有很多人不知道读什么音,如果宝宝叫这个名字,且不说户口登记、办理证照、银行存款……麻烦连连,恐怕今后没有几个人敢贸然叫你家宝宝的大名了。

谐音字。"董茜——东西",不好的谐音容易出现姓名笑话,在起名时最好避免。

常见字。"李丽、王红",使用率太高的名字,会给学习生活带来麻烦。想想看,如果一个班有几个孩子重名,那点名、考试甚至奖惩时都会遇到困扰。建议可通过计算机查询得知使用量,如果重名太多,应考虑放弃。

同声调。"张章-zhang zhang",名字用字都为同一个声调,容易发生吃字现象,使名字叫不响亮。

反字型。"薄一",字型组合变化要讲究节奏,不能厚此薄彼,太不协调。

违背自然规律。"夏雪",宝宝的名字应该符合自然规律,显然,夏季飘雪是违反自然规律的,会让人感觉别扭。

性别置换。男取女名,女取男名都会给今后的交往带来困扰,引起不必要的麻烦。建议最好不要这样标新立异,要不至少取个中性一点的名字也比"性别错位"要好。

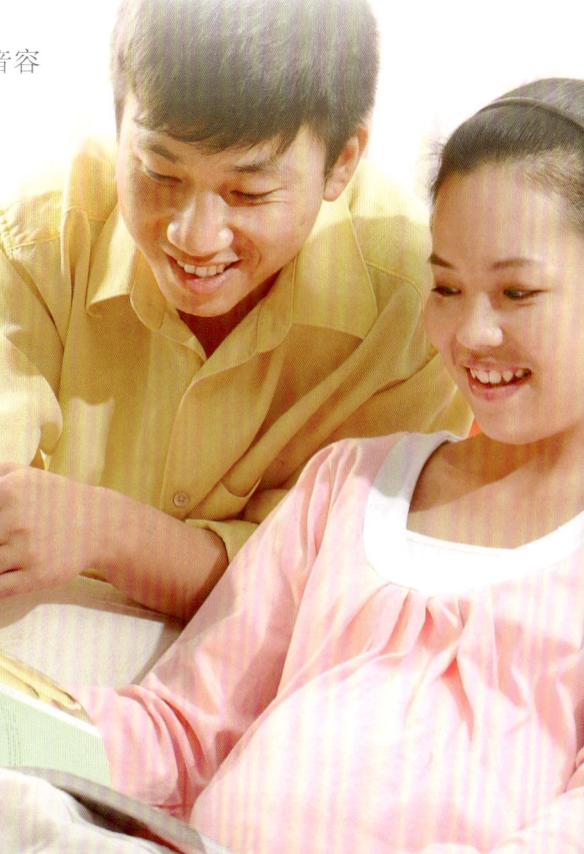

翻书、翻字典,给宝宝起个好名字,并随时呼唤他。

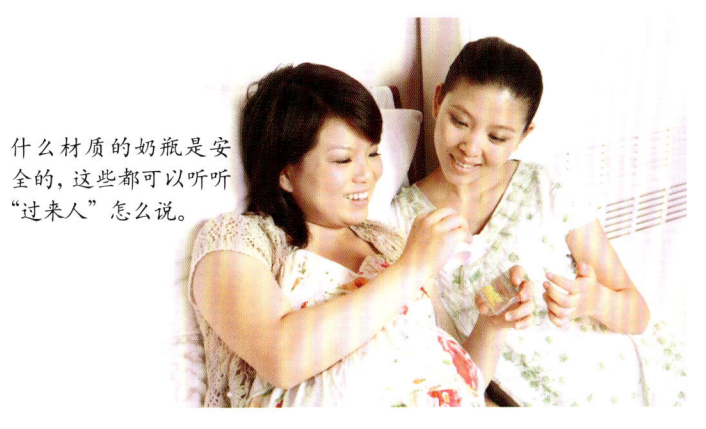

什么材质的奶瓶是安全的,这些都可以听听"过来人"怎么说。

7 准备宝宝的物品

宝宝眼看就要出生了,给宝宝的衣服准备得差不多了吧?为即将出生的宝宝用心挑选婴儿用品是一件幸福的事情。其实,从孕中期开始,孕妈妈就可以有目的地准备一些了,这时候趁你行动还方便,把一些该买的东西先提前准备齐了吧。

暂时可以不买的

不要想在怀孕前把宝宝出生以后很长时间的东西都预备齐了。月子以内需要的物品备齐了就行,如果想从容些,最多准备宝宝3个月内用的就足够了。

宝宝出生后,一般会收到好几套亲朋好友送的婴儿洗护套装、宝宝套装等。所以,可以暂时不用购买这类东西,即使买也要少买,或买最需要的单品。

向过来妈妈取经

过来人都有经验,可以向她们取取经,问问她们在做生产准备的时候,什么东西是要多备的,什么是买了根本没用的,再根据她们的建议购置。

一个品种不买太多

宝宝长得快,小婴儿装很快就穿不上了,小号的奶嘴、纸尿裤也会很快过渡到中号或大号,加上季节更替,一个品种备多了,用不上反而浪费。

直接说出自己的需求

对好友或家人,可以在他们征求你的意见时,直接把需要告诉他们,既给他们省了事,你也得到了最需要的东西,还能避免礼物的雷同。

买打折的品牌商品

一些大的品牌,会在一定的时候推出较高折扣的商品,可以趁此机会采购一些,既能保证质量,又能节省开支。

没必要每件东西都买新的

只穿过几个月的孕妇装,只下过几次水的宝宝装,从同事朋友那儿传过来的这些东西,只要质量好,尽可能放心使用,也能够节省不少开支。

第 30 周　头向下了

胎宝宝的头部还在增大,大脑发育非常迅速。几乎大多数胎宝宝此时对声音都有了反应。皮下脂肪继续增长,现在许多胎宝宝变成了头向下的姿势。

❤ 胎宝宝的变化

此时男胎宝宝的睾丸正在向阴囊下降,女胎宝宝的阴蒂已经很明显。大脑的发育也非常迅速。大多数胎宝宝此时对声音有了反应。皮下脂肪继续增长。

❤ 孕妈妈的改变

这时胎宝宝的骨骼、肌肉和肺部发育正日趋成熟。孕妈妈这时会感到身体越发沉重,肚子大得看不到脚下,行动越来越吃力,因此更要多加小心。孕晚期胎宝宝的营养需求达到了最高峰,这时孕妈妈需要摄入充足的蛋白质、维生素C、叶酸、B族维生素、铁质和钙质。

❤ 子宫的变化

子宫约在肚脐上方10厘米,从耻骨联合量起,子宫底高约30厘米。孕妈妈会感到身体越发沉重,行动起来异常吃力。

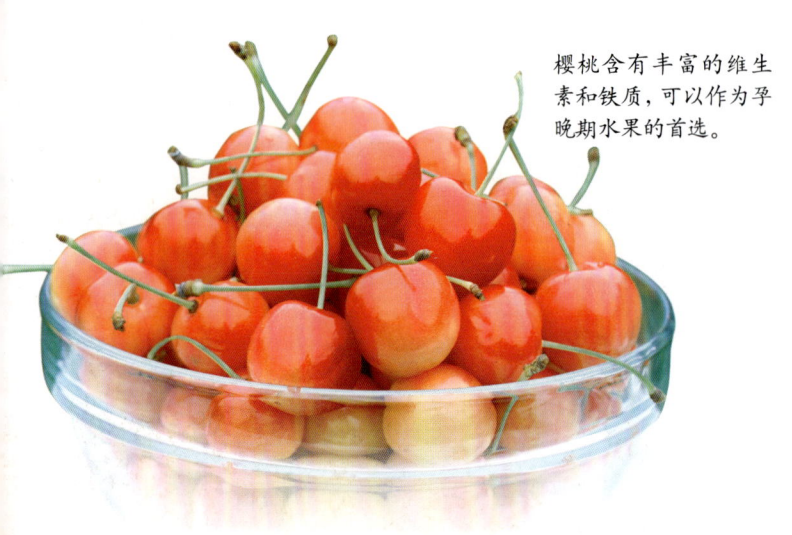

樱桃含有丰富的维生素和铁质,可以作为孕晚期水果的首选。

💗 孕妈妈情绪调适

孕妈妈要试着使自己心态平和，学习如何调节好心情。与其他孕妈妈多交流，从别人身上寻找自己缺少快乐的理由。同时丰富自己的生活内容，多欣赏喜剧，看一些幽默、风趣的散文和随笔，还可以收集一些幽默滑稽的照片，这样就可以大大减少胡思乱想的时间。

要试着坚持，那么长的一段时间都坚持下来了，还在乎剩下的这点时间吗？10个月的孕育过程对每个女人都是一种考验，心理素质弱的孕妈妈很容易耐不住压力，觉得自己拖着个大肚子熬时光是一种负担。然而，快乐地坚持是唯一有用的解决办法。

本周备忘录

生活起居要小心：随着体重的增加，身体会越来越沉重，孕妈妈要减少独自上街的次数和时间，注意安全。做家务时，注意轻蹲慢起，尽量挺直腰背，调动身体的每一块肌肉，使它们均匀受力，以避免拉伤自己。洗澡时，尤其注意不要滑倒。

对胎宝宝要多听多说：胎宝宝已经具备的听力水平可以帮助他熟悉孕妈妈腹壁以外的世界，孕妈妈多听音乐的同时，也要多和胎宝宝说话，儿歌、小故事、古诗、日常情境等语言内容，将成为胎宝宝以后语言学习的基础。

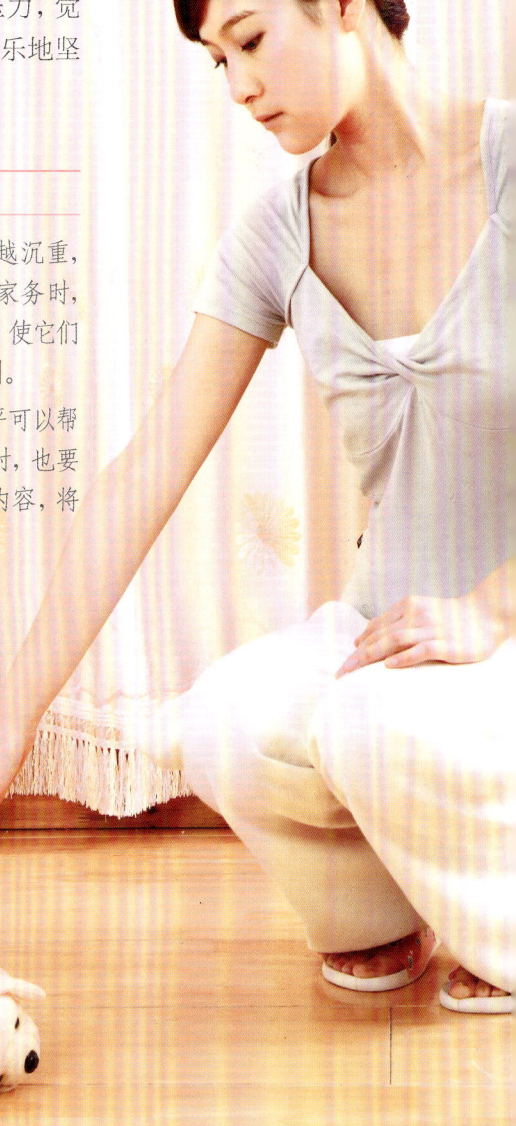

捡拾东西时，注意不要挤压到腹部，要保持上身挺直。

1 了解分娩，消除恐惧

克服分娩恐惧，最好的办法是让孕妈妈自己了解分娩的全过程以及可能出现的情况，并对孕妈妈进行分娩前的有关训练。许多地方的医院或有关机构均举办了"孕妇学校"，在怀孕的早、中、晚期对孕妈妈及准爸爸进行教育，专门讲解有关的医学知识，以及孕妈妈在分娩时的配合。这对有效地减轻心理压力，解除思想负担以及做好孕期保健，及时发现和诊治各类异常情况等均大有帮助。

2 做好准备，心中有底

分娩的准备包括孕晚期的健康检查，心理上和物质上的准备。一切准备的目的都是希望母婴平安，所以，准备的过程也是对孕妈妈的安慰。如果孕妈妈了解到家人及医生为自己做了大量的工作，并且对意外情况也有所考虑，心里自然不会再紧张了。

孕晚期以后，特别是临近预产期时，准爸爸应留在家中，使孕妈妈心中有所依托。

3 除非必要，不宜提早入院

毫无疑问，临产时身在医院，是最保险的办法。可是，提早入院等待时间太长也不一定就好。首先，医疗设备是有限的，如果每个孕妈妈都提前入院，医院不可能像家中那样舒适、安静和方便；其次，孕妈妈入院后较长时间不临产，会有一种紧迫感，尤其看到后入院者已经分娩，对她也会有很大的影响。另外，产科病房内的每一件事都可能影响孕妈妈的情绪，而这种影响有时候并不十分有利。

待产前，看一些有宝宝图片的书，帮助孕妈妈缓解对分娩的紧张。

4 大龄孕妈妈不要太贪嘴

不要因为嘴馋而吃一些不干净的食品。避免吃下列食物：任何甜味剂，包括白糖、糖浆、阿斯巴甜糖果及朱古力、可乐或人工添加甜味素的果汁饮料、罐头水果、人造奶油、冰淇淋、冰冻果汁露、含糖花生酱、沙拉酱等。

5 大龄孕妈妈32孕周后不宜再工作

如今，30岁以后才准备当妈妈的职业女性多了起来。一般来说，女性的最佳怀孕年龄为25~30岁，随着年龄的增长，生育力逐渐下降。大龄孕妈妈一定要做足准备工作，把握身体机能衰退前的最佳时间，才有可能在事业有成后，再做个幸福的妈妈。

有些孕妈妈在即将临盆前才请产假，然而大部分医生认为，大龄孕妈妈自妊娠32周以后就不宜再工作。这个时候，孕妈妈的心脏、肺脏及其他重要器官必须更辛苦地工作，且对脊柱、关节和肌肉形成沉重的负担。此时，应尽可能让身体休息。

6 大龄孕妈妈要注意驾车姿势

许多大龄孕妈妈驾车时习惯前倾的姿势，容易使子宫受到压迫，产生腹部压力，特别是在怀孕初期和怀孕七八个月时，最容易导致流产或早产。

另外，怀孕期间大龄孕妈妈的神经比平时更敏感，容易疲劳、困倦、情绪不稳定。而驾驶汽车如果精神过分的专注，疲劳感就会加强。怀孕期间若是短距离驾驶，不要采取前倾的姿势驾驶。如果路况不好，放弃长距离的驾驶则会比较安全。

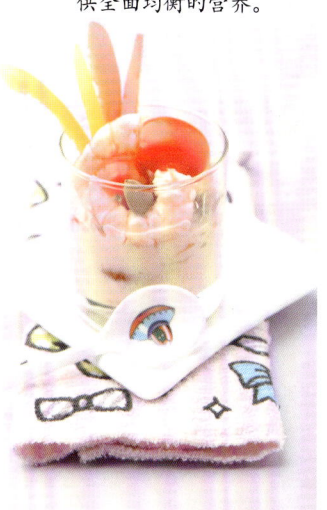

自己用多种蔬果和虾肉混搭，做成布丁或沙拉，能为孕妈妈提供全面均衡的营养。

第31周 "小房子"里有什么呢

胎宝宝的生长速度全面减慢,但体重仍在增加。脑发育正在进行最后的冲刺,肺部、消化系统尚未发育成熟。这时胎宝宝大概能看到子宫里的景象,也能辨别明暗,甚至能跟踪光源。

❤ 胎宝宝的变化

这时胎宝宝的肺部和消化系统尚未发育成熟,身长增长趋缓而体重迅速增加。这周胎宝宝的眼睛时开时闭,他能够辨别明暗,甚至能跟踪光源。

❤ 孕妈妈的改变

这时孕妈妈会感到呼吸越发的困难,喘不上气来。这时最好少吃多餐,以减轻胃部的不适。虽然存在许多不适,但是别着急,情况很快会有所缓解。大约34周时,胎宝宝的头部将开始下降,进入骨盆,到达子宫颈,这是在为分娩做准备。那时孕妈妈就会觉得呼吸和进食舒畅多了。孕妈妈的乳头周围、下腹及外阴部的颜色越来越深,身上的妊娠纹和脸上的妊娠斑也更为明显了。

❤ 子宫的变化

子宫底已上升到了横膈膜处,随着胎宝宝的增大,他在子宫内的活动空间越来越小了,胎动也有所减少。孕妈妈吃下食物后也总是觉得胃里不舒服,因此也影响了食欲。

子宫底已经上升到草莓的位置了。

第31周 "小房子"里有什么呢

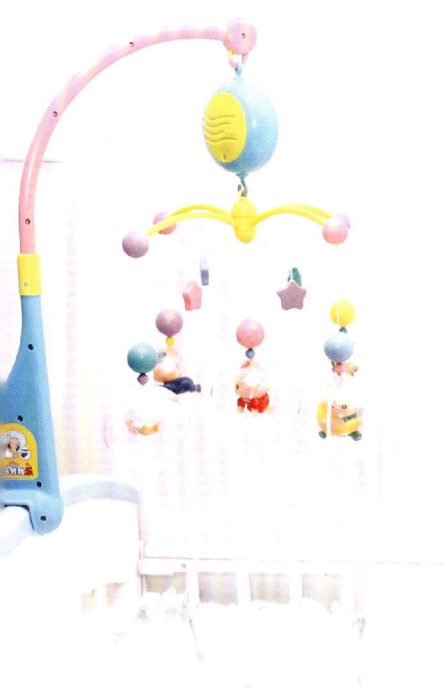

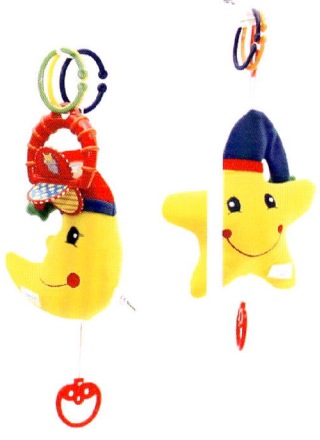

婴儿床头挂的小玩偶，出生后还是早教的好道具。

💗 孕妈妈情绪调适

不要为身体负担的加重而忧虑，也不必因分娩感到紧张不安。放松点，孕妈妈现在可以继续为即将出生的宝宝作一些物质上的准备，比如为宝宝布置一下他的婴儿床，亲手为他缝制一些小衣服、小被子，或者想一想该给宝宝起个什么名字。孕妈妈现在可以为即将出生的宝宝作一些物质上的准备。

本周备忘录

调整睡姿：现在开始，很多孕妈妈觉得睡眠更加不好，胎动频繁，特别是肚子大了，起、卧、翻身都有些困难，好像怎么躺都不舒服。这时最好采用左侧卧的姿势。孕妈妈可以在脚下垫上合适的枕头或被子，平卧时垫高两脚，让血液回流。侧卧时，垫高在上面的腿，孕妈妈会觉得舒服一些。

醋熏是保健好办法：流感高发季节，孕妈妈在家里和办公室放一瓶敞口的醋来消毒，可以增强对疾病的抵抗能力。

不要再打麻将了：玩麻将时，孕妈妈往往处于患得患失、忧患无常的不良心境中，加之激烈争论，神经系统过于兴奋，身体激素异常分泌，这些恶性刺激会对胎宝宝大脑发育造成损害。

1 睡床软硬很重要

孕妈妈的身体越来越笨重，所以越来越贪恋柔软、舒适的席梦思床，但为了宝宝，还是睡软硬度合适的床吧。

变得"松软"的骨盆

孕妈妈从怀孕直至分娩，身体内会分泌一种有松弛作用的激素，这种激素有松弛生殖器官各种韧带与关节的作用，有利于产道的张开并顺利分娩。但这会让整个孕程中乃至分娩后骨盆的稳固性较差，趋于"松软"。

当"软"骨盆遇到软床

正常人的睡姿在入睡后是经常变动的，一夜辗转反侧可达20多次。辗转翻身有助于大脑皮质抑制的扩散，提高睡眠效果。然而，当孕妈妈睡在太软的弹簧床上时，身体的下压力会立即受到弹簧的反弹力，左右活动都有一定阻力，起床或翻身就要花费更多的力气，严重时可发生耻骨联合分离，导致骨盆损伤。

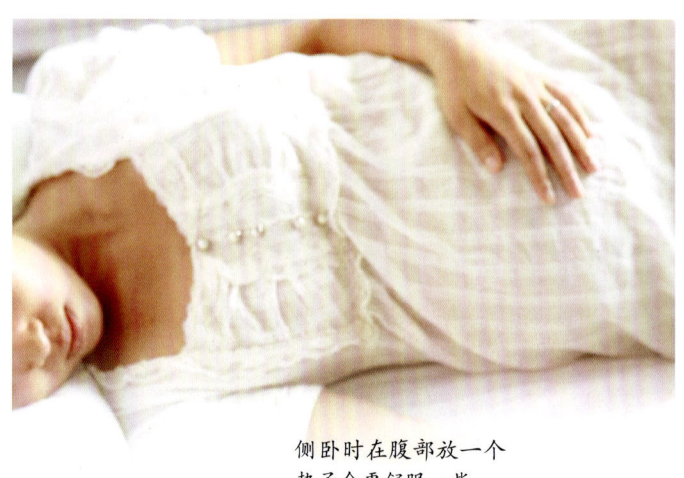

侧卧时在腹部放一个垫子会更舒服一些。

软床加大脊柱承重

孕妈妈的脊柱较正常腰部前曲更大，睡席梦思床及其他高级沙发床后，会对腰椎产生严重影响。仰卧时，其脊柱呈弧形，使已经前曲的腰椎小关节摩擦增加；侧卧时，脊柱也向侧面弯曲。长此下去，使脊柱的位置失常，压迫神经，增加腰肌的负担，既不能消除疲劳，又不利于生理功能的发挥，还可引起腰痛。

软硬适度最理想

睡软床不合适，但也不是说要睡硬床才好，不软不硬才是最理想的。

小贴士

挑选床垫的窍门：先坐在床垫边，站起来后，若发现床垫刚坐的位置出现下陷，即表示床垫太软。也可以让准爸爸平躺在床上，尝试将手掌插入腰和床垫的缝隙，若手能轻易在缝隙中穿插，即表示床太硬，若手掌紧贴缝隙，即表示软硬适中。或是两个人一起测试，较重一方在垫上翻身，看床垫是否摇动，以至影响到另一方。如果是木板床，可以垫上两三层厚棉垫，棉垫总厚度不超过9厘米。

2 前置胎盘不要慌

正常妊娠时的胎盘一般附着在子宫的前壁、后壁或侧壁，但是有极少数孕妈妈的胎盘附着在子宫内口，而将子宫颈口遮住，即为前置胎盘。一般来讲，前置胎盘是着床位置的问题，与胎宝宝本身健康没有什么关系，不过，着床位置不好可能会影响胎宝宝的营养吸收，造成胎宝宝较小，或是产前出血而使胎宝宝贫血、缺氧，引发后续的健康问题。有时候也可能因为早产而产生发育未成熟的早产儿问题。

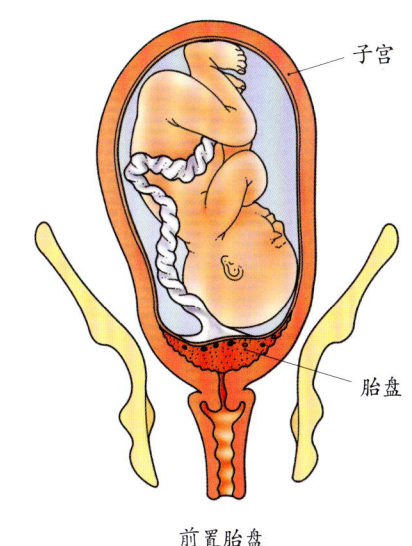

前置胎盘

为什么会发生前置胎盘

为什么会发生前置胎盘，医学上尚无明确的解释，较常见的解释有以下几种。

* 前胎剖宫产。
* 多次人工流产、堕胎等刮除子宫手术。
* 多胞胎。
* 进行过子宫内的手术等。

前置胎盘症状

发生前置胎盘的孕妈妈有些并没有症状发生，有可能是怀孕后期医生在例行的超生波产检时发现前置胎盘；而更多的是在怀孕32周后出现出血的症状，此种出血症状是属于无痛性的阴道出血。

刚开始可能只是少量的出血，休息之后会停止，但之后仍会陆续少量出血。较危险的状况是，突然且无预警的大量出血，也有案例是合并胎盘剥离，如果没办法安胎，就可能会发生早产甚至胎死宫内等问题。

因此，怀孕期间如有不明原因的出血，都应该去医院检查确认原因。另外，已经诊断出前置胎盘的孕妈妈，则要更加留意怀孕时的症状，如果有出血、腹痛、阵痛等问题时，都应该立即就医。

平时预防之道

* 避免搬重物。怀孕中后期，生活细节要多加小心，不宜搬重物或腹部出力。

* 视情况暂停性行为。如有出血症状或进入怀孕后期，就不宜有性行为，此外，较轻微前置胎盘的患者，也要避免太激烈的性行为或压迫腹部的动作。

* 有出血应立即就诊。有出血症状时，不管血量多少都要立即就诊，如果遇上新的产检医生，也应主动告知有前置胎盘的问题。

* 注意胎动。每日留意胎动是否正常，如果觉得胎动明显减少时，需尽快就医检查。

* 挑选合适的产检医院。最好选择大医院或医学中心产检，一旦发生早产、大出血等问题时，可以立即处理。

* 不可过度运动。过度运动也可能引发前置胎盘出血或其他症状，因此，不宜进行太激烈的运动。

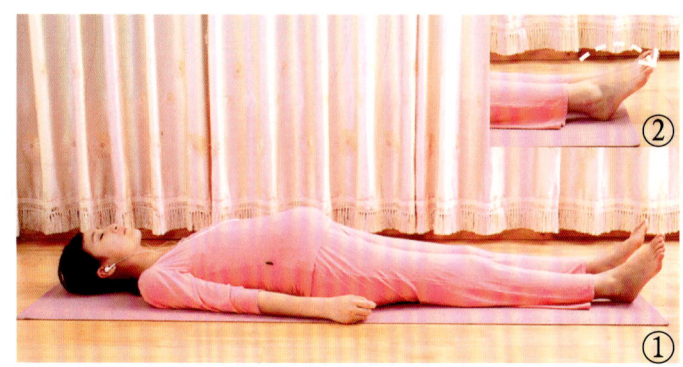

3 教你8步缓压术

很少有人会意识到自己不会放松。生活中种种问题，让人们习惯了时刻储备着力量。大脑、肢体的每一部分，眉眼、牙齿甚至面部每一寸肌肉，习惯地保持着应有的力量，这就是不会放松。

放松身体才能缓解压力

胎宝宝在子宫内发育就能遇到身体所分泌的压力激素，如果这种化学物质在血液内持续存在并增长，就会对胎宝宝的生长产生不利影响。同时肌肉紧张往往进一步加剧孕妈妈们的身体不适。

所以，学会放松，对维持孕期健康、顺利分娩并享受与胎宝宝共处的每一刻，都有积极的意义。

练习方法

第1步：戴上耳机，调暗灯光，坐在舒适的椅子上或躺下，如图①。如不能平躺，可以用垫子支撑着腹部侧卧。用一段时间平静下来，脑子中不考虑其他事情。

第2步：现在伸展脚趾，感到牵拉力，如图②，然后慢慢放松，再摇动数下。

第3步：用力绷紧两膝和大腿肌，保持几秒钟，感觉到用劲。保持几秒钟，然后放松，让大腿向两侧摆动，如图③。

第4步：绷紧腹肌，给胎宝宝一个大的紧缩力，然后尽量放松，使胎宝宝的活动空间加大，如图④。

第5步：握拳，保持一段时间，如图⑤，然后松开手指，如图⑥。

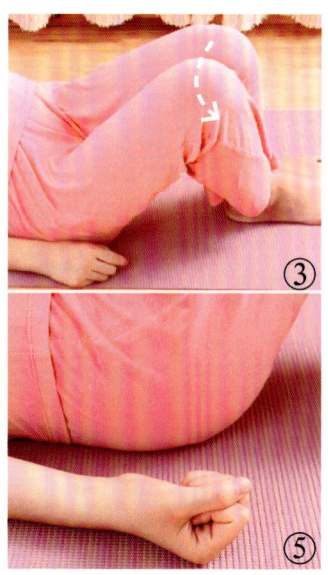

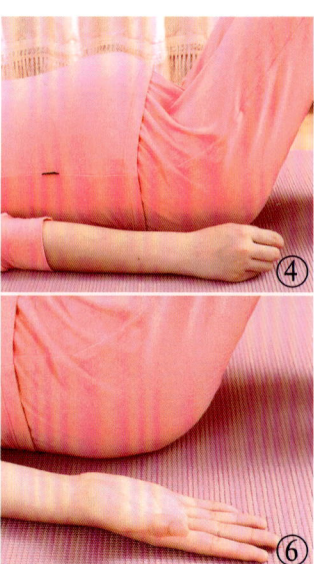

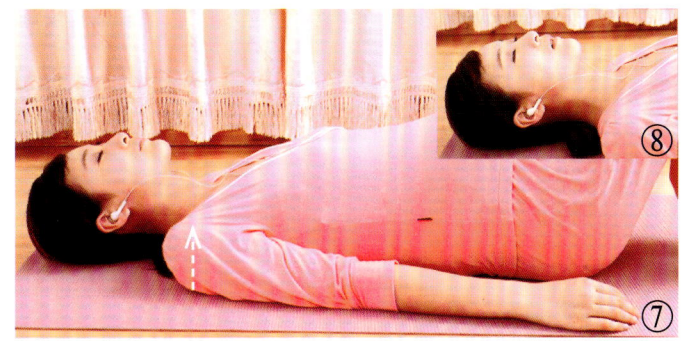

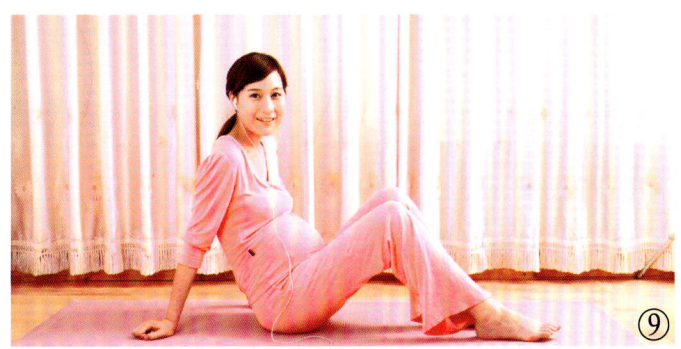

第6步：尽量向上提肩，如图⑦，保持一段时间后再放下，反复进行。使双肩感到放松和舒适。

第7步：口微微张开，绷紧面部肌肉，然后放松一会儿，体会身体的感觉，如图⑧。在深呼吸和静息时，胎宝宝会得到更多的氧气。

第8步：每当准备打哈欠、伸懒腰时，就慢慢坐起，如图⑨。

4 预防早产

人们常说"十月怀胎"，这里所指的"月"为"妊娠月"，以28天计算，也就是40周。凡在怀孕28周和37周之间终止妊娠者，称为早产。此时分娩的新生儿称早产儿，出生时体重为1000~2500克。

由于早产儿各器官系统尚未发育成熟，生存力弱，容易导致疾病，如肺部疾病、颅内出血、感染、硬肿症等，少数可留有智力障碍或神经系统的后遗症。

早产的症状

下腹部变硬。下腹部反复变软、变硬且肌肉也有变硬、发胀的感觉，至少每10分钟有1次宫缩，持续30秒以上，即为先兆早产，尽早到医院检查。

阴道出血。少量出血是临产的先兆之一，但有时宫颈炎症、前置胎盘及胎盘早剥时均会出现阴道出血，应立即去医院检查。

破水。温水样的液体流出，就是早期破水，但一般情况下是破水后阵痛随之开始，此时可平卧，最好把臀部垫高，马上送医院。

注意生活起居

不要刺激腹部。严重的腹泻因排便时刺激子宫使其收缩加快，可引起早产；正常意义上的夫妻生活与早产没有关系，但只要有一点点早产征兆，也应禁止夫妻生活。

不要让腹部紧张。长时间持续站立或下蹲的姿势，会使腹压升高子宫受压，也可引起早产。

留心孕妈妈的健康状况。心脏病、肾病、糖尿病、高血压、宫颈机能不全、流感等，以及维生素K、维生素E不足等也会引起早产。

第32周 努力长成中

胎宝宝全身的皮下脂肪更加丰富,皱纹减少,看起来更像一个婴儿了。他的各个器官继续发育并完善,肺和胃肠功能已接近成熟,已具备呼吸能力,能分泌消化液。

❤ 胎宝宝的变化

胎宝宝现在的体重为2100克左右,约40厘米长。全身的皮下脂肪更加丰富,皱纹减少,看起来更像一个婴儿了。你会发现胎动次数比原来少了,动作也减弱了,但只要胎动次数符合规律就问题不大。胎宝宝的肺和胃肠功能接近成熟,已具备呼吸能力,能分泌消化液。他喝进的羊水,经过膀胱再排泄回羊水中。

❤ 孕妈妈的改变

这个时期,体重每周增加500克也是正常的,因为现在胎宝宝的生长发育相当快,他正在为出生做最后的冲刺。这时一定要坚持每两周一次的体检,如果有头痛、恶心、腹痛、发烧等症状,一定要及时去医院检查。孕妈妈的阴道分泌物增多,排尿次数也增多了,要注意外阴的清洁。

❤ 子宫的变化

到这一周,孕妈妈的子宫底可在肚脐上方12厘米的地方触及,宫高约32厘米。沉重的腹部会让孕妈妈感到很疲劳。

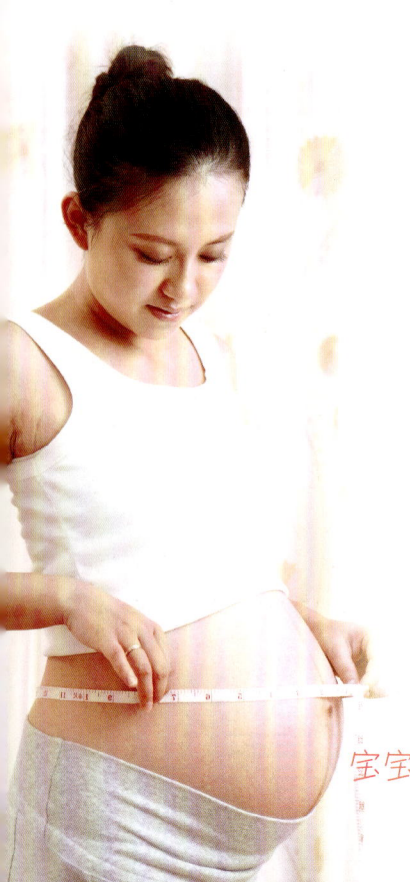

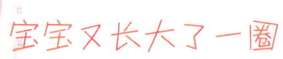

宝宝又长大了一圈

孕晚期失眠不适合用催眠药物，保持左侧卧位有利于睡眠，但也要左右交替。

❤ 孕妈妈情绪调适

这个时期，由于各种影响孕妈妈可能会失眠或多梦，睡眠不好又会加重孕妈妈的紧张和烦躁不安。孕妈妈可能在担心，宝宝的到来会干扰个人舒适的日常生活，会使生活失去自由和独立。这些担心是正常的，孕妈妈不必自责。同时，在承受这些困难和不适的同时，告诉自己要坚强，因为你是要做妈妈的人了。孕妈妈将要用自己坚强的肩膀给你未来的宝宝撑起一片天空。

本周备忘录

适时调整饮食：如果体重增长过多，应该根据医生的建议适当控制饮食，以免胎宝宝生长过大，造成分娩困难。

适当运动：孕妈妈现在时常会感到疲劳，因此不要再独自一个人出远门，要服从自己身体的感觉，多休息，适当活动，比如饭后和丈夫一起在花园里散散步，或者做一做孕妇体操，缓解一下腰背的疼痛。

1 不易发胖的蔬菜和水果

孕妈妈不要看到这个标题就很兴奋,不易发胖只是相对来说的,没有任何食物是吃再多也不胖的。

干果

干果是一种方便的、美味的零食,可以随身携带,随时满足你想吃甜食的欲望。你可以选择像杏脯、干樱桃一类的干果,但是不要吃香蕉干,因为经过加工的香蕉干,脂肪含量很高。

柑橘

尽管柑橘类的水果里90%都是水分,但其中仍然富含维生素C、叶酸和大量的膳食纤维,能够保持体力,防止因缺水造成的疲劳。但不可多食,每天吃1~2个即可。

香蕉

香蕉可以快速地提供能量,帮孕妈妈击退随时出现的疲劳。而且在孕妈妈被呕吐困扰的时候,很容易被胃所接受。可以把它切成片放进麦片粥里,也可以和牛奶、全麦面包一起做早餐。

坚果

如果怀孕前孕妈妈因为坚果脂肪含量高而对它敬而远之,那么现在孕妈妈应该重新认识:脂肪对于胎宝宝脑部的发育是很重要的。而且坚果可以让孕妈妈饿得不那么快。可以用一些不饱和脂肪(在坚果中发现的一类有益于心脏健康的脂肪)取代饱和脂肪(在肉类和黄油中发现的)。但是因为坚果的热量和脂肪含量比较高,因此每天应将摄入量控制在28克左右。还有一个特别需要注意的地方,如果孕妈妈平时有过敏现象,最好避免食用某些容易引起过敏的食物,例如花生。

西蓝花

吃这种蔬菜真是好处多多:它不仅营养丰富,而且健康美味;富含钙和叶酸,而且还有大量的膳食纤维和抵抗疾病的抗氧化剂;内含的维生素C,还可以帮助孕妈妈吸收其他绿色蔬菜中的铁。

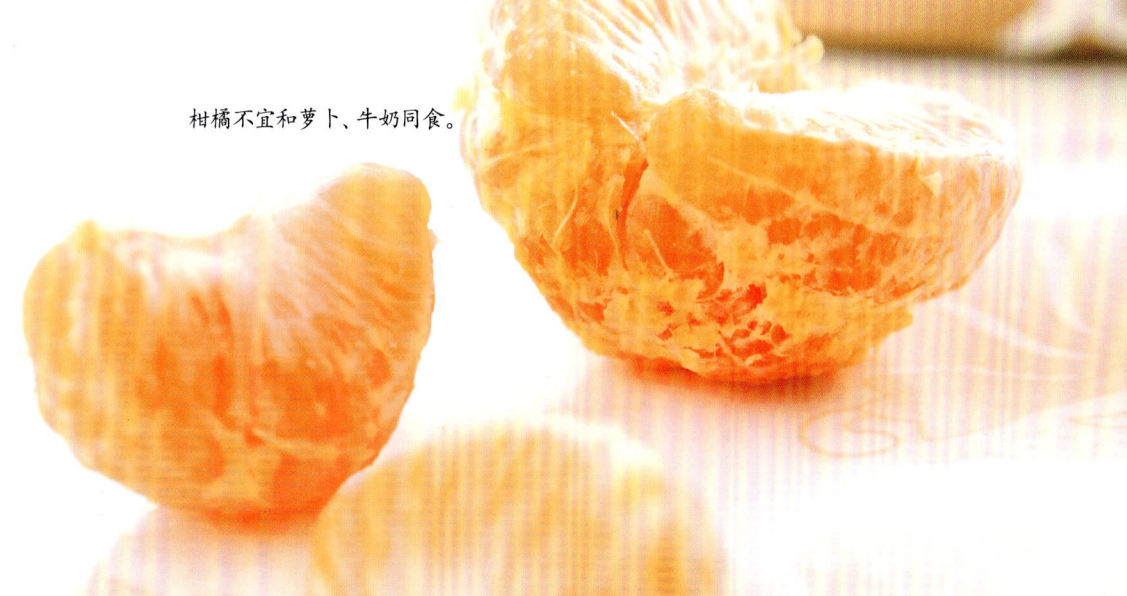

柑橘不宜和萝卜、牛奶同食。

2 脐带绕颈会勒坏胎宝宝吗

脐带绕颈一周的情况很常见。脐带绕颈松弛，不影响脐带血循环，不会危及胎宝宝的生命安全。脐带绕颈的发生率为20%~25%，也就是说，每4~5个胎宝宝中就有一个生下来发现是脐带绕颈的。有很多绕了几圈的，孩子也都很好。

当然，也不排除意外。如果脐带绕颈过紧可使脐血管受压，导致血循环受阻或胎宝宝颈静脉受压，使胎宝宝脑组织缺血、缺氧，造成宫内窘迫甚至死胎、死产或新生儿窒息。这种现象多发生于分娩期，如同时伴有脐带过短或相对过短，往往在产程中影响胎先露（最先进入骨盆入口的胎宝宝部分）下降，导致产程延长，加重胎宝宝缺氧，危及胎宝宝。

3 脐带绕颈了，孕妈妈该怎么办

回家要经常数一下胎动，如果突然发生激烈且大量的胎动，赶紧去医院检查。

学会数胎动，胎动过多或过少时，应及时去医院检查。羊水过多或过少、胎位不正的要做好产前检查。通过胎心监测和超声检查等间接方法，判断脐带的情况。

胎宝宝脐带绕颈，孕妈妈要注意的就是减少震动，保持睡眠左侧位。

不要因惧怕脐带意外而要求剖宫产。

4 脐带绕颈宜通过锻炼来纠正

孕妈妈可千万不要乱来啊！胎宝宝一直是在动的，所以才会有脐带绕颈，但是也有可能会通过胎动又绕开的。通过胎心监测和胎动监测也可以判断脐带情况，如果胎心和胎动都正常，那就不必惊慌。

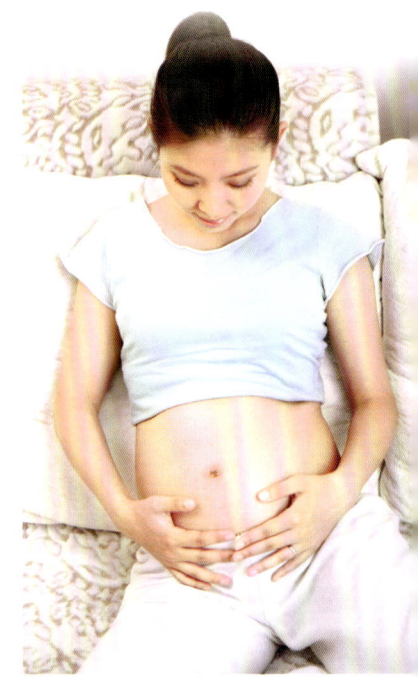

通过数胎动也可以判断脐带绕颈情况。

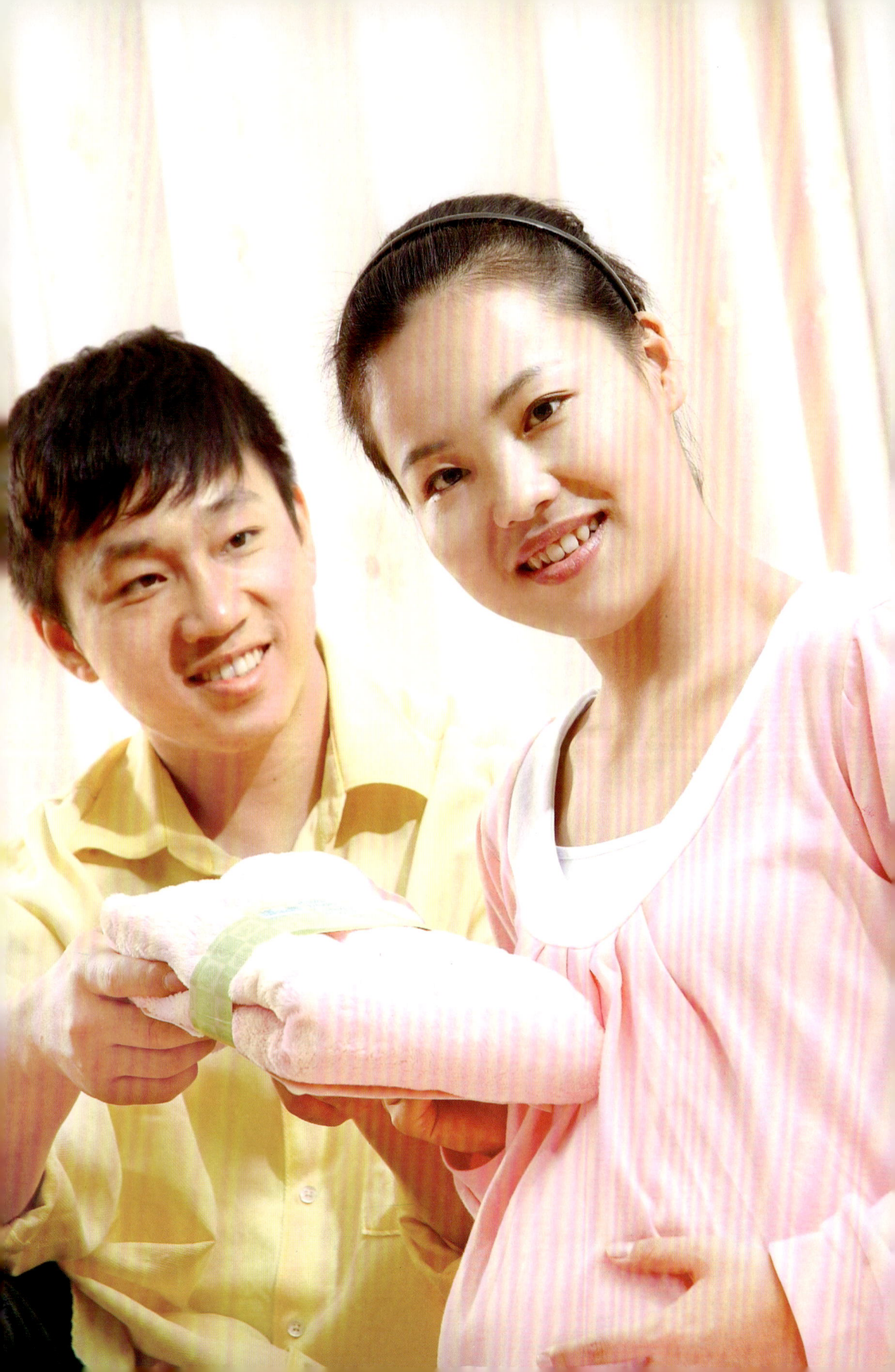

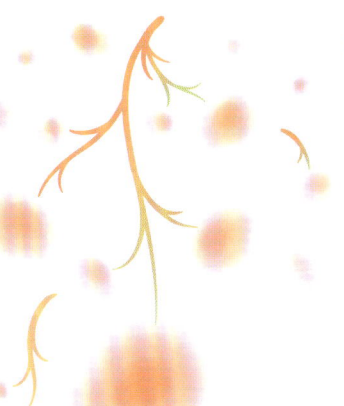
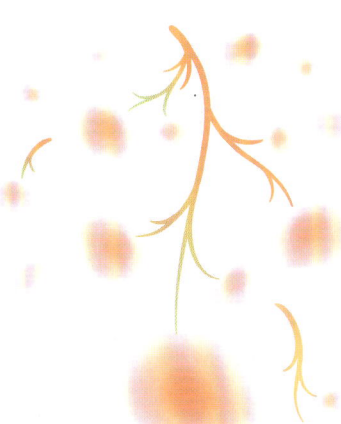

孕9月

你准备好了吗

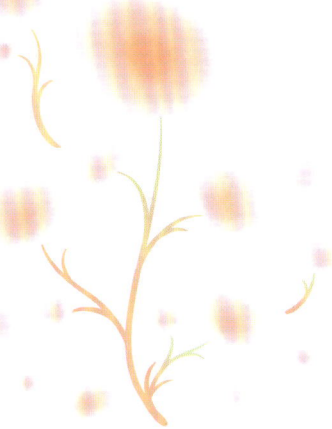
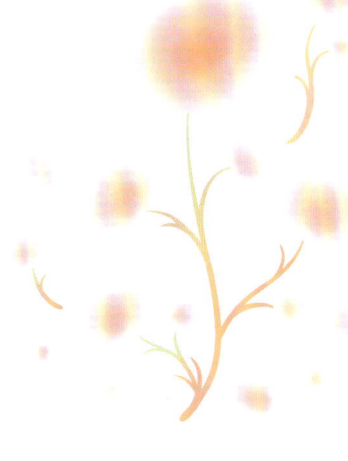

第33周　粉嘟嘟的小宝贝

脂肪继续聚集，并使胎宝宝的皮肤由红色变成了粉红色。胎宝宝的生殖器官、呼吸系统、消化系统的发育已接近成熟。胎宝宝的指甲已长到指尖，但一般不会超过指尖。

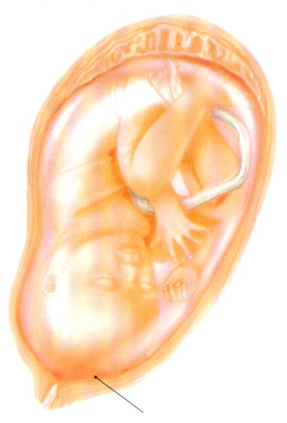

由于活动受到限制，胎宝宝的运动明显减少，但是力度大为增强，手和脚能将孕妈妈的腹壁顶起来，有时会把孕妈妈吓一跳。

💗 胎宝宝的变化

现在胎宝宝体重大约2200克。皮下脂肪较以前大为增加，皱纹减少，身体开始变得圆润。他的呼吸系统、消化系统发育已近成熟。有的已长出了一头胎发。指甲已长到指尖，但一般不会超过指尖。如果是个男孩，他的睾丸很可能已经从腹腔降入了阴囊，如果是个女孩，她的大阴唇已明显隆起，这说明胎宝宝的生殖器官发育也接近成熟。头部已开始降入骨盆。

💗 孕妈妈的改变

由于胎头下降，压迫膀胱，孕妈妈现在会感到尿意频繁。可能还会感到骨盆和耻骨联合处酸疼不适（有的孕妈妈还会感到手指和脚趾的关节胀痛），腰痛加重。这些现象标志着胎宝宝在逐渐下降，全身的关节和韧带逐渐松弛，是在为分娩作身体上的准备。不规则宫缩的次数增多，腹部经常阵发性地变硬变紧。外阴变得柔软而肿胀。

💗 子宫的变化

子宫继续上升，逐渐挤压心脏和胃，引起心跳、气喘，或者感觉胃胀，没有食欲。

成长每天都在继续，孕妈妈是不是很期待见到宝宝？算算时间，很快了。

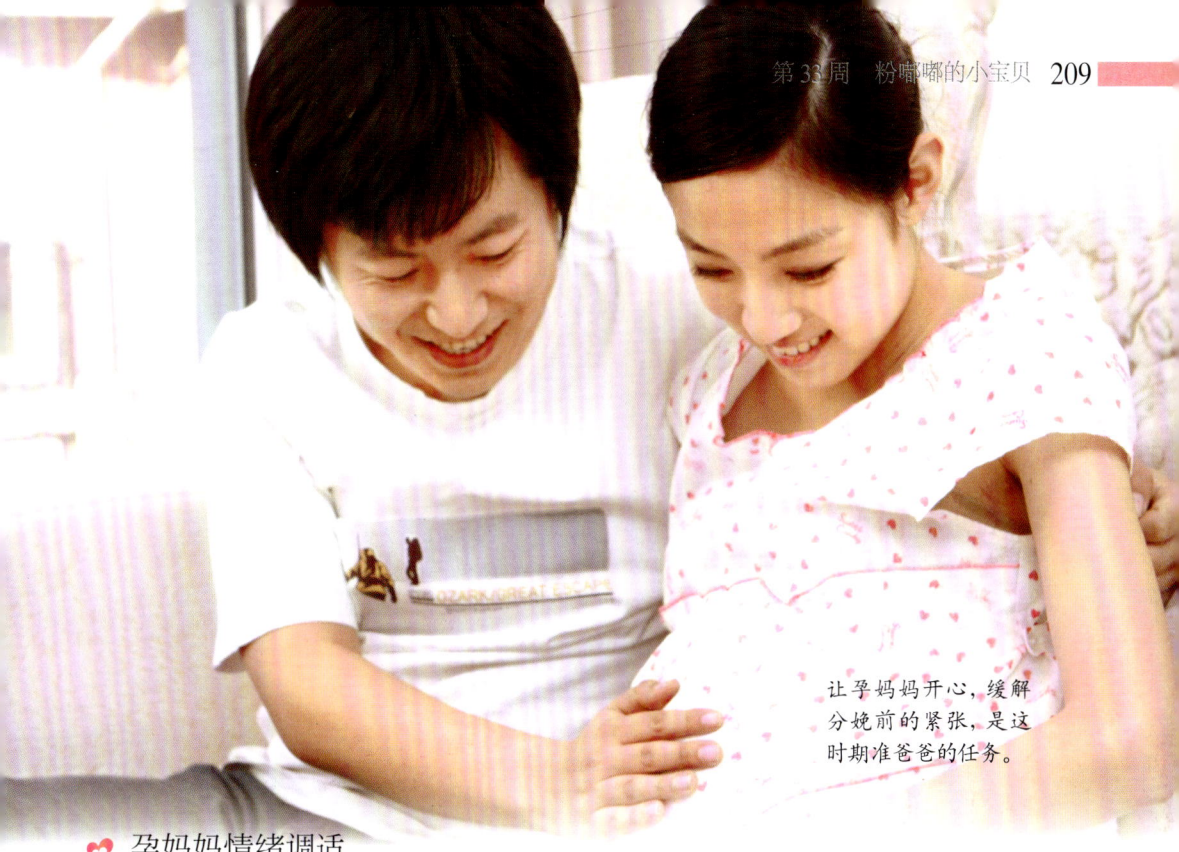

让孕妈妈开心，缓解分娩前的紧张，是这时期准爸爸的任务。

❤ 孕妈妈情绪调适

在孕晚期，孕妈妈对分娩大都怀着期待和恐惧交织的矛盾心理。由于腹部膨大，压迫下肢，活动不能随心所欲，同时出现尿频、便秘等症状，使孕妈妈心烦和容易激动。另一方面，对准爸爸的陪伴和亲人的依赖心理增加。因此，以准爸爸为首的全家人要给予孕妈妈加倍的关怀和爱护，特别的鼓励和支持。比如，一起去孕妇课堂，帮助孕妈妈洗浴、进行甜蜜按摩，两人携手散步，从现在起随时待命，最后时刻陪伴分娩等，这些都可以分担她的忧愁与烦恼。

本周备忘录

补充蛋白质：胎宝宝逐渐下降进入盆腔后，孕妈妈的胃会舒服一些，食量会有所增加。此时，要保证优质蛋白质的供给，适度摄入碳水化合物类食物，避免食用热量较高的食物。

还是要坚持活动：现在尿频、烧心及沉重的腹部使孕妈妈更加懒于行动，更易疲惫，但还是要适当活动，现在离临盆还有一段时间呢！

尝试睡觉时把上身支起来：如果左侧睡的姿势不能改善烧心、气短的状况，可以试着睡觉时把上身稍微支起来。记得在白天的时候留意胎宝宝的情况，看看有无异常。

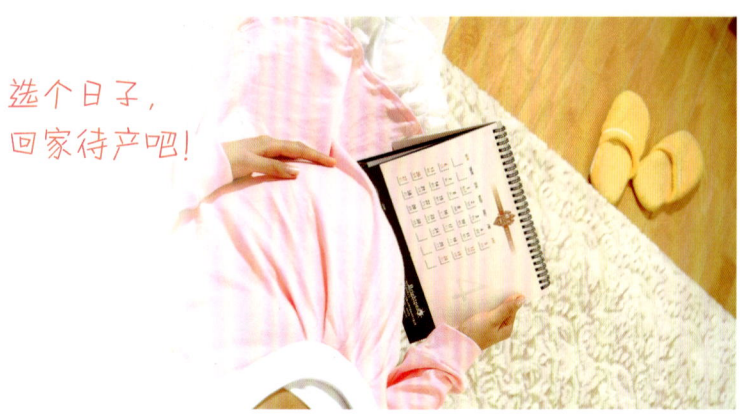

选个日子，回家待产吧！

1 什么时候开始停止工作

休息待产关系到产后的工作时间安排，什么时候开始停止工作比较好呢？相信这是每个职场孕妈妈都关心的话题，让我们从实际出发吧！

考虑自己的工作性质

如果孕妈妈的工作环境相对安静清洁，危险性比较小，或是长期坐在办公室工作，同时身体状况良好，那么孕妈妈可以在预产期的前一周或两周回到家中静静地等待宝宝的诞生。

如果孕妈妈的工作与长期使用电脑有关，或经常工作在工厂的操作间中，或是暗室等阴暗嘈杂的环境中，那么建议孕妈妈应在怀孕期间调动工作或选择暂时离开待在家中。

如果孕妈妈的工作是饭店服务人员、销售人员，或每天的工作至少有4小时以上在行走，建议孕妈妈在预产期的前两周半就离开工作回到家中待产。

如果孕妈妈的工作运动性相当大，建议孕妈妈提前一个月开始休产假，以免发生意外。

小贴士

早产：在妊娠28~37周期间分娩为早产。

足月分娩：在妊娠37~42周内分娩为足月分娩。

过期妊娠：超过预产期14天，大多数的胎宝宝都将在预产期这周内诞生，但真正能在预产日期出生的宝宝只有5%。

孕妈妈提前入院时间：1周左右（或遵医嘱）。

临产的标志：每隔5~6分钟子宫收缩1次，每次持续30秒以上。

产程（分娩全过程）时间：初产妇12~16小时；经产妇6~8小时。剖宫产在手术前6~7小时内不能进食。

2 选择到哪家医院生产

一般来说,从怀孕到分娩,定期去同一家医院检查,有利于医生了解孕妈妈的身体情况,不过如果你还没决定去哪家医院生产,不妨从以下几方面考虑,尽量在预产期来临之前就做好决定。

医院的口碑如何

医生的水平如何,这一点对于外行人来说是很难判断的。可以先从多种渠道搜集一下有关信息,再做选择。比如可以听听自己的同事和亲戚当中已经做了妈妈的人的介绍或者护士的介绍。高危孕妈妈要了解一下是否可以提前住院待产。

母子分室还是母子同室

这两种方式各有利弊。母子分室,宝宝会被放在新生儿室由专人看护,新妈妈产后能得到较好的休息。但缺点是,新妈妈还没来得及知道宝宝的状况以及带宝宝的方法,就出院了。

如果是母子同室,虽然新妈妈有时休息不好,但是新妈妈可以和宝宝保持亲密接触,让自己的爱心陪伴着小宝宝。

是否倡导母乳喂养

在倡导母乳喂养的医院,护士和医生会极力鼓励新妈妈母乳喂养,并及时给予相关指导,教新妈妈哺乳的方法和乳房按摩法等。

是否有相关的新生儿服务

看分娩的全过程医院是否提供胎心监控,宝宝出生后,医院是否提供新生儿游泳和按摩、抚触等服务,针对新生儿的检查制度是否完善。

离家远近也应考虑

即使是口碑再好的医院,如果太远,也会给家人的照顾带来很多困难。分娩时,车子是否能很方便地抵达医院,住院的有关事宜也是要考虑的问题,所以最好能选家附近的医院。

❋ 公立医院和私立医院对照表

医院状况	公立医院	私立医院
医疗设备	视医院而定	先进,一般专科医院较多
医疗水平	相对较高,有保障	相对薄弱,缺乏突发事故应急能力
医护人员	充足,但频换主治医生,诊疗时间长,需排队	由专门医生全程负责,工作时间比较弹性,可预约,适合上班族
医疗环境	一般	好
收费情况	不同等级的公立医院由政府统一定收费标准	较贵

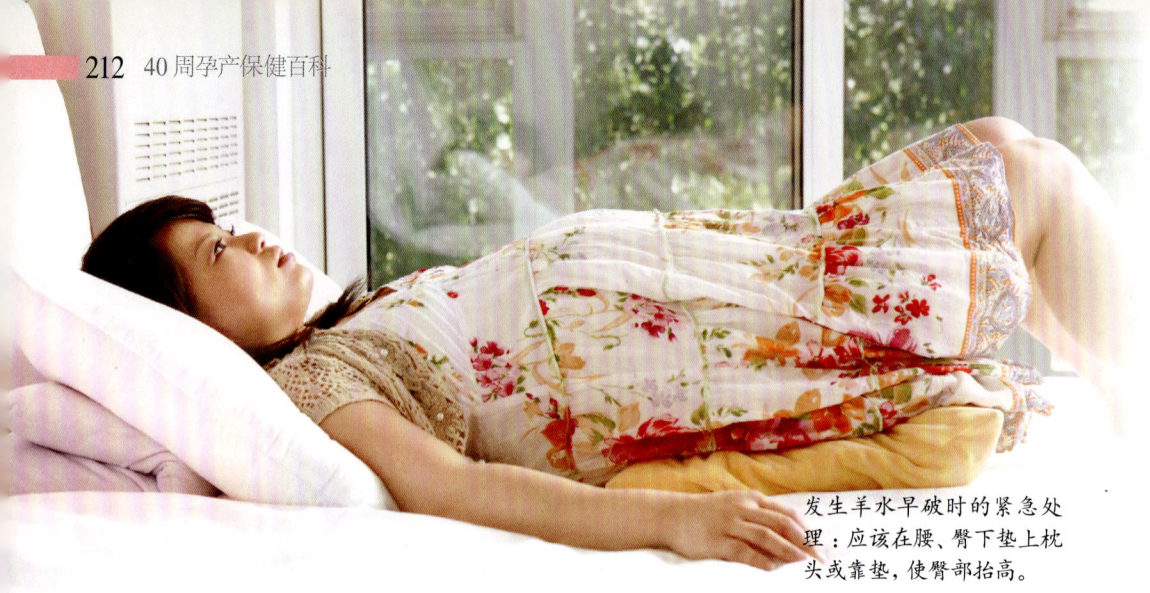

发生羊水早破时的紧急处理：应该在腰、臀下垫上枕头或靠垫，使臀部抬高。

3 引起胎膜早破的5类原因

临产时，随着子宫的不断收缩，子宫口开大处的胎膜承受不了较大压力而破裂，使羊水从阴道里流出，这种情况被称为破水。如果在子宫没有出现规律性收缩以及阴道见红的情况下就发生了羊水破裂，也就是说胎膜在临产前破裂了，这种情况被称为羊水早破，它是产科常见的一种并发症。

* 孕妈妈的子宫颈口松弛，使胎膜受到刺激而引发羊水早破。
* 胎膜发育不良，如存在羊膜绒毛膜炎等，造成羊膜腔里压力过大，引起羊水早破。
* 胎位不正、骨盆狭窄、头盆不相称、羊水过多、多胎妊娠等，均可以使羊膜腔里压力增大，发生羊水早破。
* 孕期性生活不慎引起羊膜绒毛膜感染，特别是精液中的前列腺素可以诱发子宫收缩，导致羊膜腔压力不均匀，引发羊水早破。
* 一些其他因素也可以引起羊水早破，如孕期剧烈咳嗽、猛然大笑或暴怒以及做重体力活等，都可以使腹腔压力急剧增高，致使胎膜破裂，羊水从阴道流出。

4 羊水早破容易引发的情况

引发胎宝宝早产。胎膜是胎宝宝的保护膜，如果胎膜早破就会使羊水过早地流出，失去对胎宝宝的保护作用。由于羊水流出后，子宫就会变小，不断刺激子宫收缩，这时胎宝宝若是不足月就会发生早产。而早产儿的各个器官功能还没有发育完全，体重较低，生活能力很差，很容易发生夭折。

引发胎宝宝宫内窘迫。未临产时破水，如果胎先露未定，脐带会随着羊水流出而脱垂出来，引起胎宝宝在子宫内发生窘迫。

引发滞产及胎宝宝缺氧。如果羊水流出过多，子宫会紧贴着胎宝宝的身体，刺激子宫引起不协调宫缩，从而影响产程进展和胎盘的血液循环，导致滞产和胎宝宝缺氧。

引发母婴感染。胎膜破裂的时间越长，发生宫内感染的概率就越大。如果胎宝宝吸入感染的羊水，就会引起吸入性肺炎。另外，孕妈妈也容易在分娩时感染或造成产褥感染。

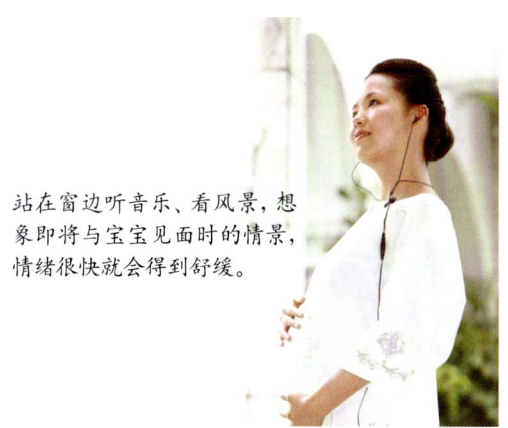

站在窗边听音乐、看风景,想象即将与宝宝见面时的情景,情绪很快就会得到舒缓。

5 舒缓情绪的自律训练

＊训练前,先用温水浴让自己紧张的身体松弛下来,换上宽大的衣服,在一个地方冥想,消除紧张情绪。

＊坐在椅子上,或是平躺在床上,闭上眼睛,放松全身,让身体处于无力状态,把气吸入腹部,再通过腹部呼出,反复2~3次。

＊心中默念"内心平静、双臂沉重",把意识集中于四肢,努力体会沉重的感觉。

＊"内心平静、双臂沉重"和"双脚温暖、内心平静"各念两遍,体会手脚温暖的感觉。

＊双臂前移,移动手指,将胳膊肘弯曲后再打开,然后伸个懒腰,冥想结束。

6 孕妈妈化解烦恼的方式

随着身体负担加重,孕妈妈心里也会越来越紧张,会出现担心、害怕、焦虑、忧郁、紧张等不良情绪。这个时候不妨采取一些办法,及时自我化解心中的烦恼,让自己的心灵释放,同时也给了胎宝宝良好的情绪胎教。

听喜欢的音乐

在感到情绪焦躁不安的时候,不妨采取一种自己感觉最舒服的姿势,静静地聆听自己喜欢的音乐,让自己的情感充分融入音乐的美妙意境中去。

大声唱歌

据说,俄罗斯的科学家们就鼓励孕妈妈大声唱歌,认为歌声不仅能平复心中的焦虑,而且对于胎宝宝来说也是很好的胎教。

倾听自然之声

当窗外传来风声、鸟鸣,或是雨点敲打窗棂的声音,不妨静静倾听,这些来自大自然的天籁会让你的心情变得格外轻松。

展开想象

想象一些美好的事物。比如胎宝宝未来的模样、你们恋爱时快乐温馨的场景等等,都有助于消除紧张的情绪。

第34周 柔软的头骨

胎宝宝的免疫系统正在发育,以抵御轻微的感染。他已经将身体转为头位,头部进入骨盆,但他的头骨还很柔软,每块头骨之间留有空隙,以便分娩时头部能顺利通过狭窄的产道。

💗 胎宝宝的变化

胎宝宝现在体重大约2300克。他已经为分娩作好了准备:将身体转为头位,即头朝下的姿势,头部已经进入骨盆。但此时姿势尚未完全固定,还有可能发生变化,需要密切关注。他的头骨现在还很柔软,而且每块头骨之间还留有空隙,这是为了在分娩时使头部能够顺利通过狭窄的产道。

💗 孕妈妈的改变

这时孕妈妈可能会发现你的脚、脸、手肿得更厉害了,脚踝部更是肿得老高,特别是在温暖的季节或是在每天的傍晚,肿胀程度会有所加重。即使如此这时也不要限制水分的摄入量,因为孕妈妈和胎宝宝都需要大量的水分。相反,令人惊奇的是,摄入的水分越多,反而越能帮助你排出体内的水分。

💗 子宫的变化

子宫的容量比怀孕前大了数倍,所以孕妈妈现在感觉身子硕大、动作缓慢是正常的。如果孕妈妈是初产妇,那么这时胎宝宝的头部大多已降入骨盆,紧压在子宫颈口。

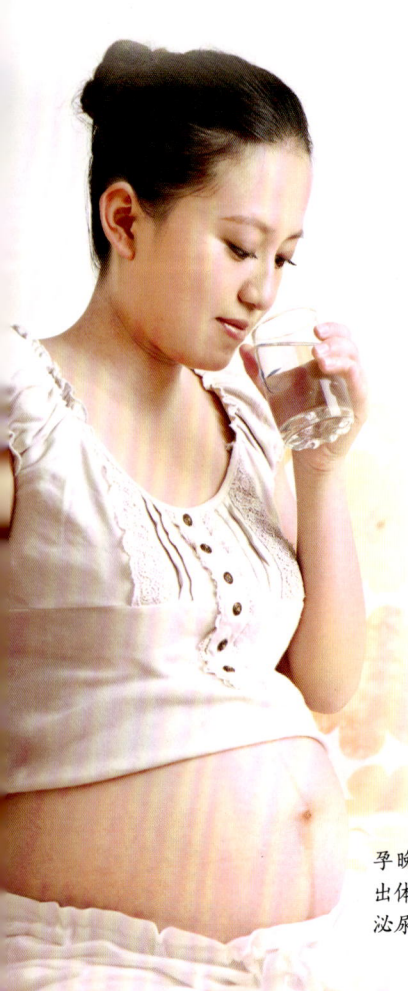

孕晚期多喝水,可以帮助排出体内废物,增加尿量,减少泌尿系统感染的机会。

孕妈妈情绪调适

在孕晚期,过度的心理压力会对胎宝宝造成许多不良影响,比如造成胎动异常活跃、宫内缺氧、宫内发育迟缓及出生低体重,并且婴儿易惊吓、爱哭闹等。甚至有可能直接危及胎宝宝的健康。因此,孕妈妈一定要调整好情绪。

本周备忘录

调整饮食:随着腹部的膨大,消化功能继续减退,更加容易引起便秘。因此要多吃些玉米、蔬菜等含膳食纤维多的食品。一些有补益作用的膳食也可以吃一些,以利于孕妈妈面对随时可能到来的分娩活动中的能量消耗。

清洗宝宝的衣物和被褥:给宝宝准备的衣物一定不少了吧!现在将这些小衣服都清洗晾晒一遍吧,用肥皂和清水除去织物中的刺激成分,剪去贴身衣物上的商标,以保护宝宝娇嫩的皮肤。

多活动双手:在夜晚或早晨刚醒来时,孕妈妈可能会觉得手指、手腕、手臂疼痛、麻木,这是孕期手部脉管的压力增加所致。孕妈妈可以在睡觉的时候借助枕头把胳膊垫起来。如果现在还敲键盘和在装配线上工作,记得要在休息的时候伸展一下双手。

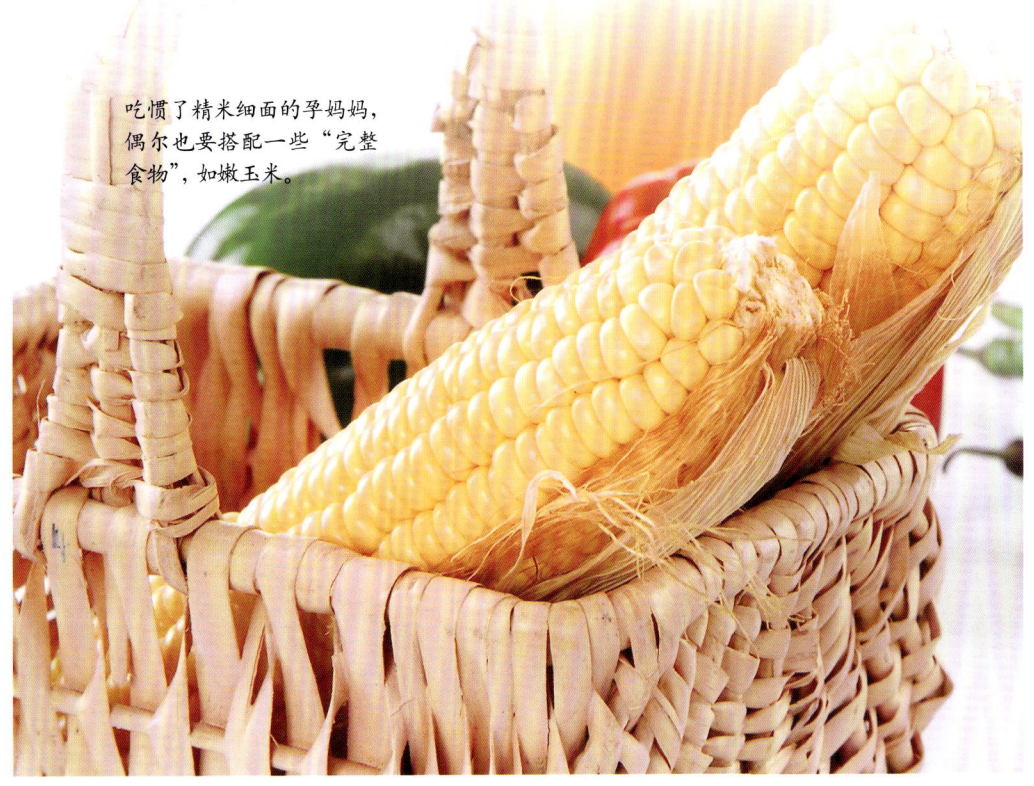

吃惯了精米细面的孕妈妈,偶尔也要搭配一些"完整食物",如嫩玉米。

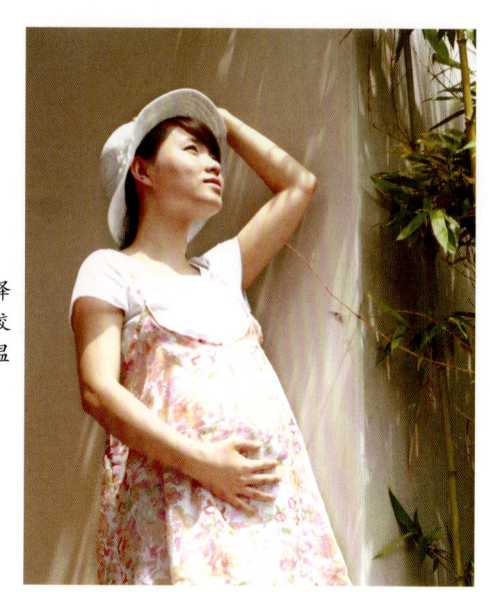

夏天晒太阳时选择在上午9~10点比较好，应避开下午温度较高的时段。

1 轻拍肚皮，去晒太阳

近年来，一些医学专家试验证据表明，孕妈妈因缺少阳光照射而造成维生素D缺乏，会影响胎宝宝的大脑发育，胎宝宝出生前与婴儿出生后同样需要充足的阳光照射，以获得维生素D。

长期以来，人们在很大程度上忽视了维生素D对胎宝宝大脑健康发育的作用，直至最近一些医学研究人员作出结论：孕妇晒太阳，胎宝宝脑健康。

冬天夏天不一样

孕妈妈晒太阳，冬天每日一般不应少于一个小时，夏天需要半个小时左右，以获得足够的维生素D。特别是长期在室内或地下工作的孕妈妈，晒太阳尤为重要。

边晒太阳边抚摸肚皮

抚摸胎宝宝是对生命的亲昵。胎宝宝需要妈妈更多的爱，不但需要语言上的和煦春风、优美的乐曲，而且还需要有肢体的接触和温柔的生命亲昵。摸一摸胎宝宝，腹内的胎宝宝就可以感觉到。

在晒太阳前，可以轻拍一下肚皮，告诉他："宝宝，我们去晒太阳喽。"在晒太阳的过程中，孕妈妈可以一边走，一边轻轻抚摸胎宝宝，这样可以激发胎宝宝运动的积极性，孕妈妈可能会明显感到胎宝宝发回的信号，缓慢而有节奏，轻轻地蠕动起来。

小贴士

值得注意的是，皮肤黑的孕妈妈比肤色较浅的孕妈妈需要更多的光照。

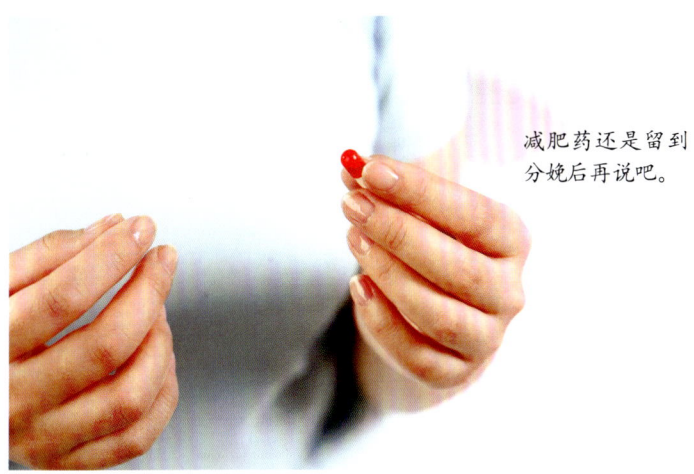

减肥药还是留到分娩后再说吧。

2 还能恢复窈窕身材吗

很多孕妈妈到这个时候，几乎不敢照镜子。身材严重走样，怎么办呢？我还能恢复窈窕身材吗？谨记以下建议，能帮助孕妈妈顺利恢复窈窕身材。

及早开始活动

如果是自然分娩，在产后第一天就可以开始活动，例如：在床上做一些翻身、抬腿、缩肛运动。尤其是缩肛运动，对产后盆底的肌肉和韧带功能的恢复非常有益。如果做剖宫产，在手术初期可以适当做些翻身及下地走动的活动，一周后就可以适量地活动了。

腹带不能过紧

产后肚皮较为松弛，早期可以使用腹带。因为每当活动量大时，体内游离的脏器牵拉会使人感到非常难受，但应切记腹带不能过紧。

忌吃减肥药

不要吃减肥药、减肥茶。减肥药主要是通过人体少吸收营养，又增加排泄量，从而达到减肥的目的。特别要注意的是：哺乳期内不要节食，要保证母乳的质量。

信心最重要

产后大约需要42天才能恢复到孕前水平，即一个健康正常的状况。产后的心情也很重要，不要总是心事重重的样子，要开朗，更要有信心，这样才能有助于身体尽早恢复。据统计，大约80%的孕妈妈，只要稍加注意，都可以在产后半年内逐渐恢复到孕前的体重。一般只要能做到孕期注意控制体重过度增长、产后及时进行恢复性训练、自己给宝宝哺乳的孕妈妈，都能够恢复得较好。妈妈们大可不必为变化了的身体而焦虑。

3 你做骨盆测量了吗

骨盆测量是怎么回事

骨盆测量分为外测量和内测量两个部分,主要测量孕妈妈骨盆入口和出口的大小。如果入口过小,宝宝的头部无法正常入盆,往往孕妈妈的肚子是高高尖尖的,民间俗称"悬垂腹",此种情况孕妈妈根本没有经阴道分娩的可能,一般都是进行剖宫产结束分娩。

如果出口过小,宝宝虽然能够进行衔接、内旋转、俯屈等一系列分娩过程,但到达骨盆底部后,胎头无法顺利娩出,宫缩加剧,孕妈妈疼痛难忍,胎头受压变形,不仅不能正常分娩,时间过长还会导致宝宝颅内出血,胎宝宝窘迫等危险;孕妈妈则会因频繁宫缩发生先兆子宫破裂,严重影响母婴安全。

进行骨盆测量的时间

有些医院在进行初次检查时就会测量骨盆,大多数医院在妊娠28~34周测量骨盆,也有的医院在妊娠37~38周时,还要做一次鉴定,以判断胎宝宝是否能经阴道分娩。

医院通常首先进行骨盆外测量,如果骨盆外测量各径线或某径线结果异常,会在临产时进行骨盆内测量,并根据胎宝宝大小、胎位、产力选择分娩方式。

怎样配合医生测量

在晚期产检时,如果医生要进行骨盆检查,千万不要因为害怕妇科检查的疼痛不适而拒绝进行。在配合医生检查时,做深呼吸运动,同时放松腹部肌肉,孕妈妈越紧张,医生的操作越困难,孕妈妈的痛苦越大,需要的时间也会更长。

另外,随着孕周的增长,孕妈妈的韧带和肌肉会适应子宫的增大和为分娩做准备而进一步松弛。所以一些早期检查发现骨盆不够宽裕的孕妈妈在妊娠晚期再次检查时,也有骨盆变为正常的可能。此时孕妈妈就可以安心地生产小宝宝了!

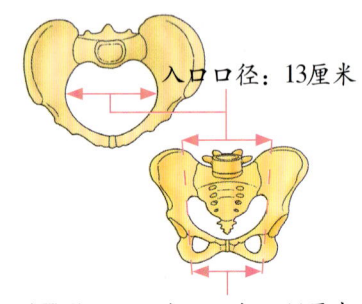

圆形骨盆　　入口口径:13厘米
出口口径:11厘米

大多数妇女的骨盆呈圆形或卵圆形。骨盆出口大致呈钻石形。

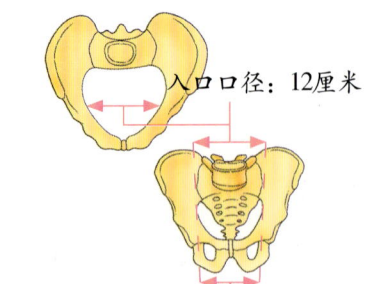

三角形骨盆　　入口口径:12厘米
出口口径:10厘米

某些妇女的骨盆入口呈三角形,出口狭窄。胎宝宝通过这种骨盆较圆形骨盆困难。

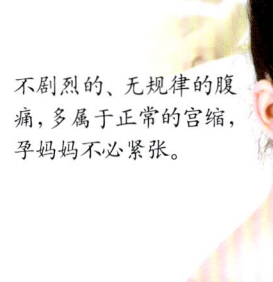

不剧烈的、无规律的腹痛，多属于正常的宫缩，孕妈妈不必紧张。

4 孕晚期及时送医的情况

剧烈腹痛：在孕中晚期，由于外伤、负重、同房后突然出现剧烈腹痛，多为胎盘早期剥离，要去医院检查。另外，孕晚期如有规律的腹痛，这常是分娩前的征兆，要做好临产准备。

胎膜早破：孕妈妈尚未到临产期，而从阴道突然流出无色无味的水样液体，为胎膜早破。早期破水可刺激子宫，引发早产，并会导致宫内感染和脐带脱垂，影响母子健康，甚至可能发生意外，要找医生处理。

阴道出血：孕晚期的阴道出血，常见于产兆和前置胎盘，表现为无痛的、反复多次的出血；胎膜早破表现为持续性腹痛和少量出血；子宫破裂表现为突然痉挛和剧烈腹痛，并有休克体征。这种情况会对母子安全构成严重威胁，应及时就医。

严重心悸：孕晚期因子宫增大，心脏负担加重，可能出现心跳加快的情况。如此时患上或原有心脏病，则会造成严重心悸心慌，气促不能平卧，使心脏病的病情加重。孕妈妈原有或妊娠晚期患有心脏病，对母子的生命威胁很大，应及早就医，以防心力衰竭的发生。

5 需要加强监护、保健的情况

日益加重的腰背疼痛：随着妊娠月份的增加，孕妈妈的背部及腰部的肌肉常处在紧张的状态。此外，孕期脊柱、骨关节的韧带松弛，也是造成腰背疼痛的原因。为了预防和减轻腰背疼痛，要适度锻炼，加强腰背部的柔韧度。另外，平时还要注意保暖，尽量睡硬床垫，多穿轻便的低跟软鞋行走。

尿频：尿频是孕晚期孕妈妈的共同症状，是由于子宫增大或胎头入盆后压迫膀胱所致，如不伴有尿痛及烧灼感即不必担心。若是尿频、尿痛甚至有血尿，有可能是泌尿系统感染，如尿道炎、膀胱炎等，应及时就医，以免延误治疗时机。

浮肿：下肢静脉回流受阻，要注意多休息，控制盐分的摄入。

第35周 变胖了，长大了

胎宝宝的胳膊和腿变得更加圆润起来，已占据了子宫的大部分空间。他的中枢神经系统尚未完全发育成熟，消化系统和肺部发育已基本完成。

❤ 胎宝宝的变化

现在的胎宝宝越长越胖，变得圆滚滚的。皮下脂肪将在他出生后起到调节体温的作用。35周时，胎宝宝的听力已充分发育。如果在此时出生，他存活的可能性为99%。

❤ 孕妈妈的改变

随着胎宝宝不断增大，并且逐渐下降入盆，此时孕妈妈可能会觉得腹坠腰酸，骨盆后部附近的肌肉和韧带变得麻木，甚至有一种牵拉式的疼痛，使行动变得更为艰难。在有的孕妈妈身上，这种现象可能逐渐加重，并将持续到分娩以后，如果实在难以忍受，可以向医生求助。

❤ 子宫的变化

子宫底已经顶到了肋骨下面。从耻骨量起，子宫底部高度约15厘米，从耻骨联合量起约35厘米。

头朝下进入骨盆、臀朝上，一般初产妇在胎儿入盆后2~3周即可分娩。

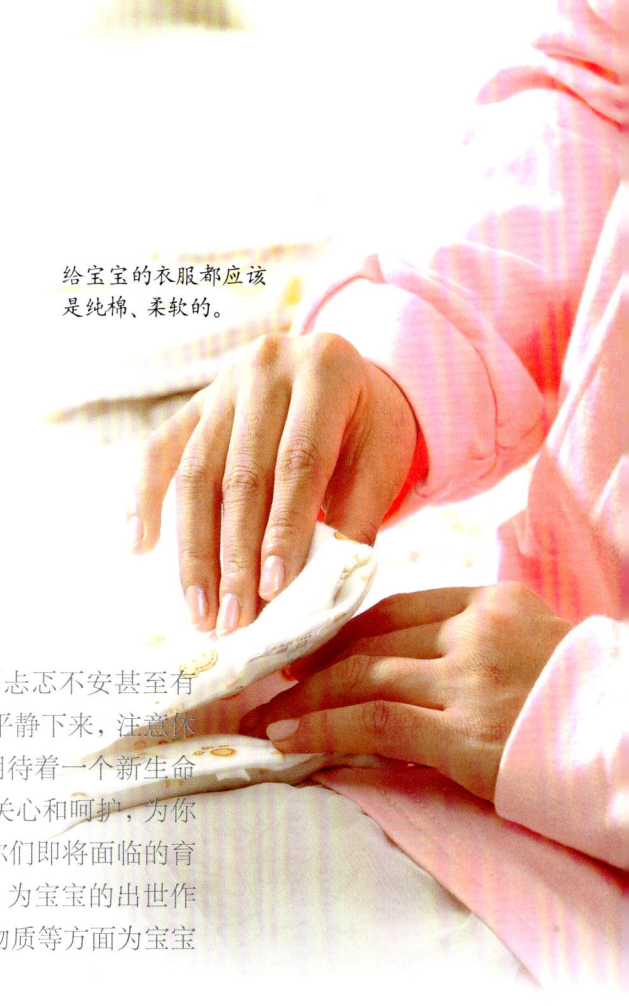

给宝宝的衣服都应该是纯棉、柔软的。

❤ 孕妈妈情绪调适

如果孕妈妈对日益临近的分娩感到忐忑不安甚至有些紧张的话，此时的你应该努力使自己平静下来，注意休息，养精蓄锐。你的家人和你一样，正期待着一个新生命的降临。你注意到准爸爸和家人对你的关心和呵护，为你的健康而担忧吗？多和他们沟通，讨论你们即将面临的育儿的重任，分析和安排可能遇到的问题，为宝宝的出世作好充分的准备吧。孕妈妈应该从心理和物质等方面为宝宝的出生作好准备。

本周备忘录

配合医生：这时起医生会格外关注胎位，胎位是否正常直接关系到孕妈妈是否能正常分娩。如果胎宝宝是臀位（即臀部向下）或是有其他姿势的胎位不正，医生都会采取措施进行纠正。孕妈妈应积极予以配合。

坚持数胎动：此时还应坚持计数胎动，胎动每12小时在30次左右为正常，如果胎动过少（少于20次预示可能缺氧，少于10次有生命危险），则应及时上医院就诊。

1 盘腿坐，可松弛腰部、伸展骨盆

盘腿平坐在床上，腰背部挺直，收住下颌，两手分别轻轻放在膝盖上。每呼吸一次，用手腕向下按膝盖，使膝盖接近床面，反复进行。早、晚各做3分钟，有松弛腰部、伸展骨盆肌肉的作用。

2 增强会阴部弹性，减少分娩撕裂伤

运动前先排空小便，姿势不拘，采取站、坐、卧位均可。利用腹肌收缩，使尿道口和肛门处的肌肉尽量向上提，以增强会阴部与阴道肌腱的弹性，可以减少分娩时的撕裂伤。

3 脊椎伸展，减轻腰背酸痛

取仰卧位，双膝适度弯曲，双手抱住膝关节下缘，向前伸贴近胸口，使脊柱、背部及臀部肌肉呈弓形，然后慢慢放松。反复做几次，这是减轻腰酸背痛的好方法。

4 呼吸运动，释放压力

这时候浅呼吸不能满足身体对氧的需求，尤其大脑的耗氧量最高。健康的呼吸运动可以清除身体的紧张情绪，将体内废气排出。深深吸气，使肺部完全被气体充满，然后慢慢从口中呼出，让气流带着紧张情绪从头顶流向脚趾，流出体外。反复这样的深呼吸，让宝宝和自己的压力可以得到不断释放。

肩部升降：最大限度地下降或提升双肩就能达到深呼吸的目的。吸气时肩膀尽量上提，呼气时肩膀下沉放松。要经常有意识地检查双肩是否放松，尤其是感到紧张的时候。

凝神静息：找一处安静的房间，避免强光和噪声的干扰。排除一切杂念，思想专注于呼吸。默念一个词与呼吸同步，比如吸气时想"放"呼气时想"松"，思想集中在重复的词上，专注于默念的词语。反复进行，直到全身彻底放松，与自我平和相处。

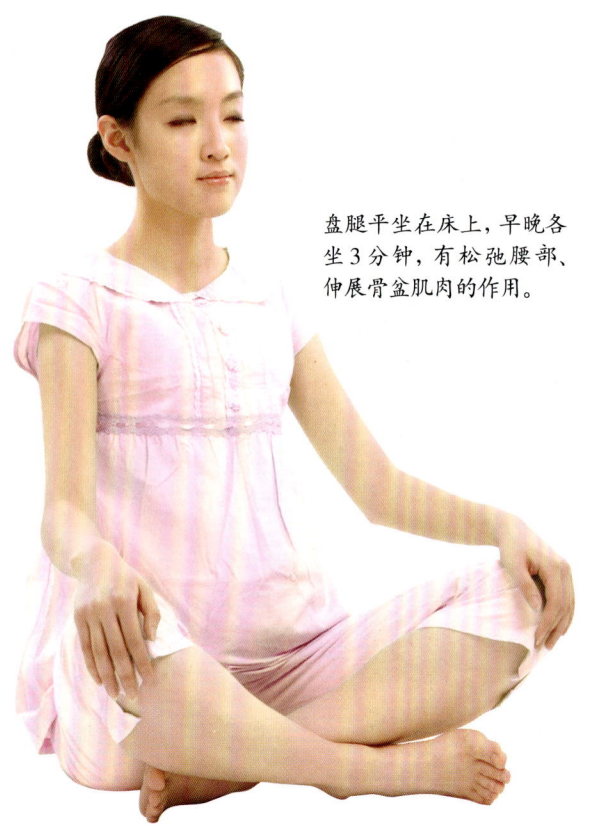

盘腿平坐在床上，早晚各坐3分钟，有松弛腰部、伸展骨盆肌肉的作用。

5 来自准爸爸的足背部按摩放松术

孕妈妈处在最后的冲刺阶段,心理和生理上都承受着巨大的压力,身体的不便又使得孕妈妈很多事情做得都不如意,懒散又失望是难免的。这就是准爸爸发挥巨大安慰作用的时候了。

孕晚期准爸爸给孕妈妈做按摩是一件好处多多的事情。通过手的触压可以清楚地了解孕妈妈身体的哪些部分易于受到压力,什么样的按摩会使孕妈妈感到放松。

足部按压

1. 孕妈妈坐在椅子上,双脚泡在热水里15分钟,如图①。

2. 孕妈妈伸出一条腿,放在有软垫的凳子上。准爸爸屈膝蹲在孕妈妈前方,一只手托起其脚后跟,另一只手从脚趾到脚踝依次按压,如图②、③。反复进行3~5分钟。

3. 用手指按压孕妈妈脚趾间,如图④。

4. 使孕妈妈脚趾向上弯曲,再用拇指在脚掌处进行旋转按压,如图⑤。换另一只脚进行按摩。

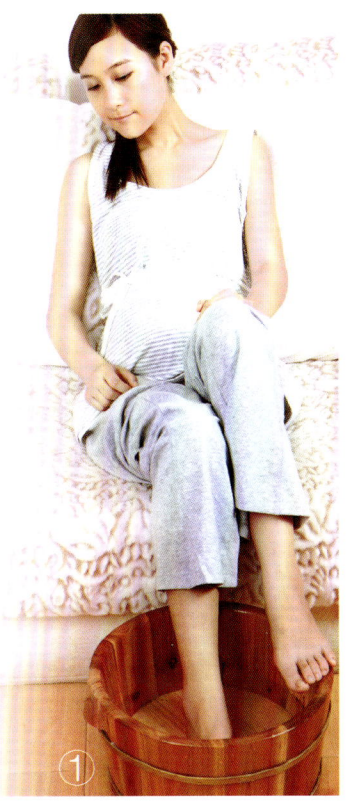

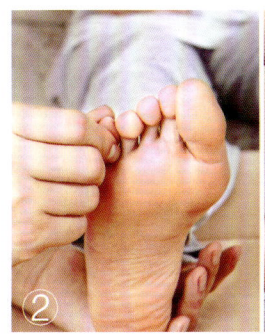 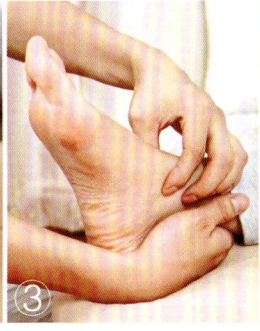 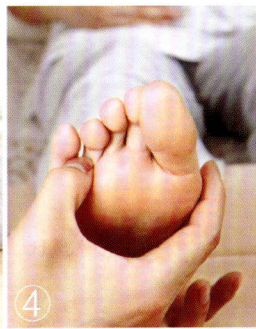 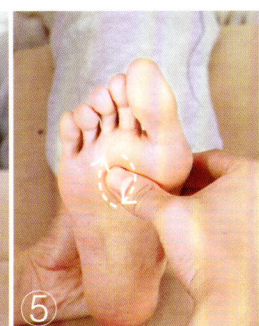

背部按摩

1. 孕妈妈趴在垒高的枕头上,让头和胸部舒适地轻贴在枕头上。

2. 准爸爸双手拿捏住孕妈妈脊柱两侧皮肤。由下往上捣着推行,要随时询问孕妈妈压力的大小和位置是否合适。这种拿捏可以做3~5遍。

3. 准爸爸用两拇指在孕妈妈脊柱两侧沟内做旋转按压,由上往下一个一个椎骨缓慢进行。这种按压可以做两遍。

第36周 淡蓝色的胎记

这周胎宝宝的两个肾脏已发育完全,肝脏也已能够处理一些代谢废物。他的小屁股上出现了淡蓝色的胎记。由于子宫的空间越来越小,胎宝宝的活动也越发困难了。

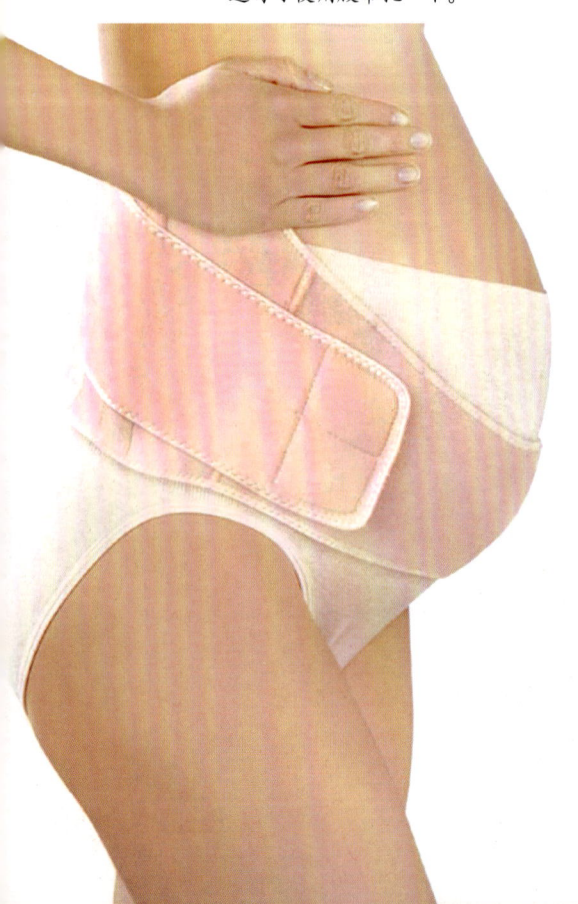

如果腹壁肌肉比较松,胎宝宝比较大,可能会造成一定的悬垂,对胎宝宝入盆有一些影响,这时可使用腹带托一下。

💕 胎宝宝的变化

36周的胎宝宝大约已有2900克重,身长约为45厘米。这周他的指甲又长长了,两个肾脏已发育完全,肝脏已经能够处理一些废物。

💕 孕妈妈的改变

现在孕妈妈体重的增长已达到最高峰,已增重11~13千克。现在孕妈妈需要每周做一次产前检查了。孕妈妈会发现胎动少了,这时应该请教医生如何正确监测胎心和胎动。如果医生发现胎宝宝较小,会建议孕妈妈做一次胎心监护来了解胎宝宝在子宫中的状况,也会建议孕妈妈增加营养;如果胎宝宝已经很大,医生可能会让孕妈妈适当控制饮食,避免给分娩造成困难。

💕 子宫的变化

子宫内的羊水比例减少,胎宝宝所占的体积增加,现在的他已是当初胎芽体积的1000倍。孕妈妈的肚脐变得又大又突出。

💗 孕妈妈情绪调适

人们都说孩子是父母的一个作品,他需要你精心地雕琢、独特地塑造。在一段时期内,他需要你牺牲你的时间、精力、爱好等等,但是作出这些牺牲的同时,你的生命也会随之得到升华。这种人生体验有烦恼忧愁,也有快乐无限。

本周备忘录

积蓄能量:可以吃一些有补益作用的膳食,孕妈妈可以更好地积蓄能量,迎接宝宝的到来。还可以吃一些淡水鱼,有促进乳汁分泌的作用,可以为宝宝准备好营养充足的初乳。

视情况使用托腹带:如果孕妈妈现在不得不长时间站立,可以试着用一条孕妇托腹带来支撑腹部,重新分配一些重量,这样会轻松一些。

慢一点起身:长时间坐着或者躺着的话,不要迅速起身。因为血液汇集在下肢,使血压暂时性地快速降低,让孕妈妈在起身时觉得晕眩。

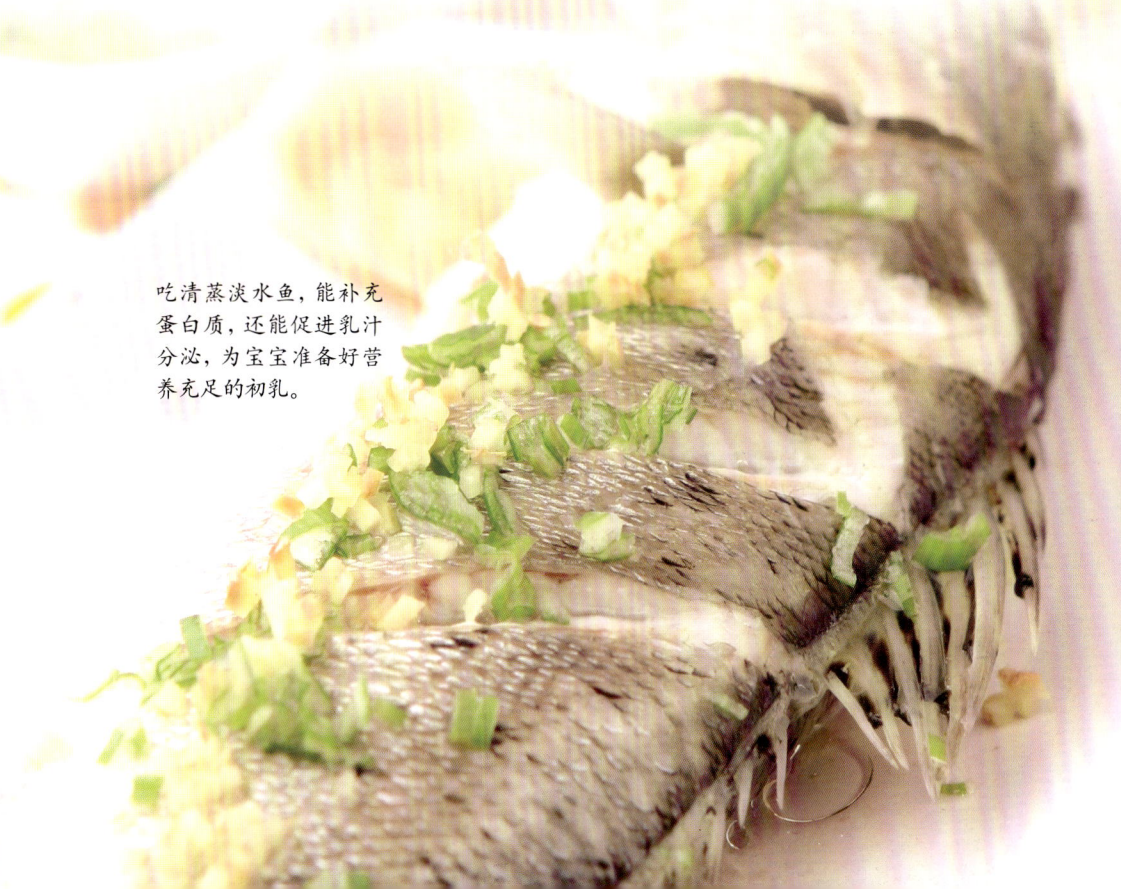

吃清蒸淡水鱼,能补充蛋白质,还能促进乳汁分泌,为宝宝准备好营养充足的初乳。

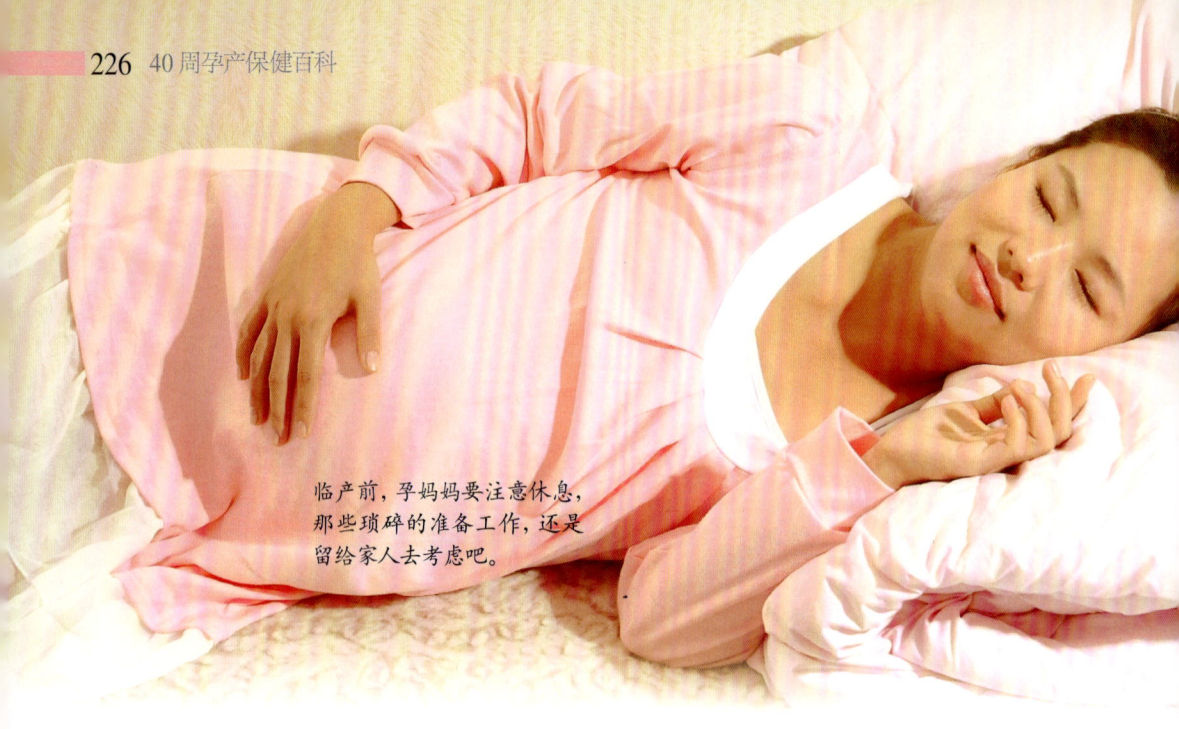

临产前,孕妈妈要注意休息,那些琐碎的准备工作,还是留给家人去考虑吧。

1 随时做好入院准备

孕期第9个月底,孕妈妈就要随时做好入院生产的准备了。不要紧张,按照下面的步骤做,多给自己一点信心就可以了。

每天洗澡

尽可能每天洗澡,清洁身体。淋浴或只擦擦身体也可以。特别要注意保持外阴部的清洁。头发也要整理好。绝对不要做对母体不利的动作,避免向高处伸手或压迫腹部的姿势。

吃好睡好

充分摄取营养,充分休息,以积蓄体力。初产妇从宫缩加剧到分娩结束需要12~16个小时,特别要注意这一点,但时间的长短也是因人而异的。

严禁性生活

性生活可能会造成胎膜早破和早产。

不要走远了

不知道什么时候会在哪儿开始宫缩,因此要避免一个人在外走得太远,顶多买买菜、短途散步。如去远处,要将地点、时间等向家里人交代清楚,或留个纸条再出去。

再确认一下住院准备的落实情况

物品的准备、车辆的安排,与丈夫和家里人的联系方法,不在家期间的事情等,是否都没有问题了。此外,如果过了预产期仍无临产征兆,请遵守以上的注意事项,以平静的心情等待。

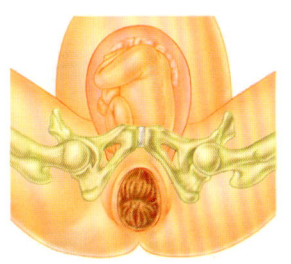 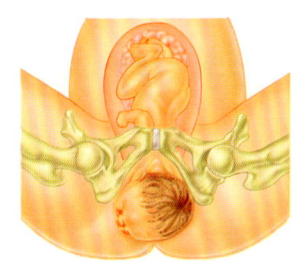 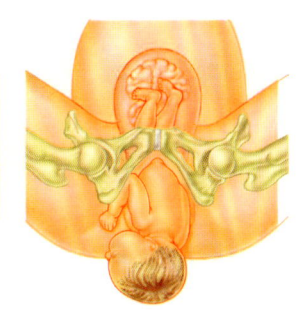

如果胎宝宝胎位正常，大小合适，你就可以做一个快乐的顺产妈妈。

2 顺产有很多因素影响

临近最后这个月，孕妈妈最担心的就是能否顺利分娩。我能顺利地生下他吗？这是孕妈妈发自心底的疑问。

* 大部分孕妈妈都能顺利地自然分娩，一个理想的分娩过程不仅受很多因素影响，而且是动态变化的，需要产科医生密切注意，随时处理。
* 能否顺产与许多因素有关，包括产力、产道、宝宝大小、精神因素等。
* 胎宝宝大小只是相对因素，他与骨盆大小是相对的，如果骨盆不狭窄，胎头稍大也没问题，更多地取决于产力。产力大小直到临产后才可以判断。
* 胎宝宝在下降过程中，胎头会一直旋转，但是只要没有临产，就无法判断到时是否会出现旋转异常，要进行动态观察。

3 做好准备，促进顺产

产程中的宫缩疼痛会影响孕妈妈的情绪、饮食、大小便，甚至影响产程的进展。但是，有心理准备的孕妈妈可做腹式呼吸以缓解疼痛，并配合医生、助产士、护士，一般能够顺利度过产程。

同时，还要做好保健，注意合理安排工作和休息；接受分娩教育，对于分娩有充分的心理准备；练习呼吸运动（腹式呼吸、胸式呼吸、短促呼吸），以备产时运用。

宫口开全后，不但宫缩的强度和频率达到高峰，而且胎头压迫直肠，孕妈妈又要频频向下屏气、用力，这是一个强体力劳动的过程，确实不易。只要调整好呼吸、正确用力，就会事半功倍，使胎宝宝顺利娩出。

4 分娩有多痛，听听过来人怎么说

* 现在都有无痛分娩可以减轻疼痛，当然了即使这样也是痛的。我的感觉是比平时痛经要痛上两三倍。不过脑子里想着可爱的胎宝宝也在努力，这些痛也就没什么了。

* 生产并不是只分娩的时候痛。以前看电影好像生完了就没事了，没那回事的，生完了还要疼上一两天，有点心理准备比较好。

* 实际上生完孩子的痛要比分娩时难以忍受。现在大家一般都要会阴切开。痛！真的很痛！但看见宝宝，就忘了！

* 我听过这么一个比方：如果用刀把手心划一道口子的疼痛是9分痛，女人生孩子就是9.7分痛。

* 宫缩痛是一阵一阵的，疼的时候真疼，疼过去了就像一点事儿都没有一样。

* 现在不少人选择剖宫产，顺产是生的时候痛，生完就好了。剖宫产痛的时间长，要一两天，并且恢复时间长，说不痛那是骗人的，都很痛。不过当看宝宝的时候，多痛都值得。

* 我是剖宫产的，生的时候一点感觉都没有，感觉像有支笔在肚皮上写字。但麻醉过了会疼，疼了三四天呢。

5 克服分娩疼痛的要点

充足水分：避免喉咙干渴，可弯曲的吸管比较方便饮用。

填饱肚子：阵痛开始时先填饱肚子，阵痛的间歇吃点小零食，补充体力以便"应战"。

放松自己：可借助于杂志、CD等物品。

轻装上阵：轻松的穿着、固定发型或扎起头发较为方便。

精神集中：想着胎宝宝，专注于帮助生产的呼吸法。

嚼口香糖：强烈阵痛时用清凉的口香糖帮助转换心情。

网球按摩：硬式的网球最为适合，孕妈妈平躺，将网球放在床和背部之间，以滚动的方式来刺激腰部，或者坐在网球上压迫肛门，不但省力，用途也较广。

练习呼吸法：学习配合分娩的呼吸方法，为熟悉产程做准备。

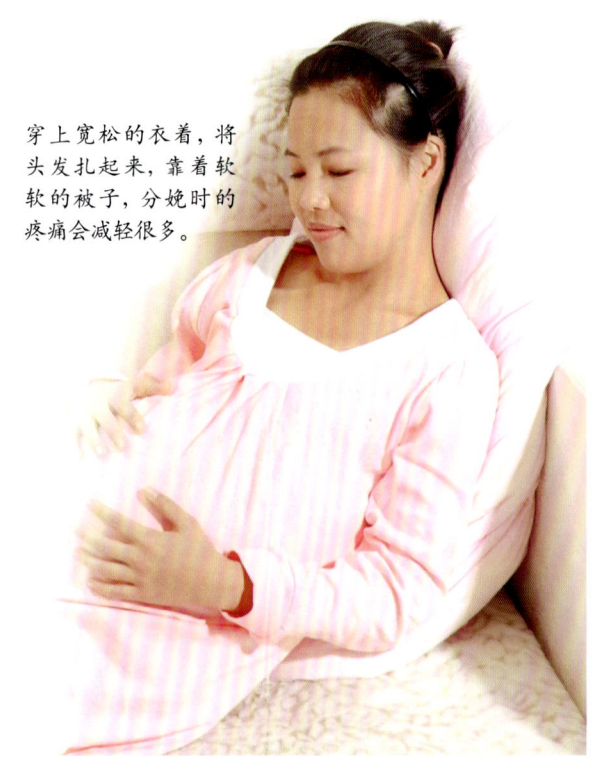

穿上宽松的衣着，将头发扎起来，靠着软软的被子，分娩时的疼痛会减轻很多。

6 做好能量储备，为分娩助力

初次生产的孕妈妈，从有规律的宫缩开始到宫口开全，大约需要12小时。临产相当于一次重体力劳动，孕妈妈必须有足够的能量供给，才能有良好的子宫收缩力，宫颈口开全才有体力把宝宝产出。分娩之前就让身体做好能量储备吧！

多吃富含蛋白质、碳水化合物等能量较高、易消化、少渣、可口味鲜的食物，如面条鸡蛋汤、面条排骨汤、牛奶、酸奶、巧克力等，吃饱吃好，为分娩准备足够的能量。

睡眠要充足，起居要规律。睡不好，紧张焦虑，容易疲劳，将可能引起宫缩乏力、难产、产后出血等危险情况。

7 孕妈妈能量小食谱

猪肚海蜇煲

原料：海蜇、猪肚各150克，盐适量。

做法：

1. 先把海蜇放清水浸泡1~2小时，中间要换水一次，因为海蜇很咸。

2. 猪肚洗净，用盐去味，切片和海蜇一起炖煮。

3. 猪肚软熟后加少许盐调味。

营养提示：产前一个月开始吃，一个星期至少吃一次。可以为孕妈妈提供丰富的营养。

羊肉红枣汤

原料：优质羊肉350克，红枣、红糖各适量，黄芪、当归各15克，枸杞子少许。

做法：

1. 羊肉洗净，切块；红枣、黄芪、当归均冲洗干净。

2. 将羊肉、黄芪、当归、红枣、枸杞子放入锅中，加水炖煮至熟，加入红糖即可。

3. 在临产前三天开始早晚服用。

营养提示：此汤可安神，快速恢复疲劳，增加孕妈妈的体力，有利分娩。对于防止产后恶露不净也有一定作用。

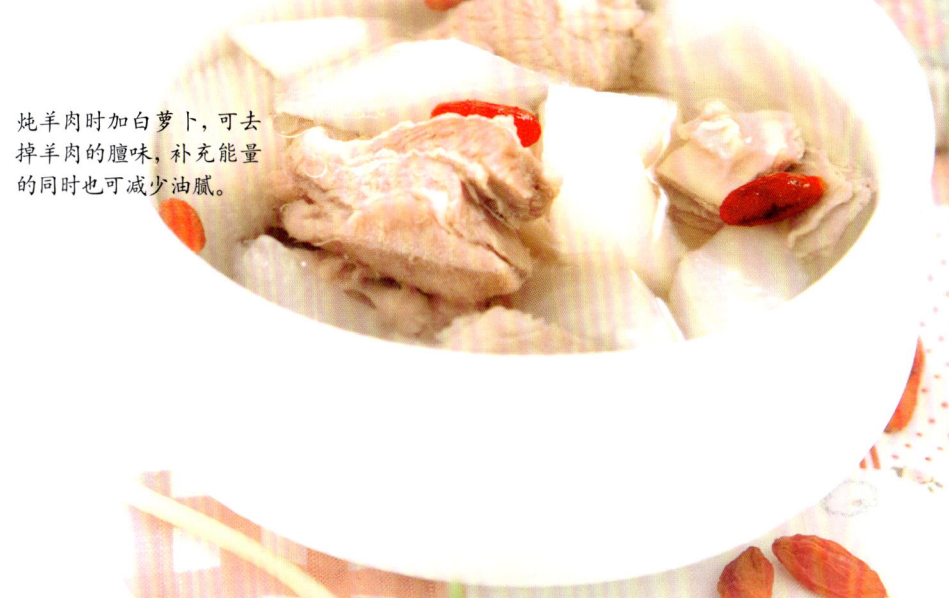

炖羊肉时加白萝卜，可去掉羊肉的膻味，补充能量的同时也可减少油腻。

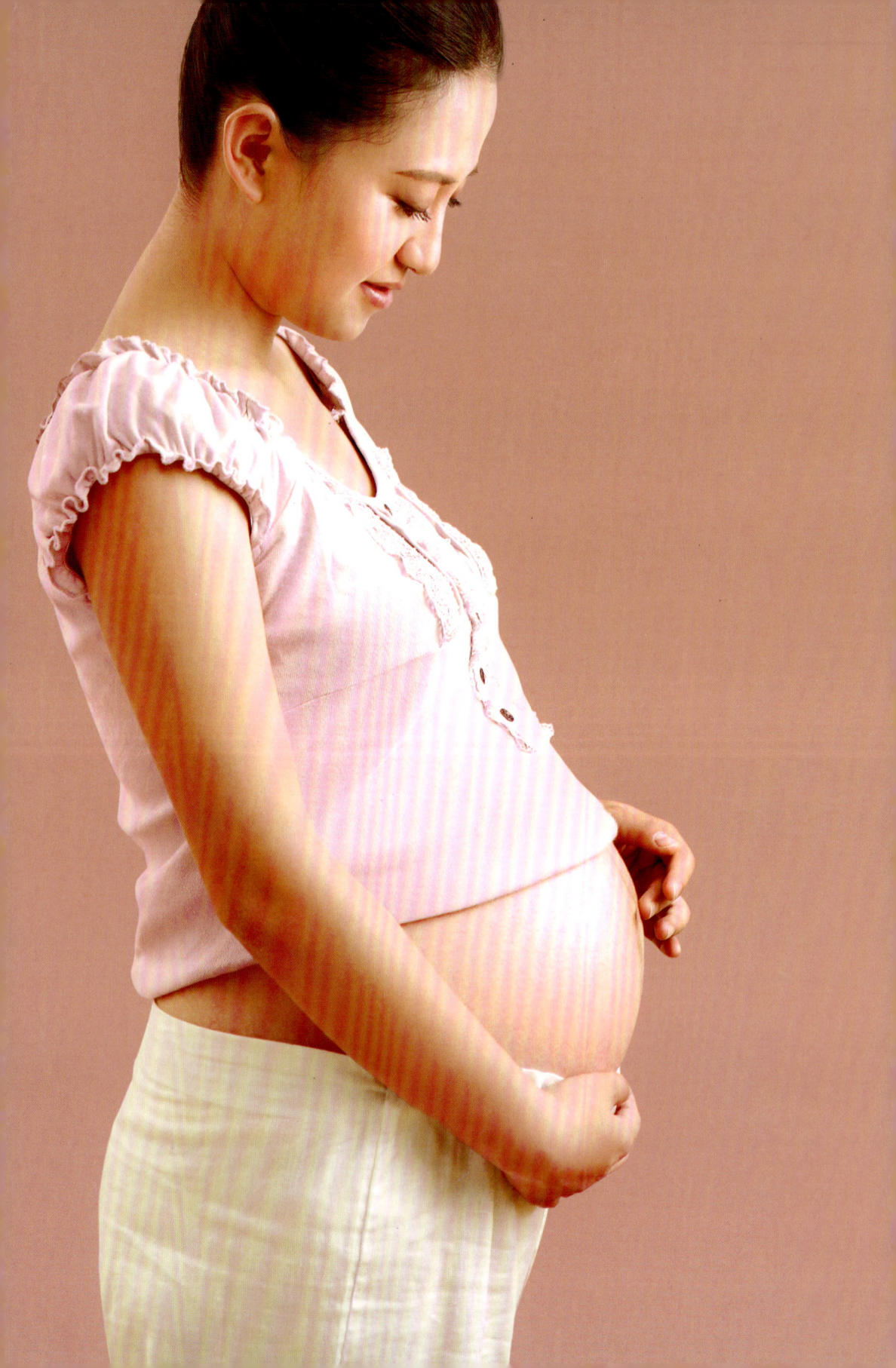

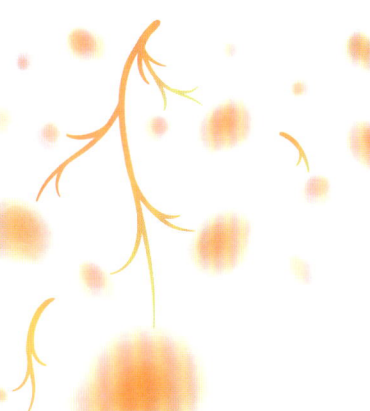
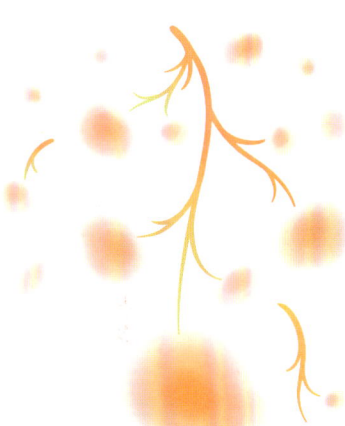

孕10月

宝贝真的来了

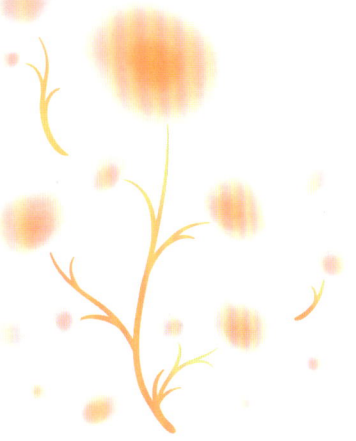
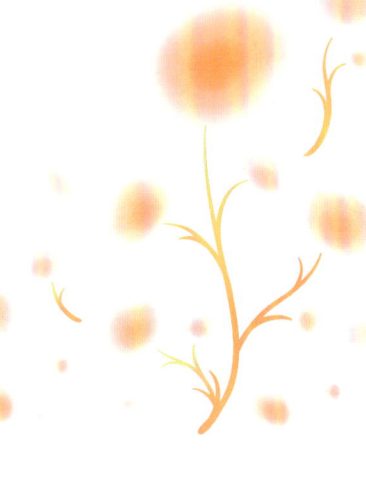

第37周 小宝贝足月了

到这周周末胎宝宝就可以称为足月儿了（37~40周的新生儿都称为足月儿）。他的大脑内部开始形成用来包绕神经纤维的髓鞘。有的胎宝宝的头发已经又黑又密了。

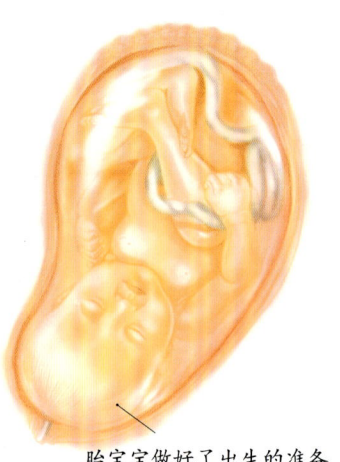

胎宝宝做好了出生的准备姿势，随时会来"报到"，孕妈妈准备好了吗？

❤ 胎宝宝的变化

现在是怀孕的最后阶段，胎宝宝正以每天20~30克的速度继续增长体重，他现在的重量约为3000克，身长逐渐接近50厘米。到这周末胎宝宝就可以称为足月儿了，这意味着，胎宝宝随时可能降临人间，你们母子很快就要见面了！

❤ 孕妈妈的改变

现在孕妈妈是不是感觉下腹部的压力越来越大，突出的肚子逐渐下坠？这就是通常所说的胎宝宝入盆，即胎头降入骨盆，是在为分娩作准备。子宫底的位置逐渐下降，这样孕妈妈的肺部和胃部都会觉得松快一些，呼吸和进食也比前一段时间舒畅了，食欲因此也有所好转。但是行动却日益艰难。

❤ 子宫的变化

胎宝宝体重大大增加，子宫的平滑肌层正在变平、放松，以给胎宝宝腾出空间。当圆形韧带变软并被胎宝宝增加的体重拉动时，可能会很疼。

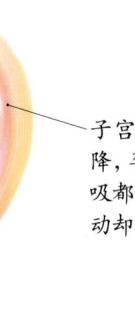

子宫底的位置逐渐下降，孕妈妈的食欲和呼吸都好了很多，但是行动却日益艰难。

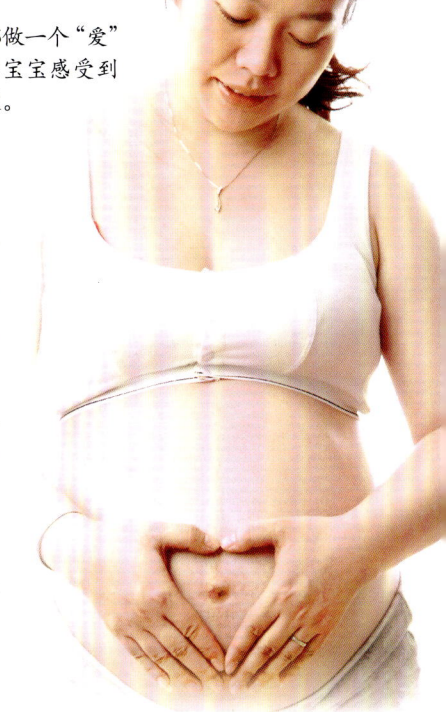

用双手在腹部做一个"爱"的手势,让胎宝宝感受到来自妈妈的爱。

💗 孕妈妈情绪调适

面对即将到来的分娩,孕妈妈可能会有莫名的恐惧,要战胜恐惧心理,孕妈妈首先要了解相关的分娩知识。现代研究认为,分娩能否顺利完成,取决于产力、产道、胎宝宝及产妇的精神心理因素等要素。四个要素协调配合,有利于分娩的顺利进行。还要了解正常分娩经过及各个产程的特点,并在分娩前开始作好积极的心理准备,分娩时就能充满信心,积极与医护人员配合。其次,要认识自然分娩的好处及剖宫产的利弊。孕妈妈应该了解,生育能力是女性与生俱来的能力,生产也是正常的生理现象,绝大多数女性都能顺利自然地完成。

本周备忘录

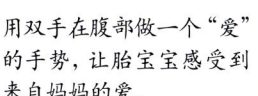

孕检每周一次:这时每周一次的产检,医生会检查胎宝宝是否已经入盆,估计何时入盆,胎位是否正常且是否已经固定等。如果此时胎位尚不正常,那么胎宝宝自动转为头位的机会就很少了,如果医生也无法纠正,那么很可能会建议孕妈妈采取剖宫产,以保证孕妈妈和胎宝宝的安全。

注意身体的变化:由于胎头下降牵拉宫颈,有的孕妈妈会觉得胎宝宝好像就要掉出来了似的。而且膀胱受到压力,使孕妈妈总有便意,不得不一次次往厕所跑。阴道分泌物也更多了,要注意保持身体清洁,特别要注意阴道分泌物是否正常,有没有血性分泌物,如果其中带有血迹,就应该马上去医院检查。

积蓄能量:这个阶段应该吃一些制作精细、易于消化、营养丰富、有补益作用的菜肴,为你的临产积聚能量。还要注意预防便秘和水肿。

1 入院待产包清单

＊表示必备用品

妈妈用品					
＊衣裤鞋袜	□ 棉内裤 3~4 条或一次性内裤若干 □ 棉袜（建议进入产房时穿着保暖）		□ 拖鞋 □ 前开襟睡衣	□ 出院穿着的衣物	
＊洗漱用品	□ 牙膏 □ 牙刷	□ 梳子 □ 镜子	□ 漱口杯 □ 润肤霜	□ 香皂毛巾 3 条（洗脸，清洁乳房或热敷，洗脚） □ 水盆 3 个（洗脸盆，清洁乳房或热敷盆，洗脚盆）	
卫生用品	□ 餐巾纸	□ 卫生纸	□ 特殊或加长加大的卫生巾		
＊餐具	□ 饭盒	□ 筷子	□ 勺子	□ 水杯	□ 洗洁精
＊食物	□ 巧克力	□ 红糖			
哺乳专用	□ 哺乳胸罩或大号乳罩		□ 吸奶器	□ 防溢乳垫或纱布垫若干条	
通信留念	□ 手机	□ 数码相机	□ 录音机/录音笔 摄像机	□ 各自的配套充电器	
新生宝宝用品					
喂养用品	□ 奶瓶（产后尽量让宝宝多吸母乳）		□ 奶瓶刷	□ 配方奶（小袋装即可，以备母乳不足时使用）	
婴儿护肤	□ 婴儿爽身粉	□ 婴儿护臀霜	□ 婴儿湿巾	□ 纸尿裤或棉质尿布	
＊服装用品	□ 和尚领内衣	□ 婴儿帽	□ 出院穿着的衣物和包被（根据季节准备）		
证件资料类（以下为建议内容，证件资料请根据不同医院的提示要求准备）					
	＊户口本或身份证（夫妻两人）		□ 准生证	□ 住院或手术押金	
	＊医疗保险或生育保险卡		□ 孕妇保健手册（如果妈妈是乙肝患者，乙型肝炎登录表也需要带）		

2 辨清真假分娩

快到预产期了，有的孕妈妈会感觉肚子痛，急忙到医院待产，一检查发现并不是真的要生了，这就是常称的"假性宫缩"。尤其对没有经验的孕妈妈而言，真假分娩是难以辨别的。

通常来说，辨别真假分娩的办法是检查阴道，看子宫颈的变化，还有就是进行宫缩计时，计算连续两次宫缩的时间间隔，持续记录1小时。

假分娩

无规律，时间间隔不会越来越小，宫缩强度通常比较弱，不会越来越强。有时会增强，然后又会转弱。宫缩疼痛部位通常只在前方。孕妈妈行走或休息片刻后，有时甚至换一下体位后都会停止宫缩。

真分娩

有固定的时间间隔，随着时间的推移，间隔越来越小，每次宫缩持续30~70秒，宫缩强度稳定增加。先从后背开始疼痛，而后转移至前方。孕妈妈可感到轻微腰酸，下腹轻微胀痛。不管如何运动，宫缩照常进行。正式临产前1~2天，阴道出现少量血性黏液，称为见红。

> **小贴士**
>
> 马上去医院或请医生的情况：即便在没有发生宫缩的情况下，羊膜破裂，羊水流出；阴道流出的是血，而非血样黏液；宫缩稳定而持续地加剧；孕妈妈感觉胎宝宝活动减少。

❋ 子宫收缩是鉴别是否临产的确切标志，"真假临产"可参照下表

真临产	假临产
宫缩有规律，每5分钟一次	宫缩无规律，每3分钟、5分钟或10分钟一次
宫缩逐渐增强	宫缩强度不随时间而增强
当行走或休息时，宫缩不缓和	宫缩随活动或体位的改变而减轻
宫缩伴有见红	宫缩通常不伴有黏液增多或见红
宫颈口逐渐扩张	宫颈口无明显改变

第38周 黑色的小便便

胎宝宝身上原来覆盖着的一层细细的绒毛和大部分白色的胎脂逐渐脱落,这些物质及其他分泌物也被胎宝宝随着羊水一起吞进肚子里,贮存在他的肠道中,变成黑色的胎便,在他出生后的一两天内排出体外。

💗 胎宝宝的变化

现在胎宝宝可能已经有3200克重了。胎头在骨盆腔内摇摆,周围有骨盆的骨架保护,很安全。胎宝宝的头发这时已经长得很长而且比较浓密,有1~3厘米长,当然也有一些胎宝宝一点头发都没长。他身上原来覆盖着的一层细细的绒毛和大部分白色的胎脂逐渐脱落,这些物质及其他分泌物也被胎宝宝随着羊水一起吞进肚子里,贮存在他的肠道中,变成黑色的胎便,在他出生后的一两天内排出体外。

💗 孕妈妈的改变

孕妈妈现在可能会既紧张又焦急,既盼望宝宝早日降生,又对分娩的痛苦有些恐惧。现在应该适当活动,充分休息,密切关注自己身体的变化,是否有临产征兆,随时作好入院准备。同时熟悉产程,了解每一个阶段的身体变化,做到心中有数。

💗 子宫的变化

随着子宫的继续下降,对胃的压迫感减轻,胸口、上腹变得舒服起来,呼吸也变得轻松多了。

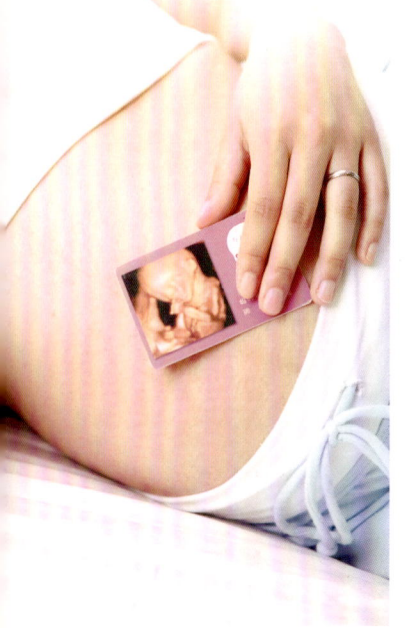

产检时拍的照片算是宝宝的第一张照片,看起来像个皱巴巴的老头,但是出生后会长成你喜欢的样子。

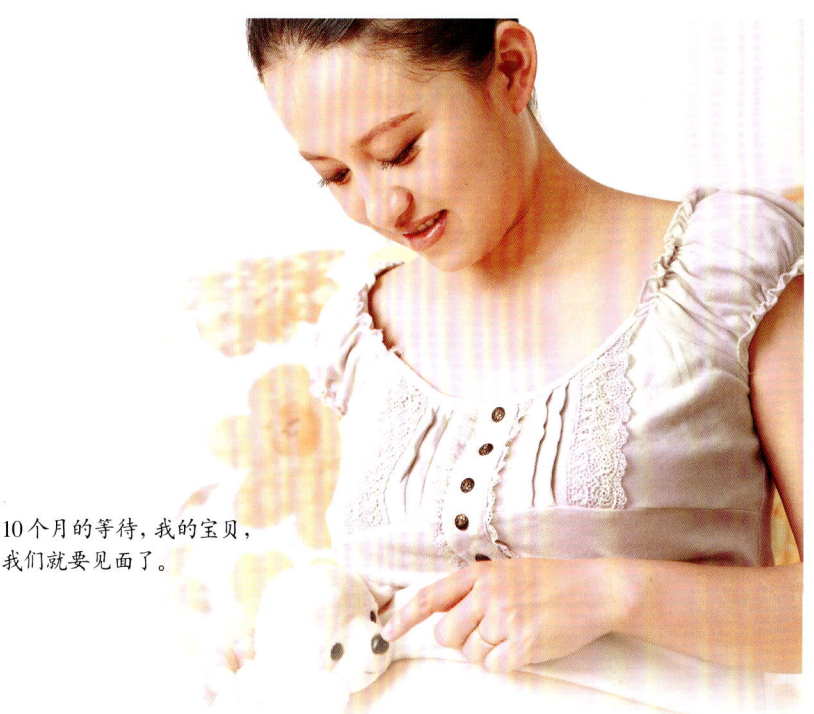

10个月的等待,我的宝贝,我们就要见面了。

孕妈妈情绪调适

焦虑、恐惧等不良的情绪反应可使自身痛域下降,加重疼痛。而疼痛又加重焦虑、恐惧等情绪,形成恶性循环。因此应正确对待产痛,并学会减轻产痛的方法:增强分娩的信心,保持良好的情绪,可提高对疼痛的耐受性;想象及暗示,想象宫缩时宫口在慢慢开放,阴道在扩张,胎宝宝渐渐下降,同时自我暗示:"我很顺利,很快就可以见到我的宝宝了";待产时进行肌肉松弛训练、深呼吸、温水浴、按摩、改变体位等都是有助于放松的方法;看最喜欢的照片或图片、图书、看电视、听音乐、交谈都可以分散注意力,减轻疼痛;借助于哼、呻吟、叹气等微弱宣泄方法也可以减轻疼痛。

本周备忘录

准爸爸要经常问候:临近预产期,若准爸爸必须出差,记得每天都向孕妈妈和胎宝宝进行电话问候,让孕妈妈感到安心。

用录音代替笔记日记:可以准备录音笔或者其他录音用品,为生产之后不想动笔做准备。声音日记也是一种很好的形式,将来可以和宝宝一起分享。

1 产前焦虑，自我心理疏导

就要生产了，重要的时刻即将来临，没有经验的孕妈妈难免感觉到压力巨大：担心分娩时会有生命危险，害怕分娩的疼痛，害怕超过预产期而出现意外，担心自己无法胜任妈妈的角色……紧张、焦躁、忧虑成为这个时期常见的心理特征。如何避免产前焦虑，增强分娩的信心呢？

学会倾诉：及时向准爸爸、家人、医生或朋友倾诉，让心情逐渐开朗。

试着坚持：告诉自己，那么长的一段时间都坚持下来了，还在乎剩下的这点时间吗？

丰富生活内容：走出去，与其他孕妈妈、妈妈们多交流，或者多读一些书，做点简单家务，和准爸爸一起做些手工，丰富自己的生活，减少胡思乱想的时间。

2 全家动员，亲情来减压

一个人心理状态越不好越想得到亲人的同情和安慰，因此，以准爸爸为首的全家人要行动起来，为孕妈妈实行减压计划，给予加倍的关怀和爱护。

共同学习：准爸爸陪同孕妈妈一起到孕妇学校或孕妇课堂听取产前知识的讲座，互相交流、沟通，会减少孕妈妈的恐惧和忧虑。

生活关怀：准爸爸或家人每天帮助孕妈妈洗浴，准爸爸在临睡前给孕妈妈轻轻按摩，缓解孕期酸痛和水肿，帮助孕妈妈入睡。

携手散步：准爸爸每天清晨或傍晚陪孕妈妈出去散步，也可以适当地陪做孕妇体操。

贴身守候：这段时间准爸爸尽量不要到外地出差，陪伴在孕妈妈身边，缓解其紧张情绪。

陪同检查：准爸爸每周陪伴孕妈妈到医院接受定期检查，与孕妈妈共同做好临产前的准备。

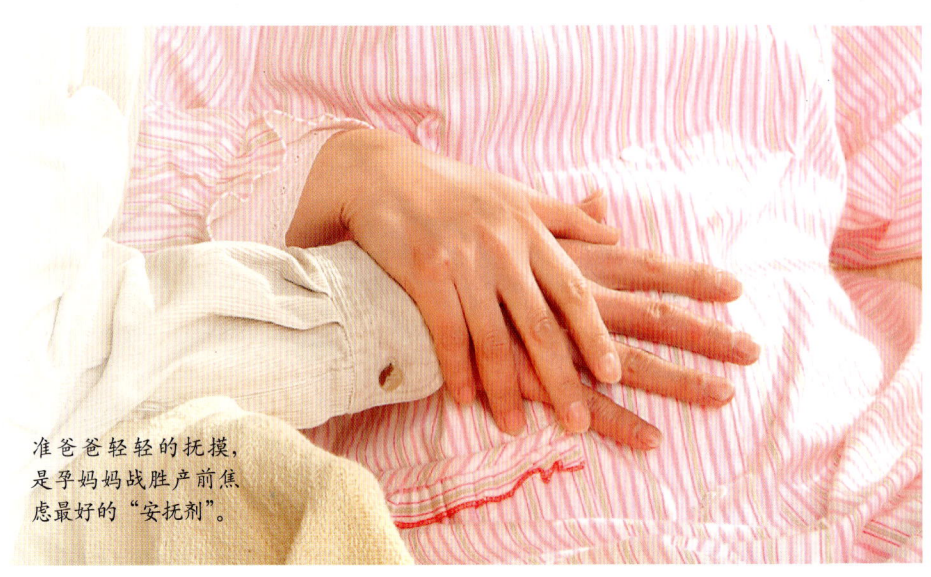

准爸爸轻轻的抚摸，是孕妈妈战胜产前焦虑最好的"安抚剂"。

3 分娩前兆1：子宫底下降

初次生产的孕妈妈到了临产前两周左右，子宫底会下降，这时会觉得上腹部轻松起来，呼吸也变得比前一阵子舒畅，胃部受压的不适感减轻了许多，饭量也会随之增加。

4 分娩前兆2：宫缩

在临近预产期时，孕妈妈有如下感觉：

腹部1天内有好几次发紧的感觉，并且这种感觉慢慢转为很有规律的下坠痛、腰部酸痛，每次持续30秒、间隔10分钟。以后疼痛时间逐渐延长，间隔时间缩短。

当规律性的疼痛达到每6~7分钟1次，2~3个小时后孕妈妈就应该去医院了，因为这意味着将要临产了。

5 分娩前兆3：破水

阴道流出羊水，俗称"破水"。因为子宫强有力的收缩，子宫腔内的压力逐渐增加，子宫口开大，胎宝宝头部下降，引起胎膜破裂，阴道流出羊水。这时离

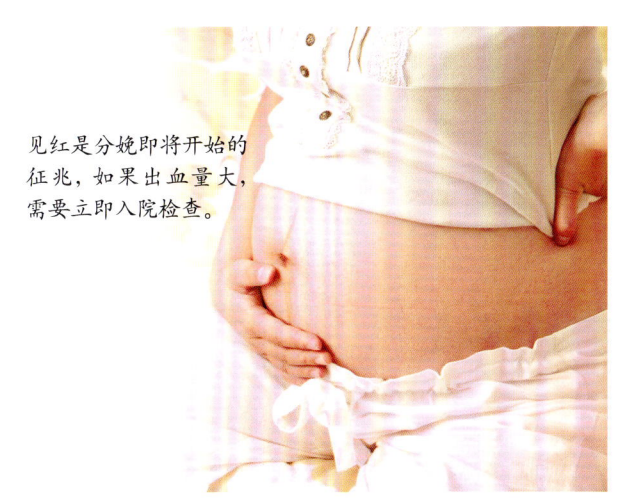

见红是分娩即将开始的征兆，如果出血量大，需要立即入院检查。

宝宝降生已经不远了，要马上送孕妈妈去医院待产。羊水正常的颜色是淡黄色，如果是血样、绿色混浊，必须告诉医生。

6 分娩前兆4：出血

正常子宫颈分泌黏稠的液体，在宫颈形成黏液栓，防止细菌侵入子宫腔内。孕期这种分泌物增多变黏稠。临产前因子宫内口胎膜与宫壁分离，会产生少量出血，这种出血与子宫黏液栓混合，由阴道排出，称为"见红"。"见红"是分娩即将开始时比较可靠的征兆。如果出血量大，可能是胎盘早剥，需要立即到医院检查。

7 分娩前兆5：下腹部压迫感

由于胎宝宝下降，分娩时先露出的部分已经降到骨盆入口处，因此孕妈妈出现下腹部坠胀，甚至感觉膀胱受压迫的现象。这时会感到腰酸腿痛，走路不方便，出现尿频。

8 促进分娩的5个动作

为了迎接分娩，孕妈妈最好在预产期前1~2周即开始练习分娩促进运动，这样将有助于顺产。

马步姿势

手扶桌沿，双脚平稳站立，慢慢弯曲膝盖，骨盆下移，双腿膝盖自然分开直到完全屈膝；接着慢慢站起来，用脚力往上蹬，直到双腿及骨盆全部直立为止，如图①。重复数次。

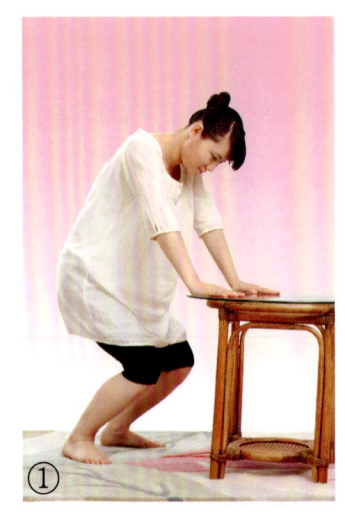

青蛙姿势

下蹲，双腿分开与肩同宽，双手撑在地面上，将臀部往上提，直到胳膊完全伸直，如图②。早晚各做5~6次。

抬腿运动

自然站立，将一条腿用力提至45°，脚腕稍微向上翻，如图③。换另一侧腿，重复数次。

划腿运动

双手扶椅背，左腿固定，右腿做360°转动（画圈）如图④，还原，换另一侧腿做。早晚各做5~6次。

腰部运动

手扶椅背，慢吸气，手臂用力，脚尖立起，腰部挺直，下腹部紧靠椅背，如图⑤。慢慢呼气，手臂放松，脚还原。早晚各做5~6次。（注意选择纯木质的椅子）

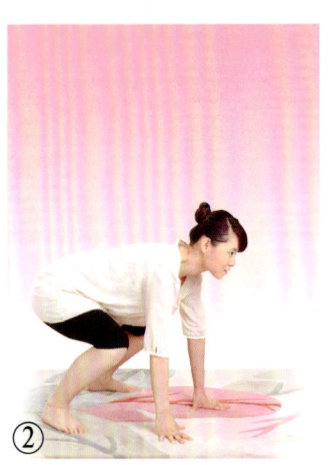

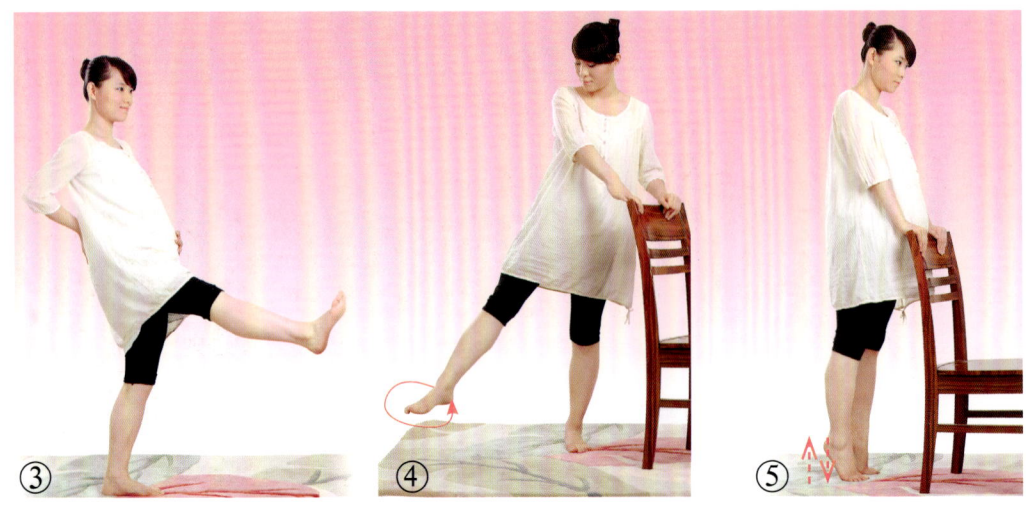

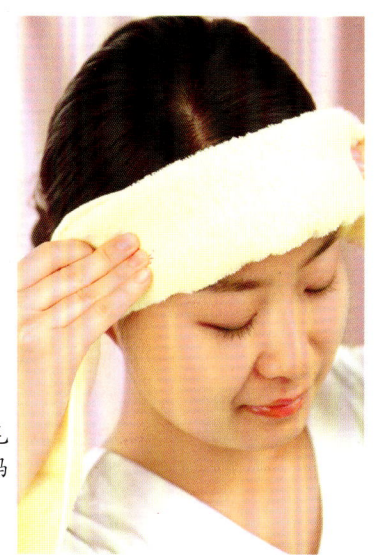

准备一条干净的毛巾，分娩时给孕妈妈冷敷或热敷用。

9 分娩技巧早掌握

看着预产期一天天临近，没有经历过生产的孕妈妈难免心里紧张。别担心，分娩也是有技巧的，你一定能够掌握它。

分散注意力

临产时由家人陪伴，由助产士指导，分散注意力，一起聊一聊孕妈妈感兴趣的话题，并讲解分娩的过程，使孕妈妈掌握分娩知识，可有效地缓解分娩过程中的不适，从而降低对宫缩的感受力。

调节呼吸的频率和节律

当运动或精神紧张时，呼吸频率就会加剧，主动调整呼吸的频率和节律，可缓解由于分娩所产生的压力，增强孕妈妈的自我控制意识。可将呼吸的频率调整为正常的1/2，随着宫缩频率和强度的增加则可选择浅式呼吸，其频率为正常呼吸的2倍，不适达到最强时选用喘吹式呼吸，即4次短浅呼吸后吹一口气。

适当采用一些令孕妈妈放松的技巧

由家属或护士触摸孕妈妈的紧张部位，并指导其放松，反复地表扬、鼓励孕妈妈并讲解进展情况。有条件的话选择舒缓的音乐进行放松。

当宫口开全时，孕妈妈的疼痛会有所缓解，有种想大便的感觉，医生和护士会指导孕妈妈屏气用力的正确方法。此时孕妈妈要调整自己的心理和体力，积极配合，正确用力，以加速产程进展，否则会消耗体力影响产程进展而使产程延长，胎宝宝易发生宫内窒息及颅内出血。

第39周 头朝下，一会就出发

胎宝宝的皮下脂肪还在继续增长，这些脂肪储备将会有助于宝宝出生后调节体温。他身体各部分器官已发育完成，其中肺部是最后一个成熟的器官。他的头已经固定在骨盆中。

💗 胎宝宝的变化

现在出生的宝宝就是足月儿了，胎宝宝现在的体重应该有3200~3400克。随着人们生活水平的提高和营养状况的改善，现在体重在4000克以上的新生儿也很常见，一般情况下男孩平均比女孩略重一些。胎宝宝的皮下脂肪现在还在继续增长，身体各部分器官已发育完成，其中肺部将是最后一个成熟的器官。

💗 孕妈妈的改变

这时，应注意三个重要现象：宫缩、破水和流血。宫缩：临近预产期，腹部一天有好几次发紧的感觉，当这种感觉转为很有规律的下坠痛、腰部酸痛（通常每6~7分钟1次）时，2~3小时后就应该去医院检查，这意味着要临产了。破水：临产后，宫缩频次加强，羊膜囊破了，有清亮的淡黄色水流出。如在临产前，胎膜先破，羊水外流，则应立即平卧并送医院待产。羊水正常的颜色是淡黄色。血样、绿色混浊的都要引起注意。流血：临产前阴道流出少量暗红色或咖啡色夹着黏稠分泌物的液体，是正常的，如血多或鲜红，就应去医院。

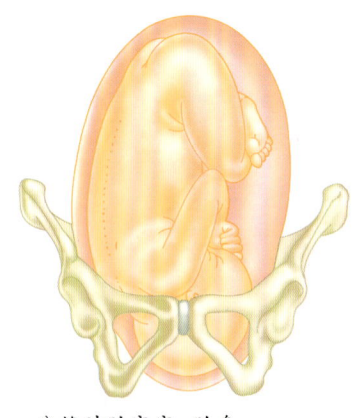

分娩时胎宝宝、胎盘、羊膜囊等全部通过阴道娩出体外。

💗 子宫的变化

到本周，子宫和阴道变得更加柔软，子宫颈正处于成熟状态，为分娩做准备，膀胱所承受的压力比以前更大了。

第39周 头朝下，一会就出发 243

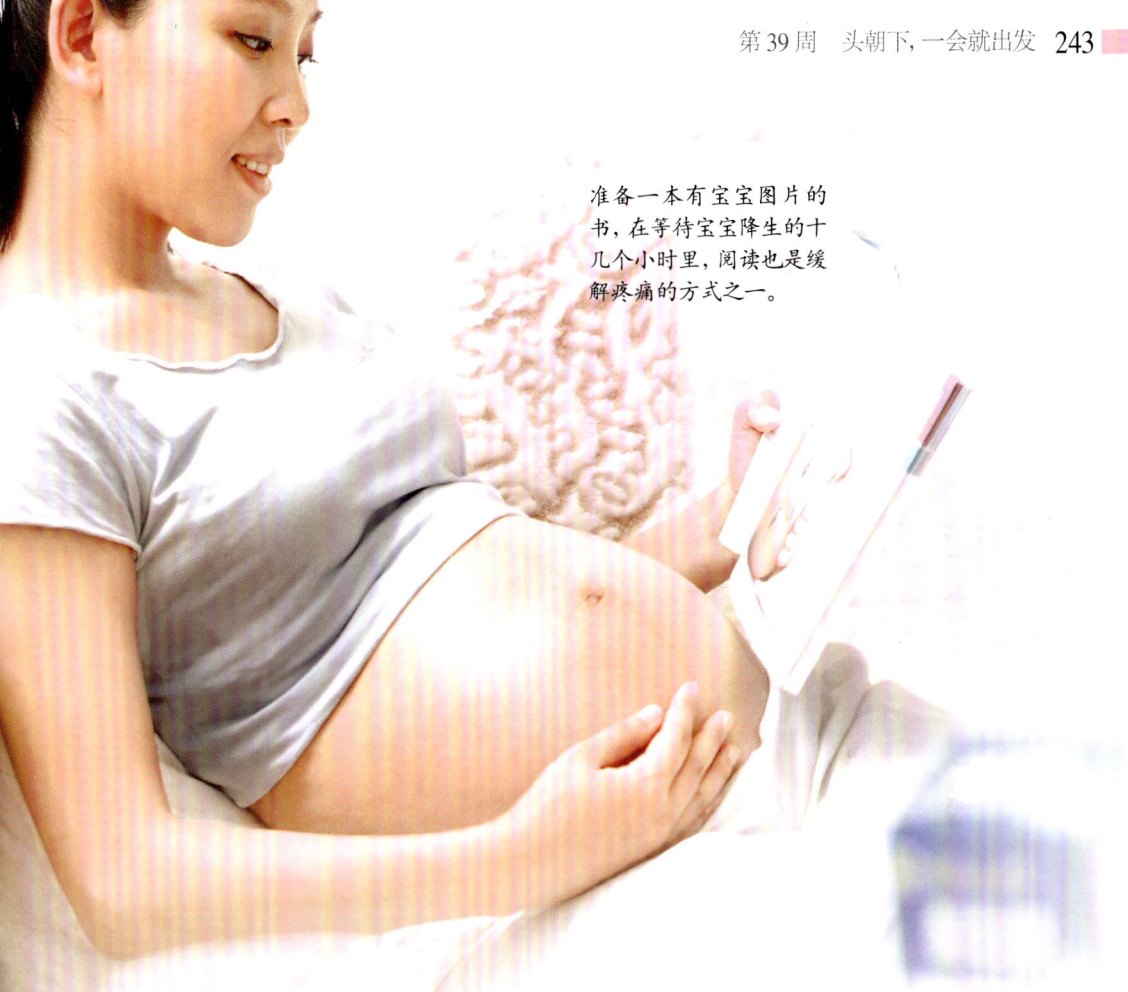

准备一本有宝宝图片的书，在等待宝宝降生的十几个小时里，阅读也是缓解疼痛的方式之一。

❤ 孕妈妈情绪调适

　　社会和家庭的支持，是影响心理状态的主要因素。家人的关心可对应激状态下的孕妈妈提供安慰，有缓冲保护作用。孕妈妈要以开朗明快的心情面对问题，对家人要善解人意、心存宽容和谅解，不是很原则的事情就可以大事化小、小事化了，协调好家庭关系。一家人应对生男生女持正确的态度，应多关心、鼓励孕妈妈，让她有一个充满温馨和谐的家庭环境，感到舒适安慰，减轻心理负担。如果可能，尽量选择有家人陪伴的生产方式，同时应提前熟悉分娩环境，可通过各种途径，如播放录像、参观、咨询和交流，使孕妈妈熟悉分娩环境和医护人员，减轻入院分娩时的紧张情绪。

本周备忘录

　　家中做好准备：孕妈妈入院以后，家里的大小事情要预先安排好。

　　准爸爸的待产包：除了孕妈妈的待产包，若准爸爸要到医院陪护，也要准备好陪护用品，随时可以协助孕妈妈解决问题。

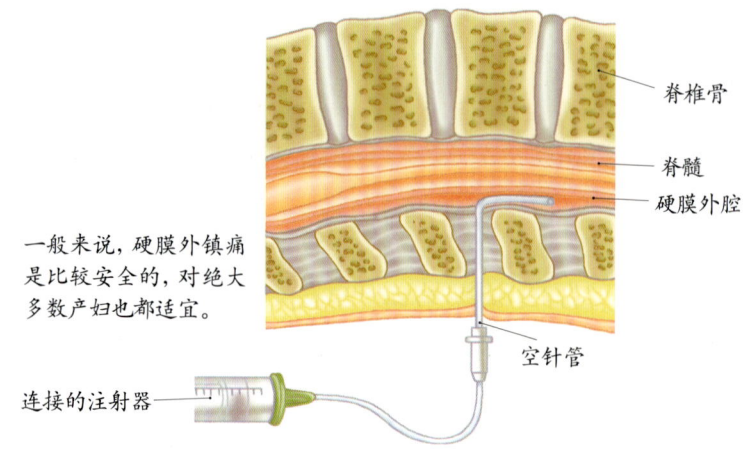

一般来说,硬膜外镇痛是比较安全的,对绝大多数产妇也都适宜。

1 硬膜外麻醉可能会延长产程

这是目前大多数医院普遍采用的镇痛方法,可大大缓解分娩时的疼痛,孕妈妈还可以下地自由行走。

会降低腹壁肌肉的收缩功能,可能会出现第二产程延长现象,有极少产妇会出现局部麻醉或脊髓麻醉的并发症。

2 剖宫产:高龄产妇更适合

优点:

* 当顺产有困难或可能对母婴有危险时,剖宫产可以挽救母婴的生命。

* 减少妊娠并发症和合并症对母婴的影响,更适合高龄产妇与生育功能性缺陷的人。

* 免去遭受产前阵痛以及顺产可能引起的大小便失禁之苦。

* 腹腔内有其他疾病,可在手术中同时处理。

缺点:

* 手术时可能发生大出血及副损伤,术后可能发生合并症。

* 可能发生子宫切口愈合不良,肠粘连等症。

* 术后子宫及全身的恢复都比自然分娩慢。

* 再次分娩时为了防止原切口创伤,需要再次剖腹。

* 剖宫产的宝宝,可能会发生呼吸窘迫综合征和多动症。

3 顺产:并发症少

优点:

* 产后恢复快,可立即进食、喂哺母乳。

* 仅有会阴部位伤口,并发症少。

* 经过产道的挤压,可以使宝宝的肺功能、皮肤神经末梢得到锻炼。

* 腹部很快恢复原来的平坦。

缺点:

* 产前阵痛。

* 阴道松弛,但可通过产后运动恢复。

* 骨盆腔子宫膀胱脱垂的后遗症。

* 如需以产钳或真空吸引帮助生产,会引起胎宝宝头部肿大。

4 水中分娩：减少分娩痛楚

优点：

* 水温和浮力有助于体位的自主调节，可以减少整个分娩过程中的痛楚。
* 分娩池与子宫内的羊水环境类似，胎宝宝在离开母体后会很快适应这一新环境。
* 分娩时出血量少，会阴也很少有破损，产后恢复也明显优于其他分娩形式。

缺点：

* 可能出现新生儿呛水死亡等可怕后果，在消毒及如何防止感染等方面还有难点。

5 分娩前容易忽视的"软"准备工作

对多数孕妈妈来讲，会从老人、长者、同事、朋友以及邻居那里获取不少经验，以面对分娩。但除了那些已经成为经验之谈的所谓"硬件"准备工作外，还应做好如下"软件"准备工作。

* 注意应该什么时候给医生打电话。
* 医生和护士下班后如何能找到他们。
* 是先给医生打电话还是直接去医院。
* 家离医院有多远，乘什么交通工具去医院。
* 是否有人时刻守护在孕妈妈身边。
* 在上下班时间交通拥挤时，从家大约需多长时间到达医院。
* 最好预先演练一下去医院的路程和时间。
* 寻找一条备用的路，以便当第一条路堵塞时能有另外一条路供选择，尽快到达医院。
* 是否将家里的事情安排好，请人帮助照顾孩子、宠物和料理家务。
* 工作的事情是否安排好了，应该让上司和同事知道你的预产期。

6 预产期到了还不生怎么办

预产期只是一个粗略的估计，在预产期之后2周内生产的都算正常分娩。但是如果过了14天以上还不生，胎宝宝的死亡率就要比正常的死亡率高3倍，因而医学上把过了2周以上还不生的叫做过期妊娠。

凡月经规律为28天来一次的孕妈妈，预产期一旦过了10天以上还不分娩，就要请医生检查胎盘功能是否减退。检查方法包括留24小时的尿液测定雌三醇含量，做阴道涂片检查，做胎心监护仪检查，羊膜镜检查等。如果发现有胎盘功能减退的症状，要根据减退的程度决定引产还是剖宫产。

如果孕妈妈过了7天还没分娩，就要及时引产以争取42周内娩出。引产的方法有针刺或电针引产，静脉滴注催产素或前列腺素引产等，这些方法都很安全，对母婴都没有不良影响。如果不及时引产，胎宝宝会有缺氧致死的危险。

当然，过期妊娠并不一定都会造成胎宝宝死亡，有时虽然产期已过，但胎盘功能并不减退。但千万不能抱有侥幸心理，遇到过期妊娠的情况，还是及早检查为好。

第40周　天使到我家

胎宝宝具备了70多种不同的反射能力，准备好了开始子宫之外的生活。他即将成为一个成熟而完美的婴儿，随时准备出生与妈妈见面了。

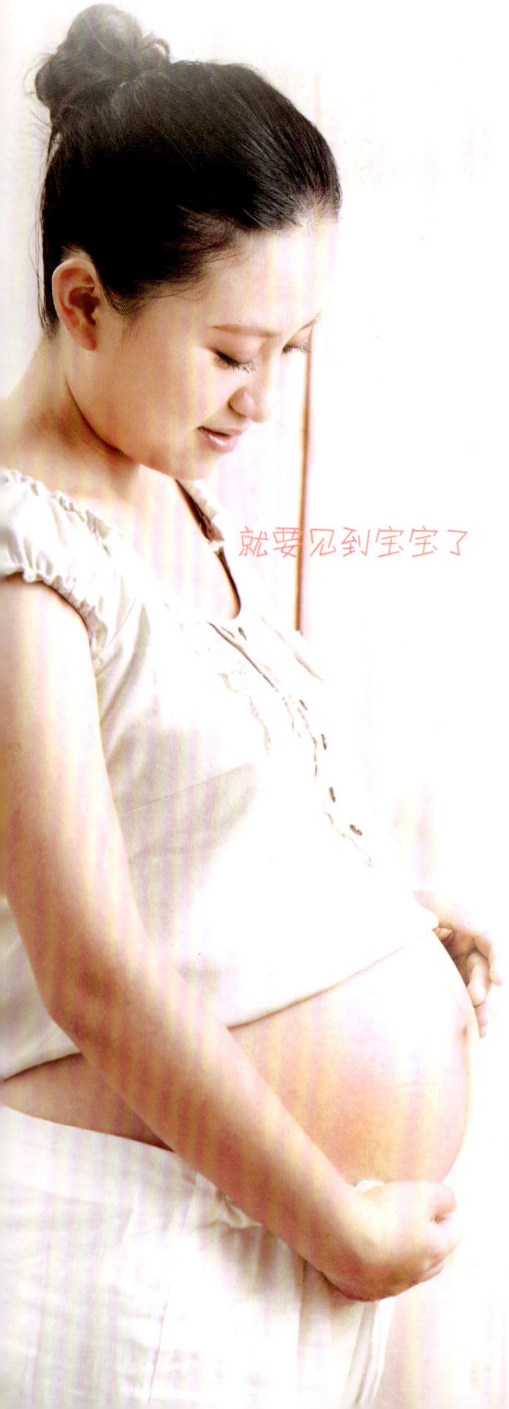

就要见到宝宝了

💗 胎宝宝的变化

大多数的胎宝宝都将在这一周诞生，但真正能准确地在预产日期出生的婴儿只有5%，因为在计算预产期时已包括了合理误差，提前两周或推迟两周都是正常的，不必过于着急。但如果推迟两周后还没有临产迹象，特别是胎动明显减少时，就应该尽快去医院，医生会采取相应措施，尽快使胎宝宝娩出。要注意避免胎膜早破（早破水），即还未真正开始分娩，包裹在胎宝宝和羊水外面的胎膜就破了，羊水大量流出，阴道中的细菌会乘机侵入子宫，给胎宝宝带来危险。

💗 孕妈妈的改变

生命中那个重大时刻就要来临了。十月怀胎，一朝分娩，所有的辛苦等待即将结束，期待已久的小生命很快就要投入你温暖的怀抱中。现在医生可以根据胎宝宝和孕妈妈的身体情况确定分娩方式，大多数孕妈妈都能自己生下宝宝，即采用阴道分娩，这是最自然、最健康的分娩方式，也有利于宝宝的身心健康。不要因为怕疼或为保持体形而选择剖宫产。特殊产妇应听从医生的建议，选择更为合适的分娩方式。

💗 子宫的变化

子宫和阴道趋于软化，容易伸缩，分泌物增加，以方便胎宝宝通过产道。子宫收缩渐渐频繁，开始出现分娩的征兆。

到现在，给宝宝听音乐仍是每天进行的胎教内容，每天5分钟。

孕妈妈情绪调适

面对即将到来的分娩，大多数孕妈妈都会有莫名的紧张和恐惧。如果对分娩过程缺乏了解，孕妈妈可能无法想象如此大的一个胎宝宝怎么能从狭窄的产道中娩出，再加上外界对分娩情景的渲染，使很多孕妈妈在很久之前就对产痛心生畏惧。

音乐具有治疗的效果，可以缓解焦虑，降低心率、血压和呼吸频率。分娩时准备好CD播放机，用音乐帮助孕妈妈放松心情，以便顺利分娩。

本周备忘录

检查宝宝的用品是否齐全：给宝宝准备的物品是否齐全，孕妈妈可以再检查一下。提醒孕妈妈要考虑到亲戚朋友们赠送的礼物，如果是非常好的朋友，孕妈妈可以给他们派发任务，免得某些物品准备得太多造成浪费。

准爸爸给孕妈妈讲故事：入院待产期间，准爸爸可以给孕妈妈读一些育儿书或童话书，给孕妈妈讲故事以放松孕妈妈的心情，唤起孕妈妈对宝宝的期待，从而培养面对分娩的信心。

布置家居迎接新妈妈和小宝宝：家人在照顾好孕妈妈的同时，也要做好出院准备，布置好清洁舒适的房间，检查宝宝的用品是否齐全，备足所需生活用品。

1 消除分娩时肌肉紧张的5种方法

孕妈妈要记住了，生产时越紧张，越容易增加疼痛，延长分娩时间。但是很多孕妈妈都会说，我真的会感觉很紧张，这该怎么办呢？现在就一起来学习一些分娩时的放松方法吧！多加练习，重要的是在分娩的时候保持镇定，不需要大喊大叫，回忆并且用上这些方法。

音乐放松

在分娩过程中，音乐对产妇的呼吸有着绝好的调节作用。如果听到的音乐是你平时进行放松训练时一直使用的曲子，那么无论何时听到它，你的身心都会自动放松。所以在分娩时应当准备CD播放机。

想象放松

在分娩中进行积极的想象可以大大加强放松效果。想象当你呼气时，疼痛通过你的嘴离开你的身体；想象你的子宫颈变得柔软而有弹性，这些都有利于分娩的顺利进行。

触摸放松

最好由准爸爸配合，确定你身体正在用力的部位，触摸这一紧张区域，使孕妈妈的注意力集中在那儿。这样还能增进夫妻感情。

呼吸放松

在宫缩发生时轻轻地吸入一口气，屏住呼吸并用力生产，保持膈膜不动，同时放松盆底，直至你感觉到必须再次进行呼吸。在胎盘娩出的过程中，你的呼吸将恢复正常。

按摩放松

在分娩的初期，你可能需要轻柔的指尖触摸，在分娩的中晚期，有力的挤压或按摩、负压、冷敷以及热敷，都会使疼痛的信号在通往大脑的传递途中受到抑制或削弱。

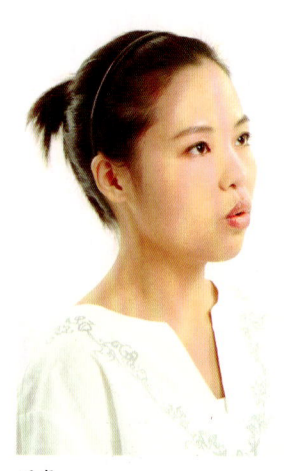

练习前的准备

吸气

2 开口期：第一产程

从子宫有规律的收缩开始，到子宫口开全，初产妇往往要经历12~16小时的阵痛，经产妇则需要6~8小时。

第1阶段：产道变软。分娩时，子宫颈由紧闭变柔软使胎宝宝通过。子宫口开始缓缓张开，羊水和黏液会起到润滑作用，帮助胎宝宝通过产道。

第2阶段：子宫开始缓缓收缩，加大子宫内的压力，挤压子宫口，使子宫颈扩大，胎宝宝往下滑。

第3阶段：阵痛开始，子宫口开始张开，开到1厘米左右后会停止一段时间，然后以每次2~3厘米的速度缓缓张开，最后开到10厘米，能使胎宝宝的头部通过为止。

3 分娩期：第二产程

从宫颈口开全至胎宝宝娩出为止。初产妇要持续1~2小时，经产妇可在1小时内完成。

第4阶段：羊水破裂。子宫口开始张开时，羊水破裂，此时会感觉有股温暖的液体从阴道流出。阵痛时会有排便的感觉。

第5阶段：每隔一两分钟阵痛来临一次。阵痛时，根据医生的口令，进行呼吸和用力，正确有效地用力非常关键。

第6阶段：胎宝宝出生。第二产程的阵痛来势凶猛，孕妈妈因体力消耗极大，应努力保持清醒。胎宝宝头部娩出后，就不要向腹部用力了，要短促呼吸，使自然娩出。胎宝宝出生后，医生会剪断脐带。

4 娩出期：第三产程

第7阶段：胎盘娩出。胎宝宝娩出后，宫缩会有短暂停歇，大约相隔10分钟，又会出现宫缩以排出胎盘，这个过程需要5~15分钟，一般不会超过30分钟。

小贴士

自然分娩的过程从规律的子宫收缩开始，到宝宝胎盘娩出为止。一般来说，分娩过程分为3个阶段，也叫3个产程。

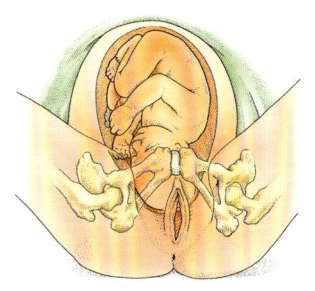

生产时，子宫口一般最终会张开到10厘米左右。

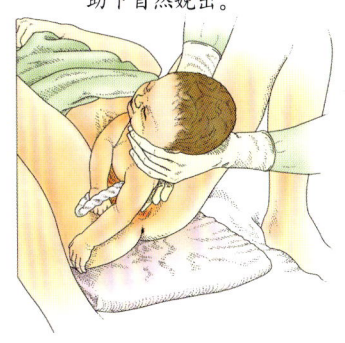

胎宝宝头部娩出后，应保持短促呼吸，在医生的帮助下自然娩出。

刚刚娩出的胎宝宝，医生会剪断胎宝宝的脐带，不过孕妈妈不用紧张，剪脐带并不疼。

5 第一产程：如何与医生配合

在此阶段，宫口未开全，过早用力反而会使宫口肿胀、发紧，不易张开。此时孕妈妈应做到：

思想放松，精神愉快。做深慢、均匀的腹式呼吸，即每次宫缩时深吸气，同时逐渐鼓高腹部，呼气时缓缓下降，可以减少痛苦。

注意休息，适当活动。利用宫缩间隙休息、节省体力，切忌烦躁不安而消耗精力。如果胎膜未破，可以下床活动，适当的活动能促进宫缩，有利于胎头下降。

采取最佳体位。除非是医生认为有必要，不要采取特定的体位。只要能使孕妈妈感觉减轻阵痛的体位，就是最佳体位。

趁机补充营养和水分。尽量吃些高热量的食物，如粥、牛奶、鸡蛋等，多饮汤水以保证有足够的精力来承担分娩重任。

勤排小便。膨胀的膀胱有碍胎先露下降和子宫收缩，应在保证充足的水分摄入前提下，每2~4小时主动排尿1次。

6 第二产程：用力有技巧

第二产程时间最短。宫口开全后，孕妈妈要注意随着宫缩用力。当宫缩时，两手紧握床旁把手，先吸一口气憋住，接着向下用力。宫缩间隙，要休息、放松，喝点水，准备下次用力。当胎头即将娩出时，要密切配合接生人员，不要再用力，避免造成会阴严重裂伤。

7 第三产程：有不适就说

在第三产程，要保持情绪平稳。分娩结束后2小时内，应卧床休息，进食半流质食物补充消耗的能量。一般产后不会马上排便，如果感觉肛门坠胀，有排大便之感，要及时告诉医生，医生要排除软产道血肿的可能。如有头晕、眼花或胸闷等症状，也要及时告诉医生，以及早发现异常并给予处理。

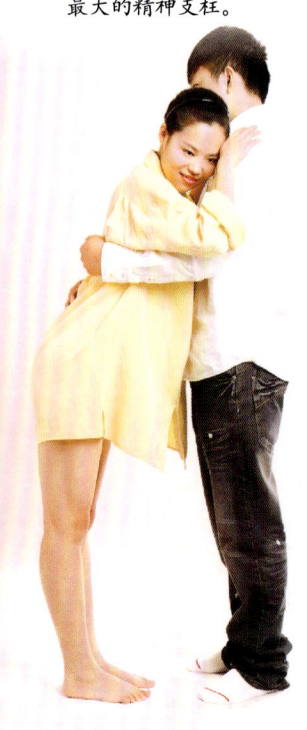

准爸爸一个拥抱、一句鼓励的话，都是孕妈妈最大的精神支柱。

8 分娩中的饮食

在第一产程中,由于时间比较长,为了确保有足够的精力完成分娩,要吃一些食物。食物以半流质或软烂的食物为主,如鸡蛋挂面、蛋糕、面包、粥等。

快进入第二产程时,由于子宫收缩频繁,疼痛加剧,消耗增加,此时应尽量在宫缩间歇摄入一些果汁、藕粉、红糖水等流质食物,以补充体力,帮助胎宝宝娩出。巧克力是很多营养学家和医生推崇的"助产大力士"。

提示:民间有产时吃桂圆鸡蛋或桂圆汤增力气、补气血的风俗,其实是缺乏科学依据的。从中医角度来看,桂圆安胎,抑制子宫收缩,会减慢分娩过程,还有可能促使产后出血,所以分娩时不宜多吃桂圆。

9 分娩当天怎么吃

分娩当天吃的食物,应该选择能够快速消化、吸收的高糖或淀粉类食物,以快速补充体力。不宜吃油腻、蛋白质过多和需花太久时间消化的食物。

分娩后的饮食应稀、软、清淡,以补充水分、易消化为主。可以先喝一些热牛奶、粥等。牛奶不仅可以补充水分,还可以补充新妈妈特别需要的钙。粥类甜香可口,有益于脾胃,新妈妈这天不妨多喝一些。

松软的蛋糕,适合在第一产程食用。

附录 1

孕期常见症状及应对方法

牙龈出血

症状	处理方法
牙龈出血,特别是刷牙后更明显	进食后用牙刷、牙线彻底清洁牙齿
	牙龈按摩
	服用维生素

气喘

症状	处理方法
当你用力做事甚至讲话时感到透不过气	尽可能多地休息
	如果感到透不过气,附近没有椅子,就试着蹲伏
	夜晚多加一个枕头,如果气喘严重应去就诊

胃灼痛

症状	处理方法
在胸部中央有强烈的烧灼性疼痛	避免吃大量谷类、豆类、有很多调味料的食物或油煎的食物
	晚上饮一杯温热的牛奶,多用一个软垫把头垫高
	在医生指导下服用治疗胃酸过多的药物

尿频

症状	处理方法
常常要小便	如果夜间要经常起来去厕所,则在睡前2小时内少喝水
	若感觉排尿疼痛,可能有感染,要就诊

便秘

症状	处理方法
排出硬而干的大便,次数较平时少	常吃富含膳食纤维的食物并增加饮水量。每当你有便意时即去厕所
	经常运动
	服用医生开的任何铁剂药物时,应饭后服用并多喝水
	如持续便秘要去就诊,不要乱服泻药

漏尿

症状	处理方法
每当奔跑、咳嗽、打喷嚏或者大笑时,会有尿液漏出	及时排掉小便
	经常进行骨盆底肌肉的锻炼(提缩肛周肌肉)
	防止便秘,避免提重物

痔疮

症状	处理方法
发痒、疼痛以及排便时会出血	防止便秘
	不要长时间坐着工作
	使用外用膏剂或栓剂

出汗

症状	处理方法
稍用力气后就出汗,或夜间醒来感觉热并且出汗	穿宽松的棉质衣服
	多饮水
	夜间开窗,保持房间空气流通,温度适宜

痛性痉挛

症状	处理方法
常发生在夜间。一般是小腿肚和脚部肌肉发生痛性收缩	按摩发生痉挛的小腿肚或足部
	为了改善血液循环,可以走一走,活动一下,若疼痛减轻可多走一会儿
	如果是缺钙引起的,服用钙片及维生素 D

静脉曲张

症状	处理方法
两腿疼痛,小腿及大腿的静脉疼痛并且肿胀	经常把脚抬高休息
	站立时间不要太长

阴道分泌物

症状	处理方法
清澈或黄色分泌物较平时多,没有瘙痒、疼痛或异味	避免使用阴道除臭剂以及有香料的肥皂,用淡色的卫生垫及卫生纸
	如感到痒、疼痛或分泌物有颜色、有异味就去就诊

失 眠

症状	处理方法
入睡很费事,醒来以后就难再睡。有些孕妇会围绕着分娩或胎宝宝做很可怕的梦	看书、松弛地运动一会儿或睡觉前洗个温水浴有助于睡眠
	尝试一下多加一个枕头,侧卧睡时把枕头夹在大腿的中间
	睡前喝一杯牛奶

皮 疹

症状	处理方法
红色皮疹常发生在乳房下或腹股沟处被汗湿透的皮肤褶皱内	经常冲洗或擦拭患处并使之干燥
	用痱子水、皮炎平减轻皮肤的不适
	戴合适的胸罩托起乳房,穿宽大的棉质衣服

妊娠纹

症状	处理方法
皮肤过度绷紧以致超过了它正常的弹性,形成妊娠纹	应避免体重增加太快
	含保湿剂的橄榄油有缓解作用
	多吃富含蛋白质及维生素的食物,以增加皮肤的弹性

腰背及腿部酸痛

症状	处理方法
腰部、背部或小腿的酸胀性钝痛,一般下午或晚上症状会加重	给脚保暖。
	每天局部热敷半小时(用热毛巾、热水袋都可以)
	日常举止注意姿势,避免受伤
	享受按摩
	适度的锻炼和放松

如果有下列症状应立即请求急症治疗。

* 不能消除的严重头痛。
* 视力模糊。
* 严重而持续的胃痛。
* 阴道出血。
* 阴道有液体流出。
* 排尿频繁、疼痛。
* 持续腹痛。

附录2

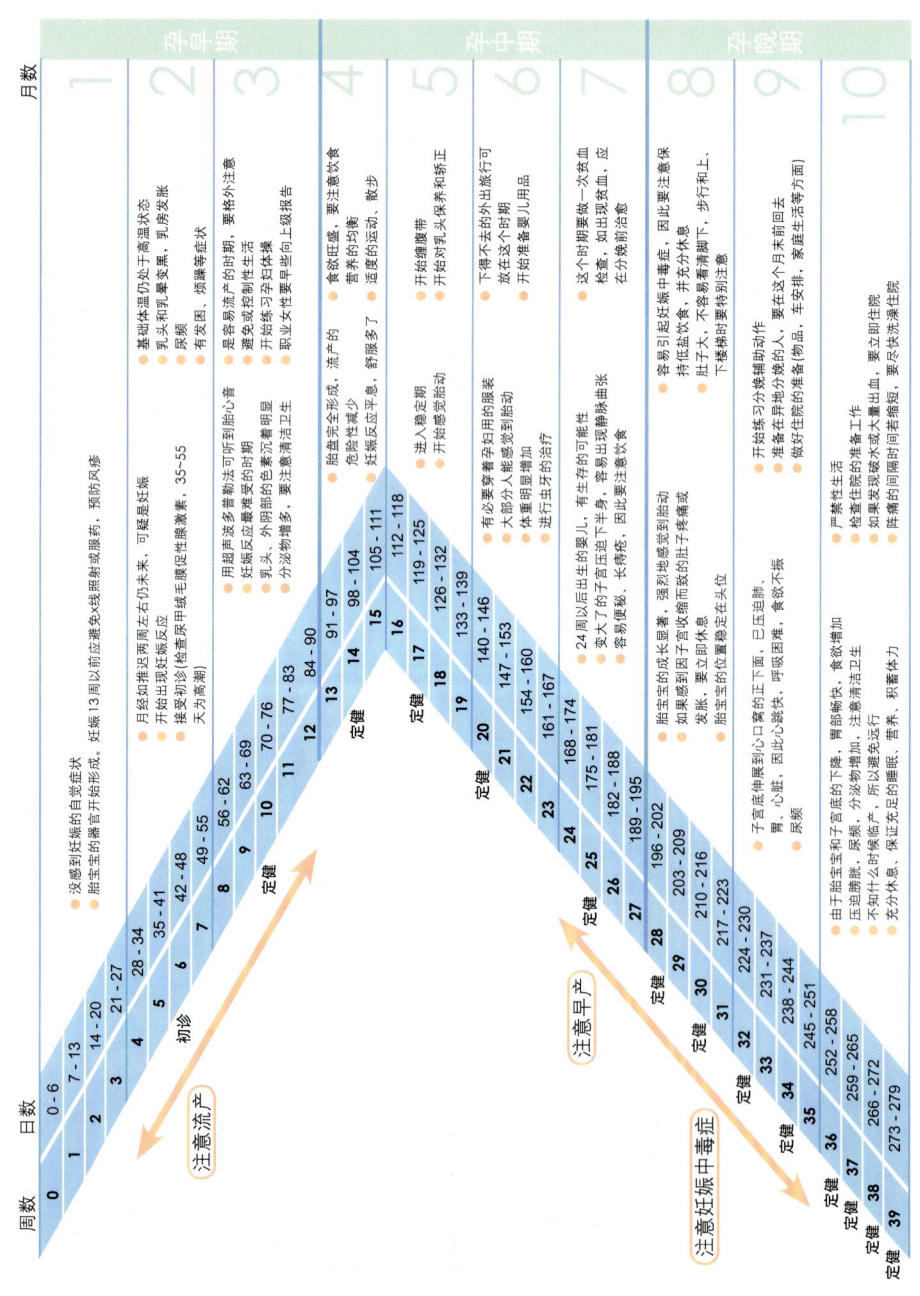

附录 3

新生儿 0~6 个月生长指标

月龄	男宝宝		男宝宝正常范围		女宝宝		女宝宝正常范围	
0~1个月	出生时体重	千克	(3.39±0.45)	千克	出生时体重	千克	(3.28±0.35)	千克
	出生时身长	厘米	(50.8±2.0)	厘米	出生时身长	厘米	(49.8±1.8)	厘米
	出生时头围	厘米	(34.5±2.8)	厘米	出生时头围	厘米	(33.4±1.4)	厘米
1~2个月	满月时体重	千克	(4.22±0.50)	千克	满月时体重	千克	(3.96±0.24)	千克
	满月时身长	厘米	(54.4±2.2)	厘米	满月时身长	厘米	(53.8±2.3)	厘米
	满月时头围	厘米	(36.8±1.1)	厘米	满月时头围	厘米	(36.1±1.2)	厘米
2~3个月	第3个月体重	千克	(6.65±0.70)	千克	第3个月体重	千克	(6.12±0.50)	千克
	第3个月身长	厘米	(61.6±2.2)	厘米	第3个月身长	厘米	(59.9±2.0)	厘米
	第3个月头围	厘米	(41.2±1.1)	厘米	第3个月头围	厘米	(39.4±1.2)	厘米
3~4个月	第4个月体重	千克	(7.43±0.89)	千克	第4个月体重	千克	(6.91±0.64)	千克
	第4个月身长	厘米	(64.6±2.4)	厘米	第4个月身长	厘米	(62.6±2.0)	厘米
	第4个月头围	厘米	(42.2±1.0)	厘米	第4个月头围	厘米	(40.8±1.2)	厘米
4~5个月	第5个月体重	千克	(8.00±0.93)	千克	第5个月体重	千克	(7.85±0.75)	千克
	第5个月身长	厘米	(66.9±2.2)	厘米	第5个月身长	厘米	(65.0±1.8)	厘米
	第5个月头围	厘米	(43.0±1.3)	厘米	第5个月头围	厘米	(41.8±1.2)	厘米
5~6个月	第6个月体重	千克	(8.52±0.95)	千克	第6个月体重	千克	(8.06±0.81)	千克
	第6个月身长	厘米	(69.0±2.3)	厘米	第6个月身长	厘米	(67.2±1.6)	厘米
	第6个月头围	厘米	(43.8±1.0)	厘米	第6个月头围	厘米	(42.8±1.3)	厘米

注：每个宝宝的生长发育各有不同，如果您的宝宝生长与上表略有不同，请不要担心，也可到医院进行咨询。

图书在版编目（CIP）数据

40周孕产保健百科/王琪主编．－南京：江苏科学技术出版社，2011.6（2012.7重印）
（汉竹·亲亲乐读系列）
ISBN 978－7－5345－8047－5

Ⅰ.①4… Ⅱ.①王… Ⅲ.①妊娠期－妇幼保健－基本知识 Ⅳ.①R715.3

中国版本图书馆CIP数据核字(2011)第085931号

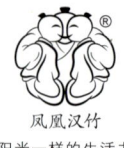

凤凰汉竹
阳光一样的生活书

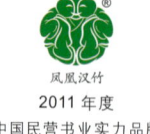

2011年度
中国民营书业实力品牌

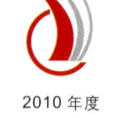

2010年度
中国生活图书出版商

40周孕产保健百科

主　　　编	王　琪
编　　　著	汉　竹
责 任 编 辑	杜　辛　刘玉锋
特 邀 编 辑	赵美蓉　孙　静
责 任 校 对	郝慧华
责 任 监 制	曹叶平　方　晨

出 版 发 行	凤凰出版传媒集团
	凤凰出版传媒股份有限公司
	江苏科学技术出版社
集 团 地 址	南京市湖南路1号A楼，邮编：210009
集 团 网 址	http://www.ppm.cn
出版社地址	南京市湖南路1号A楼，邮编：210009
出版社网址	http://www.pspress.cn
经　　　销	凤凰出版传媒股份有限公司
印　　　刷	北京瑞禾彩色印刷有限公司

开　　　本	720mm×1000mm　1/16
印　　　张	16
字　　　数	120千字
版　　　次	2011年6月第1版
印　　　次	2012年7月第3次印刷

标 准 书 号	ISBN 978－7－5345－8047－5
定　　　价	39.80元（附赠产后瑜伽操VCD）

图书如有印装质量问题，可向我社出版科调换。